最新
医学図解
Medical Illustrations

詳しくわかる
ひざ・股関節の痛みの治療と安心生活

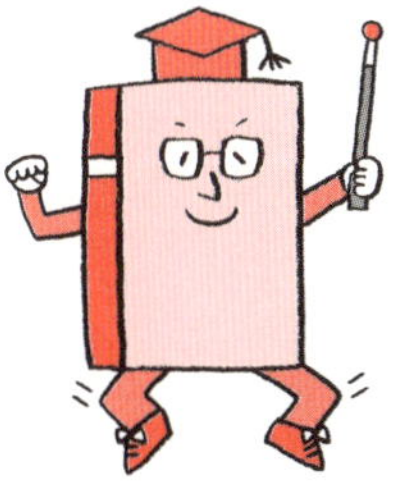

独立行政法人国立病院機構災害医療センター 院長
宗田 大 監修

主婦と生活社

はじめに

ヒトは2本足で歩くことにより文明文化を発展させてきました。スポーツを楽しめるのも、世界中を旅することができるのも、2本の足がしっかりしているからです。しかし、いったん足に痛みが現れると、活動的な生活ができにくくなってしまいます。整形外科を受診する人で腰痛に次いで多いのがひざの痛みです。50歳以上でひざの痛みを感じている人は1000万人におよぶと推定されています。

体重を受ける関節は、股関節、ひざ関節、足関節、足の小関節と多数あり、それぞれの関節によって特徴が異なります。関節に痛みを感じたら、早めに信頼できる整形外科を受診して、自分の下肢やそれぞれの関節の特徴や問題点、現状を正しく把握することをお勧めします。その上で自分の身体とうまく付き合っていく必要があります。筋肉、関節を柔らかく保つことが関節の機能を長持ちさせるための重要なポイントなのです。この事実を理解し、努力することが必要です。

そのためには、自分でできるストレッチを中心とした体操が最も効果的で安全な方法です。ストレッチはやればやっただけ、効果が出ます。ですから続けることが大切です。患者さんを見ていても、やっている人とまったくやらない人とでは、確実に差が出ています。本書で示したストレッチや下肢の痛みに優しい生活の知恵を生かしながら、できるだけ活動的で充実した毎日を送ってください。

宗田　大

最新医学図解

詳しくわかる ひざ・股関節の痛みの治療と安心生活…もくじ

はじめに……2

第1章 下半身の関節のしくみ

ひざのしくみを知る……12

ひざは全身のなかでいちばん大きい関節／ひざの動きは筋肉と靭帯が調整している

■ひざ関節のしくみ――正面からみた場合／ひざ関節のしくみ――うしろからみた場合／ひざ関節のしくみ――内側（横）からみた場合／ひざ関節の内部／ひざ回りについている筋肉

ひざが痛む原因をみつける……18

痛みは4期に分かれる。順に進むわけではない／ひざの痛みを正しく知る／使いすぎの痛みや慢性の炎症にストレッチが有効／急性期の痛みや骨の痛みは薬などで抑える／脚の形のせいでひざが痛くなることも／脚のねじれが強いと余計に負担がかかる／ひざに負担がかかる肥満も痛みの原因

■ひざの痛みは4期に分かれる／鏡を見て脚の形をチェックする

加齢とともに増える変形性ひざ関節症……23

変形性ひざ関節症は「ひざ痛」がいちばん多い／「はじめの一歩」で痛みが起こる／重症になると、正座もひざを伸ばすのも困難に／関節軟骨のすり減りが大きな問題

■変形性ひざ関節症が起こりやすい人／変形性ひざ関節症のすすみ方

股関節のしくみと痛み……27

股関節は大きな回転運動ができる関節／あそびが少ない分、痛みをごまかしにくい／関節が痛む場合と筋肉が痛む場合がある

■股関節のしくみ――正面からみた場合／股関節のしくみ――うしろからみた場合

先生、教えて！ 手術になる場合もありますか？……27

加齢によって起こりやすい変形性股関節症……30
変形性股関節症の原因は？／脚のつけ根が痛み、歩くとさらに痛くなる／臼蓋形成不全を持つ人に特に多く見られる
■ 変形性股関節症の主な症状

足首・足指の関節のしくみと病気……32
足首・足指の関節のなりたちと働き／足首ではねんざ、足の痛みでは外反母趾によるものが多い
■ 足指の関節のしくみ／足首・アキレス腱のしくみ

先生、教えて！ 痛みは季節によってちがいますか？……34

ひざや脚に痛みが起こるそのほかの病気……35
痛風……足の親指のつけ根の関節が激しく痛む／薬を使い食生活の改善も必要／変形性ひざ関節症と合併することが多い偽痛風
スポーツによるひざの痛み……スポーツのしすぎでも傷めることがある／ひざへの負担がくり返されたり、大きな力が加わると起こる／体調が悪いときは無理をしない
そのほかの病気……化膿性関節炎／大腿骨骨頭壊死／足底腱膜炎
■ 痛風によるひざ痛・足指痛の特徴

第2章 整形外科を受診して治す

整形外科を受診する……40
通いやすい距離にある整形外科へ／できるだけ具体的なアドバイスを受ける
■ 受診するとき、医師に伝えたいこと、確認したいこと

どの部分が痛いかを診察する……42
まずは問診で痛みの原因を探る／下半身のねじれや脚の形をチェックする／両ひざの可動範囲を確認する／ひざのお皿と、膝蓋腱の周囲をチェックする／お皿の傾きと脱臼不安の有無をチェックする／ひざの腫れをチェックする／体の柔軟性をチェックする／エックス線で横、うしろから撮影し、左右を比較する
■ 【診察①】脚の形やねじれを確認する／【診察②】両ひざの可動域を計る／【診察③】膝蓋骨・膝蓋腱の周りを確認する／【診察④】膝蓋骨の傾斜の計測と膝蓋骨不安テスト／【診察⑤】ひざを動かして、状態をチェックする／【診察⑥】全身の柔軟性を手首と手指でチェック／【診察⑦】エックス線でひざ関節をチェックする

先生、教えて！ エックス線検査は定期的に受けないとダメですか？…53

整形外科での治療法はいろいろある……54
治療法は保存療法と手術療法に分けられる
■ 整形外科での治療法は大きく分けて2つ

薬物療法で炎症や痛みをやわらげる……55
基本は痛み止めと炎症止めを使い分ける／NSAIDsで痛みをコントロールする／主に内服薬と坐薬がよく用いられる／胃腸障害、ぜんそくのある人は使用に注意／場合によっては筋弛緩薬が用いられることもある／骨が痛いときは、骨代謝を改善する薬を用いる／湿布薬や塗布剤が処方されることも多い
■ 主なNSAIDs（非ステロイド性消炎鎮痛薬）／非ステロイド性消炎鎮痛薬の特徴

先生、教えて！ 鎮痛薬の効果をあまり感じません…55
先生、教えて！ 漢方薬は効果がありますか？…57
先生、教えて！ サプリメントにはどのくらいの効果がありますか？…59

注射で関節の機能を改善する……60
ヒアルロン酸を注射してひざの機能を改善する／痛む場所や効果的な部位に週1回の割合で注射する／まれにひざが腫れたりほてることもある／ひざの水を抜くことで痛みを抑えることもできる
■ ヒアルロン酸のひざ関節内注射

先生、教えて！ 市販の湿布薬などを使ってもいい？…60
コラム ホットパックやレーザーなどを使う物理療法は、効果があるなら続ける…62

保存療法でよくならなければ手術も考える……63
■ ひざの手術の主な種類

ひざが痛いときに行う手術①
高位脛骨骨切り術……64
骨を削り、O脚を矯正することで負担を軽くする／骨切り術には2つの方法がある／術中や術後は合併症に注意が必要
■ 大腿骨と脛骨の角度／クローズドウェッジ法とオープンウェッジ法

ひざが痛いときに行う手術②
人工ひざ関節全置換術……66
人工のひざ関節に換えることで痛みをとる／歩くことがむずかしい人の最終手段／ひざ関節表面全体を人工ひざ関節に換える
■ 人工ひざ関節全置換術／手術後の注意

ひざが痛いときに行う手術③
関節鏡視下手術 …… 68
体への負担が少ない関節鏡を用いた手術／ひざに孔を数か所あけ、手術器具を入れる

ひざが痛いときに行う手術④
そのほかの手術 …… 69
原因が半月板損傷のときに行う半月板切除術／前十字靭帯と半月板損傷で痛むなら半月板縫合術／膝蓋骨が脱臼して起こるひざ痛なら再建術を

コラム 手術後はできるだけ早くリハビリを始める… 70

変形性股関節症の手術は、股関節の状態を見て …… 71
■ 変形性股関節症の主な手術法

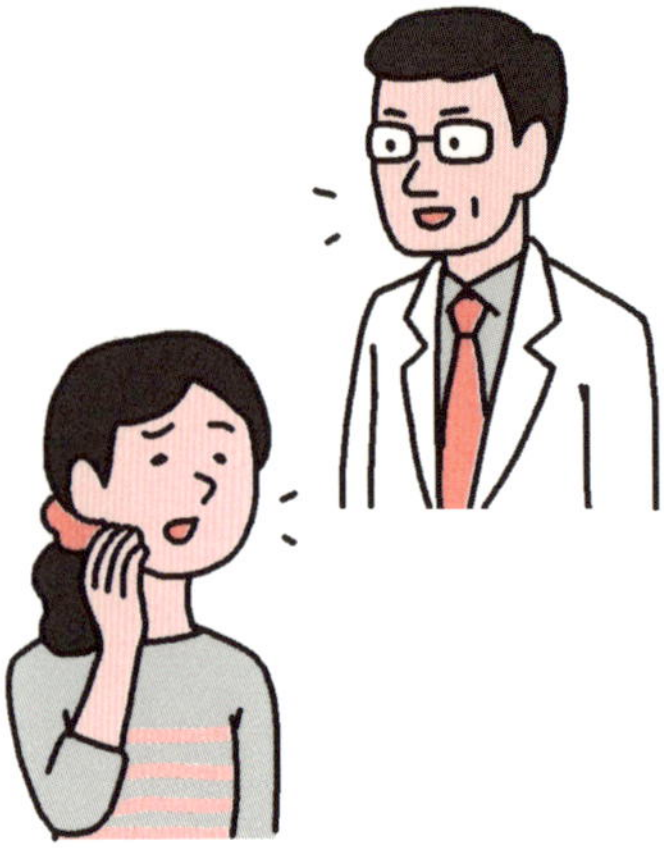

第3章 ひざと股関節を強くするストレッチをマスターする

脚の状態チェック――ひざ痛・股関節痛が出やすいか、自分でわかる …… 74

ストレッチの前に①
ひざのお皿の位置を見つける …… 76
■ ひざのお皿の見つけ方

ストレッチの前に②
お皿を動かしてみる …… 78
■ ひざのお皿の動かし方

先生、教えて！ お皿の位置がわかりません …… 79

ストレッチをするときのルール …… 80
痛くても押す／お皿をよく動かして柔軟性を高める／起床時と就寝前に行う／ストレッチは順番を守ることが重要
■ ストレッチを行う順番／痛い部分のストレッチのコツ

ひざの痛みをとる共通のストレッチ①
基本のストレッチ …… 82
ひざの曲げ伸ばしが楽にできるようにする／ひざの表側、裏側のストレッチで関節を強化
■ ひざの表側を伸ばす／ひざの裏側を伸ばす

ひざの痛みをとる共通のストレッチ②
お皿のストレッチ ……85
■お皿のストレッチ

ひざの痛みをとる共通のストレッチ③
ひざ伸ばしストレッチ ……89
■ひざ伸ばしストレッチ

ひざの痛みをとる共通のストレッチ④
もものストレッチ ……92
■もものストレッチ
硬くなっている筋肉を伸ばす

ひざの痛みをとるストレッチ①
ひざの前側の痛みをやわらげる ……94
ひざの曲げ伸ばしでつなぎ目に負荷がかかる／ひざ前側のどの部分が痛いかを見極めてから
■ひざの前側で痛む場所／ひざの前側の痛みをやわらげるストレッチ／膝蓋腱を探してストレッチする

ひざの痛みをとるストレッチ②
ひざの裏側の痛みをやわらげる ……100
腓腹筋の疲れによって痛くなる
■ひざの裏側で痛む場所／ひざ裏の痛みが外側か内側かを確認する／ひざの裏外側のストレッチ／ひざの裏内側のストレッチ

ひざの痛みをとるストレッチ③
ひざの内側の痛みをやわらげる ……104
軟骨がすり減りO脚が進むと痛む／ひざ関節内側の隙間下が痛いときにおすすめ／炎症があるときはストレッチせず、炎症を鎮める／O脚の人は半膜様筋に負担がかかる／炎症があった場合は基本のストレッチと薬で／O脚の人は内側＋ひざの前のストレッチも行う
■ひざの内側で痛む場所／関節の隙間を探す／鵞足ストレッチ／半膜様筋ストレッチ
先生、教えて！ ストレッチは毎日した方がいいですか？……107

ひざの痛みをとるストレッチ④
歩くとひざの内側が痛い ……109
■歩くとひざの内側が痛いときのストレッチ

ひざの痛みをとるストレッチ⑤
ひざの外側の痛みをやわらげる ……110
■ひざの外側で痛む場所／外側側副靭帯のストレッチ／腸脛靭帯のストレッチ／ももの筋肉痛に効果的なストレッチ

股関節の痛みに効果的な基本のストレッチ ……114
おしりを上げる／ひざを抱える／脚を壁に押しつける／ゴムバンドを両脚にかける／脚全体を回す

股関節の痛みに効果的な、筋肉をほぐすストレッチ …116
■ 股関節のストレッチ
足首の痛みをとるストレッチ ……117
■ 足首のストレッチ／手を使った足首のストレッチもいっしょに
先生、教えて！ ストレッチをすると「ポキポキ」音がするんです……119
足指の痛みをやわらげるストレッチ ……120
■ 足の親指の痛みをやわらげるストレッチ
そのほかのおすすめストレッチ ……122
■ 両脚つま先立ち／ハーフスクワット
先生、教えて！ やってはいけないストレッチはありますか？…123
ストレッチをより効果的にする ……124
ストレッチにはマッサージクリームを使う／ストレッチが有効な痛みかどうか見極める／ストレッチを習慣化し、生涯続ける／お風呂の中のストレッチは「正座」がポイント
先生、教えて！ ストレッチをしても痛みがとれません…125

ウォーキングや水中ウォーキングもおすすめ ……126
ひざに痛みがなければウォーキングがベスト／正しくカッコよく歩く／ひざが痛くなければ自転車移動もよい／水中ウォーキングはひざに負担がかかりにくい／犬の散歩はできれば避ける
■ 水中ウォーキングの方法
先生、教えて！ 筋力トレーニングはしてもいいですか？…126
コラム 痛みをかばうと、ほかの部分にしわよせがくる…127
先生、教えて！ 脚の長さは左右違うって本当ですか？…129
運動をするときのポイント ……130
準備運動は必ず行う／とにかく無理はしない
先生、教えて！ 以前より体が硬くなってきた気がします…130

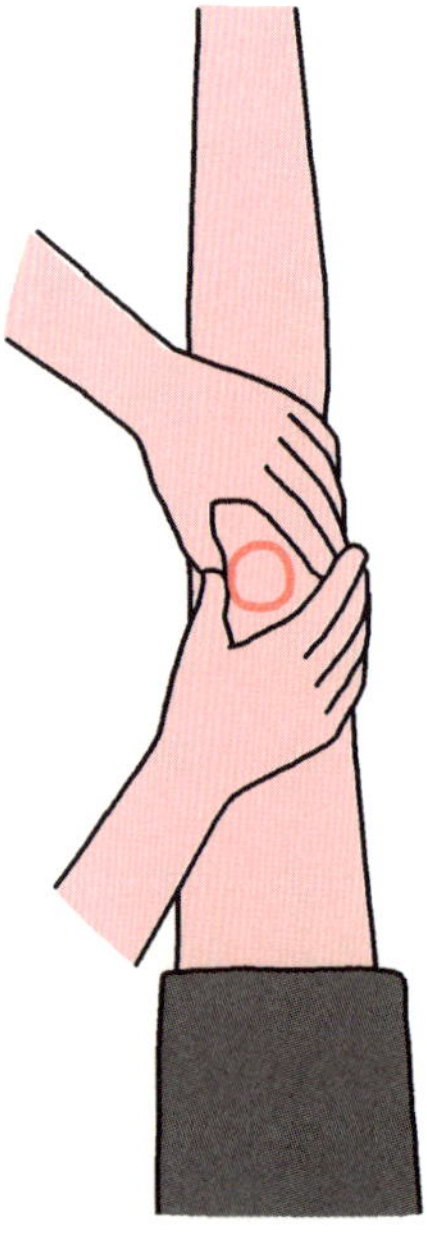

第4章 ひざと股関節を守るための日常生活の注意

ひざや股関節を守るコツ ……132
ひざを守る基本は、温めること／冷やしてよいのは、ひざが腫れているときだけ／肥満を解消して、ひざや股関節の負担を軽くする
■ ひざを守る4つのポイント

減量を心がけて、ひざへの負担を軽減する ……134
ひざには体重の2〜7倍もの負担がかかっている／肥満が進むと、O脚もひどくなる／摂取エネルギーを減らし、腹八分目に／脂質や糖質を少し抑えてたんぱく質を多めに／早食い、まとめ食い、ながら食いはダメ／もちろん、運動も併せて行うこと
■ 歩くと、ひざにはこんなに負担がかかっている！／体重を増やさない10のポイント
コラム これ以上、体重を増やさない！……137

歩き方、座り方、立ち上がり方に注意する ……138
急に立ち上がるとひざに負担がかかる／床に座るときはゆっくりと／広めの歩幅でゆっくり歩く／階段は1段1段両足をそろえて上り下りする／がに股歩きはひざの負担を重くする
■ 正しい座り方、立ち上がり方／ひざにやさしい歩き方／ひざにやさしい階段の上り方、下り方
先生、教えて！ 正座はしても大丈夫ですか？……140

ひざのために住環境を見直す ……142
室内は洋式のほうがひざの負担が軽い／階段には手すりをつけ、段差はフラットに／ひざや脚全体を冷やさないようにする／生活様式を変えても、ストレッチや運動は続ける
■ ひざに負担をかけない玄関&階段の工夫／ひざに負担をかけないリビングの工夫／ひざに負担をかけない寝室の工夫／ひざに負担をかけない脱衣所&浴室の工夫／ひざに負担をかけないお手洗いの工夫
コラム 手術を受けたあとは、より負担がかからない生活にする……147

ひざや股関節を守る靴の選び方 ……148
自分の足に合った靴を選ぶ
■ 自分に合った靴の選び方
コラム 乳幼児期に股関節脱臼をしていたら、成人後、一度エックス線検査を……149

無理をせず余裕をもって外出する ……150
重いものは、極力持たない／待ち合わせは時間に余裕をもって／電車に乗るときは、混雑時を避ける／ひざ

は1年中温める／エスカレーターやエレベーターを利用する／段差では手すりを使ってひざの負担を軽くする／天気が悪いときは外出を控える／転ぶのが心配なら杖を利用する

■外出時に気をつけたいこと
コラム 外出中に痛みが出たら座って休む…153

ひざや股関節の負担を軽くする装具を利用……154
装具を利用するときは医師に相談する／足底板を使ってO脚を矯正する／サポーターなどを使ってひざを温める

■足底板の効果
先生、教えて！ ひざ痛に効くとうたっている市販の健康器具は使ってもいいですか？…155

杖を積極的に活用しよう……156
用心のために杖を使うことも考える／持ちやすく、自分の身長に合った杖を選ぶ／杖を持っているときの階段の利用方法

■杖の長さを決める／杖を使って歩く方法／杖を持ち、手すりを使って階段を利用する
先生、教えて！ 歩行器（シルバーカー）は使ってもいいですか？…158
先生、教えて！ ひざや股関節の痛みQ＆A…159

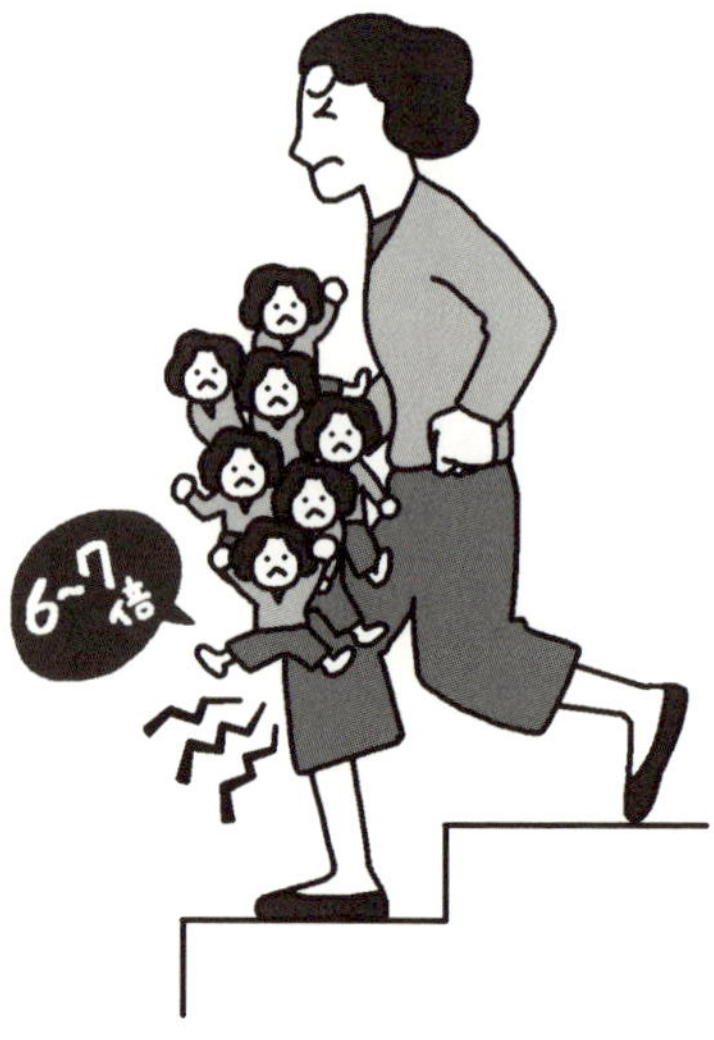

第1章

下半身の関節のしくみ

体重を受け止めて、立つ、座る、歩く、走るなどの運動を支える下半身の関節は、多くの骨や筋肉でできています。自分の痛みが、その複雑な構造のどこで発生しているかを知るためには、まず下半身の関節のしくみを理解しましょう。

ひざのしくみを知る

ひざは全身のなかでいちばん大きい関節

ひざは体にある関節のなかで最も大きく、複雑な動きをするものです。その理由は人が活動するうえで重要な役割を担っているからだといえます。

ひざの関節には、立つ、座る、歩くといった体重のかかる動きに対応するため、絶えず大きな負担がかかります。そのため、複雑な構造にもなっています。

ひざ関節は、大腿骨《だいたいこつ》と脛骨《けいこつ》、ひざのお皿である膝蓋骨《しつがいこつ》という骨が組み合わさってできています。ひざのお皿は、曲げ伸ばしがスムーズにできるように働いています。

大腿骨と脛骨が組み合わさる部分の表面は、骨どうしがぶつからないように、3～4ミリ厚さの関節軟骨に覆われています。

関節軟骨にはクッションの役目もあり、ひざに加わる衝撃を吸収し、滑らかに動くよう助けます。

大腿骨と脛骨の間の左右には、半月板《はんげつばん》という線維状の軟骨があります。これもひざのスムーズな動きを助け、衝撃を吸収する働きをしています（左図）。

ひざ関節の周囲は、関節包《かんせつほう》という袋が包んでおり、大腿骨と脛骨を結びつけ、関節全体を保護する役割をしています（P16）。

ひざの動きは筋肉と靭帯が調整している

ひざ関節の複雑な動きには、筋肉や靭帯《じんたい》の働きが不可欠です。

靭帯とは、骨と骨をつなぐ線維状の丈夫な組織で、ひざには主要な4つの靭帯があります。

ひざ関節の中央で交差し、ひざが前後に揺れるのを防ぐ役割をもっているのが、前十字靭帯《ぜんじゅうじじんたい》と後《こう》十字靭帯です。さらに、ひざ関節の左右を支えて横揺れを防いでいるのが、内側側副靭帯《ないそくそくふくじんたい》と外側側副靭《がいそくそくふくじん》

ひざ関節のしくみ――正面からみた場合（右脚）

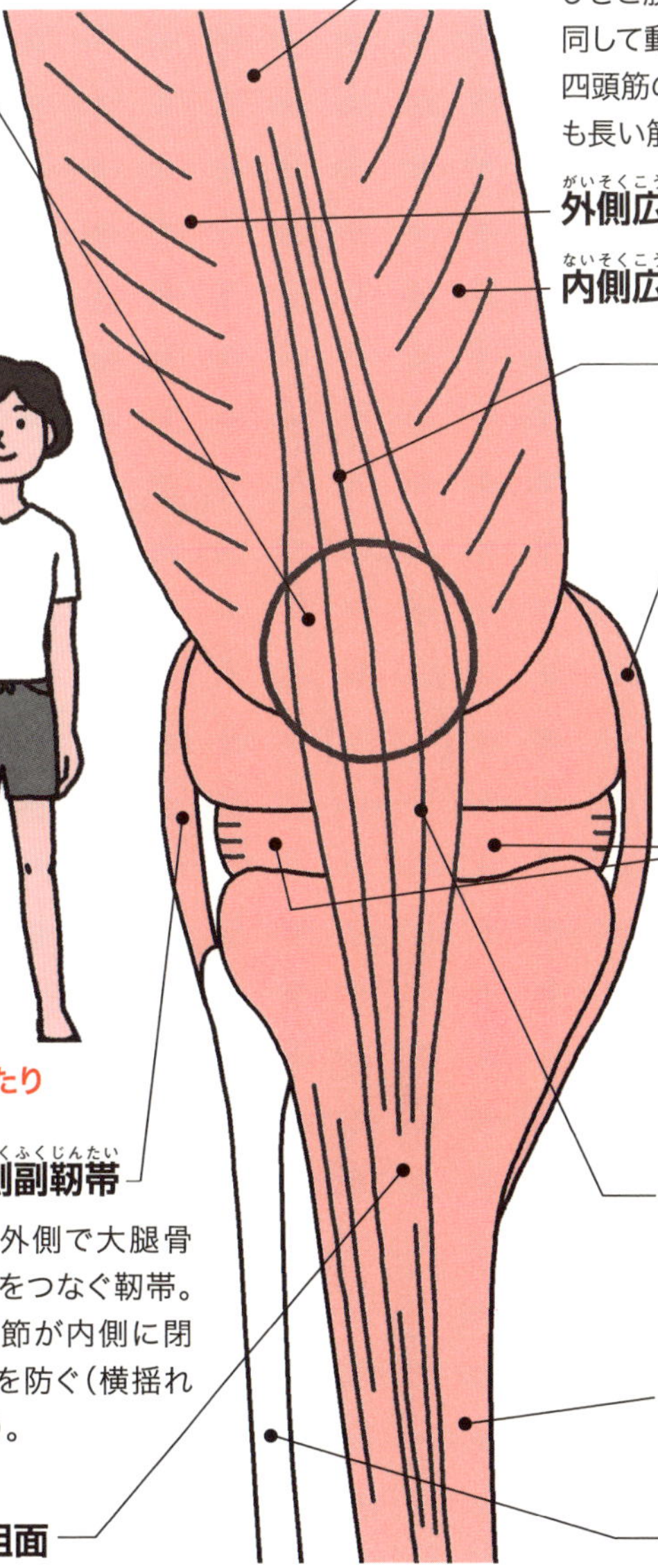

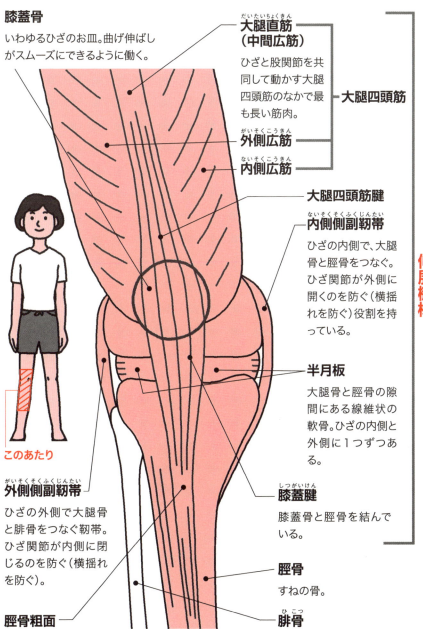

膝蓋骨

いわゆるひざのお皿。曲げ伸ばしがスムーズにできるように働く。

大腿直筋《だいたいちょくきん》（中間広筋）

ひざと股関節を共同して動かす大腿四頭筋のなかで最も長い筋肉。

外側広筋《がいそくこうきん》

内側広筋《ないそくこうきん》

大腿四頭筋

伸展機構

大腿四頭筋腱

内側側副靭帯《ないそくそくふくじんたい》

ひざの内側で、大腿骨と脛骨をつなぐ。ひざ関節が外側に開くのを防ぐ（横揺れを防ぐ）役割を持っている。

半月板

大腿骨と脛骨の隙間にある線維状の軟骨。ひざの内側と外側に１つずつある。

外側側副靭帯《がいそくそくふくじんたい》

ひざの外側で大腿骨と腓骨をつなぐ靭帯。ひざ関節が内側に閉じるのを防ぐ（横揺れを防ぐ）。

膝蓋腱《しつがいけん》

膝蓋骨と脛骨を結んでいる。

脛骨

すねの骨。

脛骨粗面

腓骨《ひこつ》

ひざ関節のしくみ――うしろからみた場合（右脚）

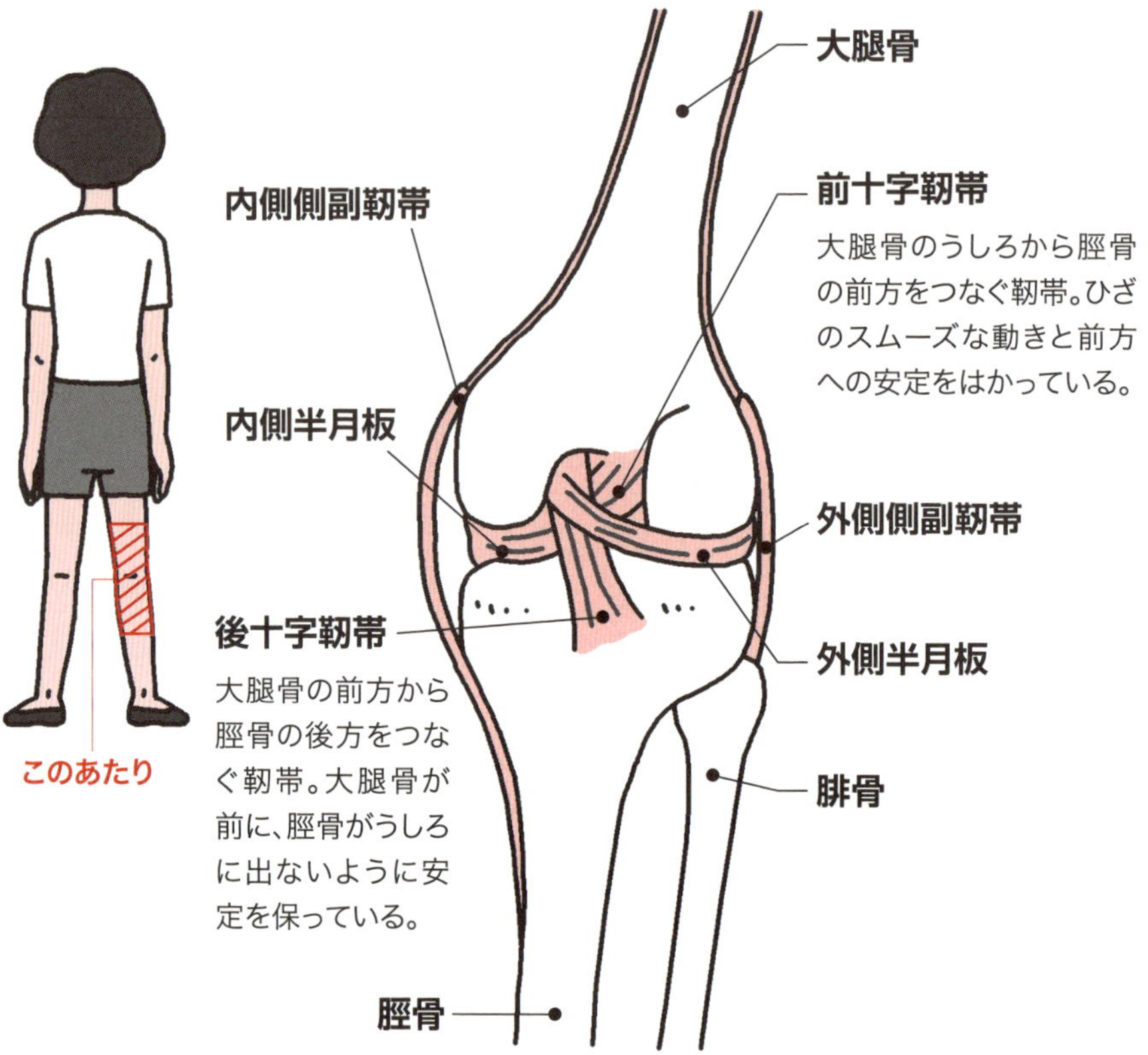

帯《たい》です（P13）。

ひざの動きを担う筋肉は、太ももの表側と裏側にあります。

表側にあるのは、主にひざを伸ばすときに働く、大腿四頭筋《だいたいしとうきん》です。大腿四頭筋の下側には、ひざのお皿があります。そのお皿と脛骨を結ぶのは膝蓋腱で、その末端は脛骨粗面《そめん》（膝蓋腱と脛骨のつなぎ目）につながっています。

　大腿四頭筋から脛骨粗面までを「伸展機構《しんてんきこう》」（P13）といい、ひざを伸ばす、曲げる、体重を支えて立つ、座るなどの動きを担っています。

ひざの裏側には、主にひざを曲げるときに働く、屈筋（薄筋／ハムストリング）と呼ばれる筋肉群があります（P17）。これらの筋肉は腱によって骨につながっています。

ひざ関節のしくみ——内側（横）からみた場合（右脚）

このあたり

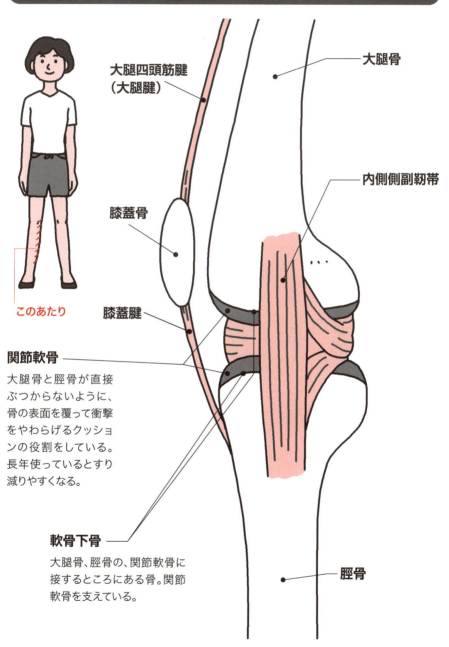

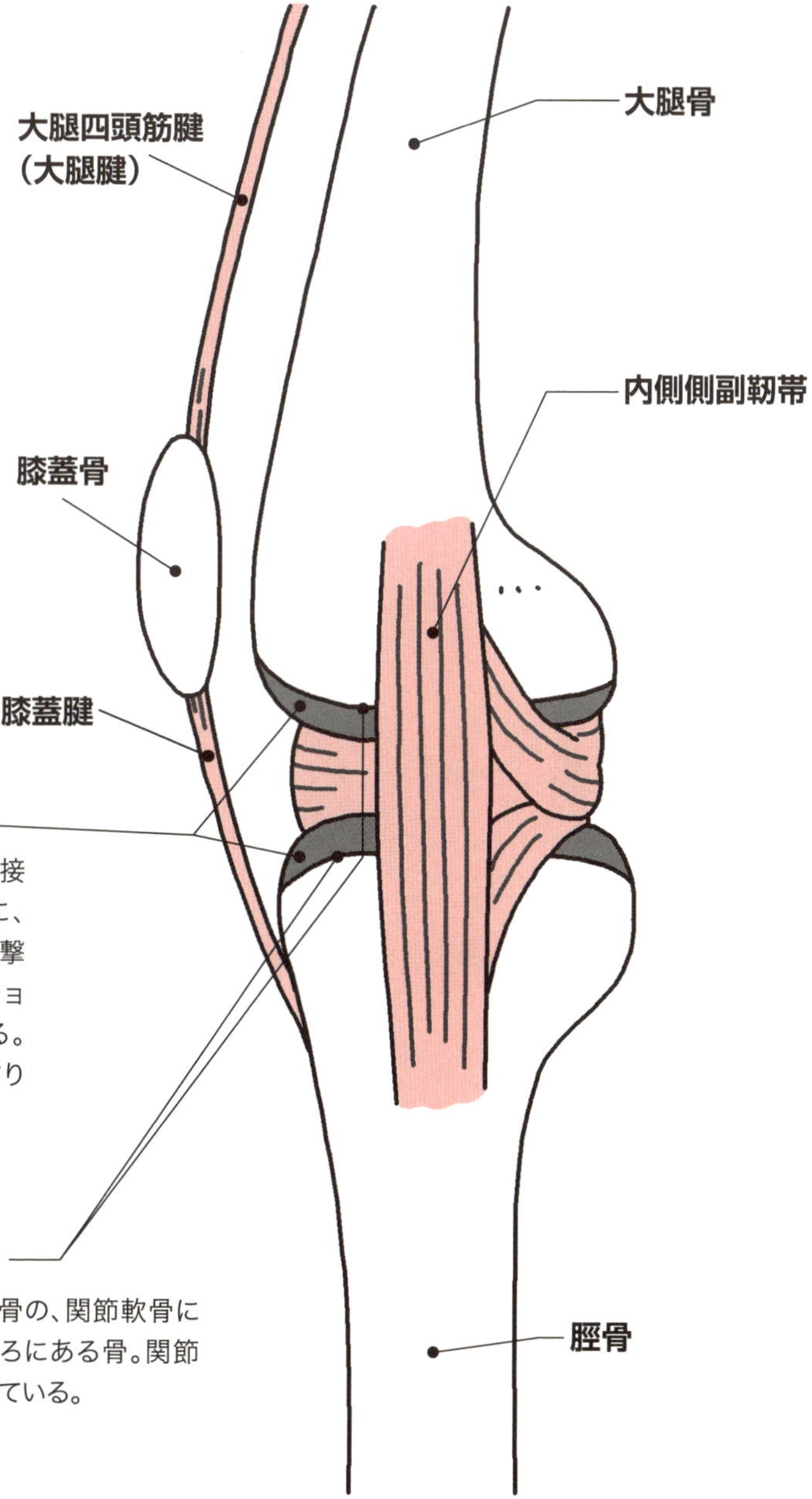
大腿四頭筋腱
（大腿腱）
大腿骨
内側側副靭帯
膝蓋骨
膝蓋腱
脛骨

関節軟骨

大腿骨と脛骨が直接ぶつからないように、骨の表面を覆って衝撃をやわらげるクッションの役割をしている。長年使っているとすり減りやすくなる。

軟骨下骨

大腿骨、脛骨の、関節軟骨に接するところにある骨。関節軟骨を支えている。

ひざ関節の内部

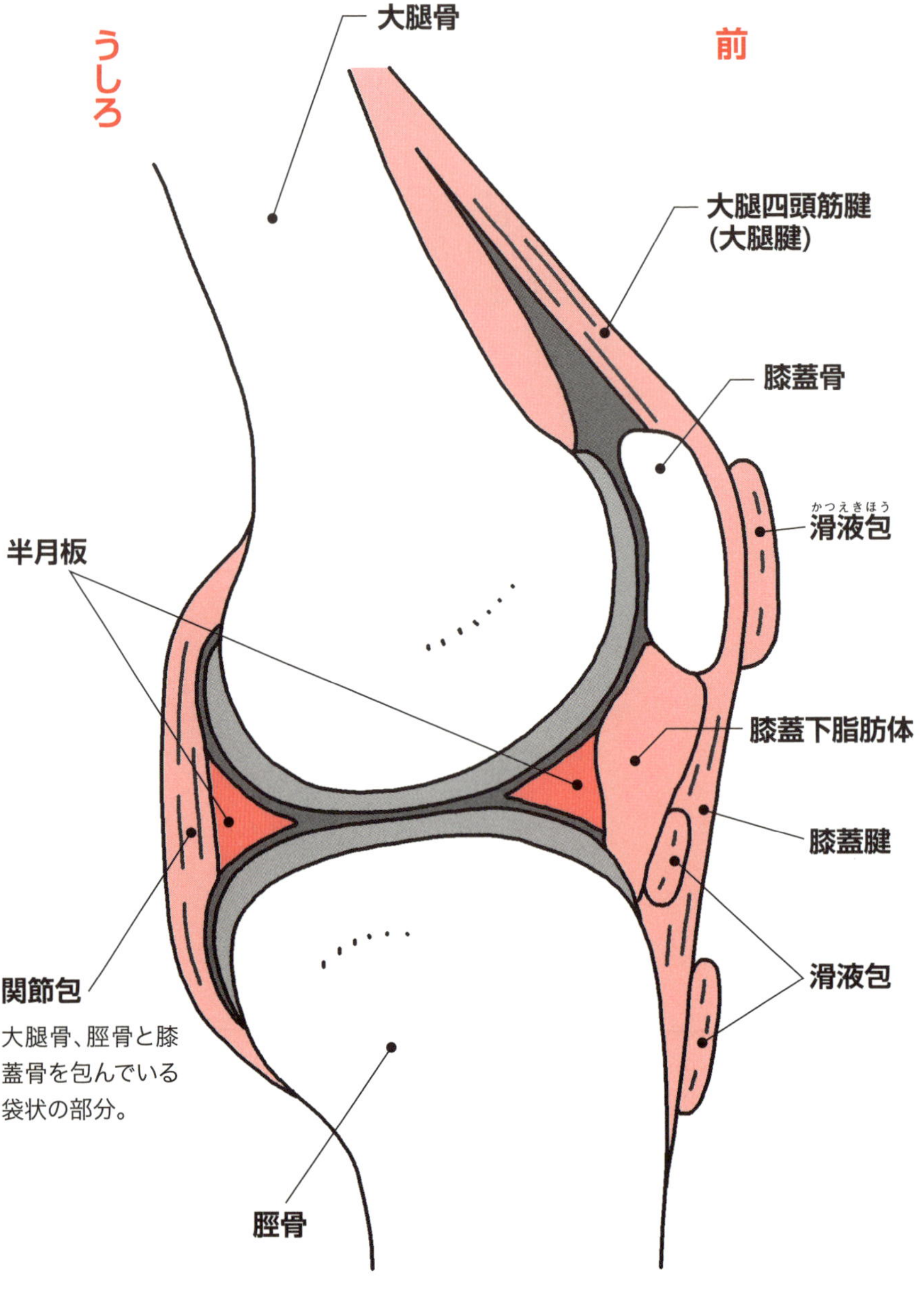

うしろ
前
大腿骨
大腿四頭筋腱
(大腿腱)
膝蓋骨
滑液包《かつえきほう》
半月板
膝蓋下脂肪体
膝蓋腱
滑液包
関節包
大腿骨、脛骨と膝蓋骨を包んでいる袋状の部分。
脛骨

ひざ回りについている筋肉（右脚）

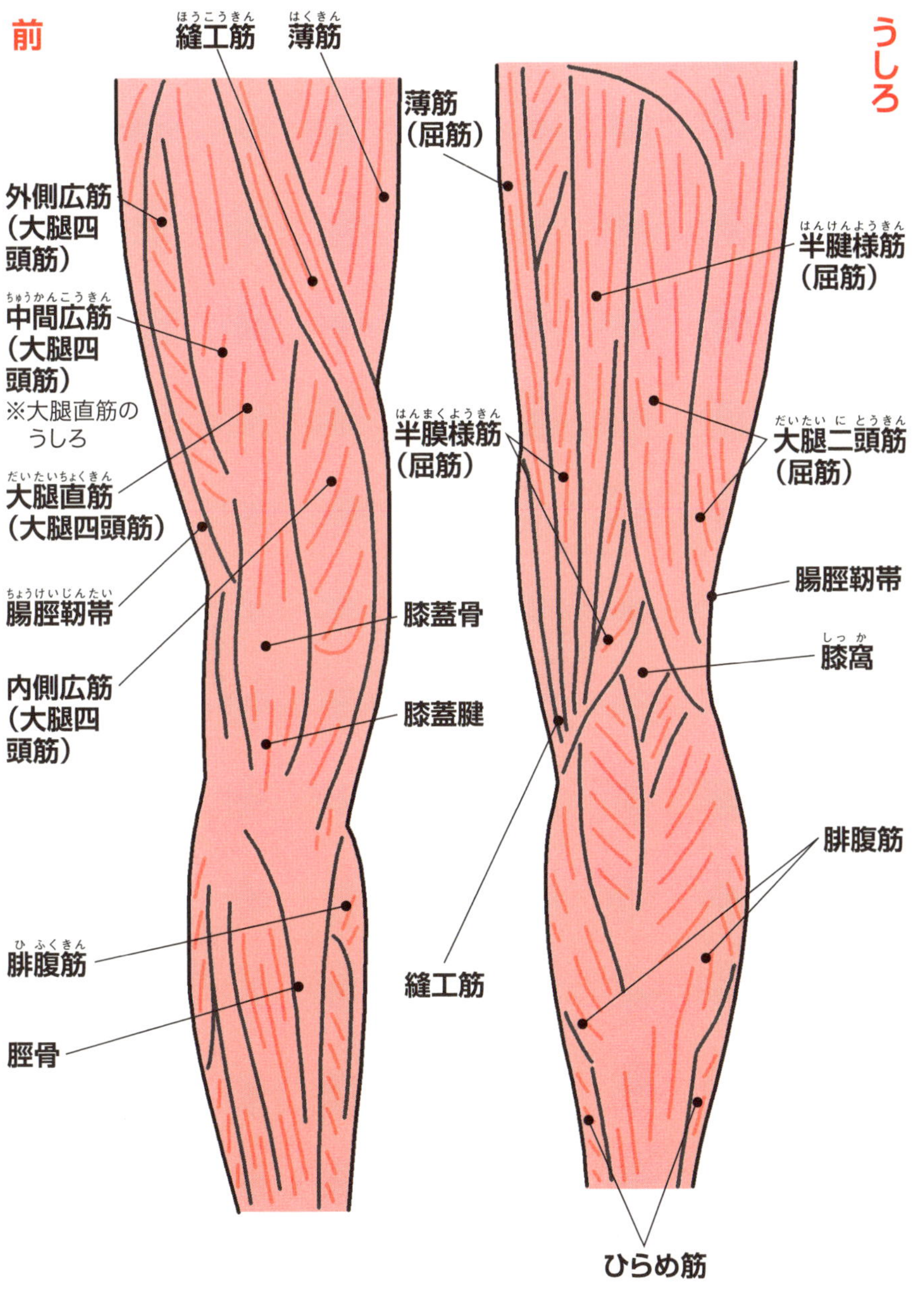

ひざが痛む原因をみつける

痛みは4期に分かれる。順に進むわけではない

ひざの痛みは、下図のように、1期～4期の区分で表現することができます。

この4つの期は、関節軟骨の状態をもとに分類されたものです。軟骨の状態は、一般的には1期から4期へと悪化していきますが、これは必ずしも痛みや腫れなどの症状の強さとは一致しません。

1期：関節軟骨はすり減っておらず、厚みが正常な状態です。症状はひざ関節周囲の腱《けん》や筋の痛みで、スポーツによる障害など、若

ひざの痛みは4期に分かれる

[1期]使いすぎによる痛み

どんな状態か

- 関節軟骨はすり減っていない。
- 筋肉や腱、靭帯、関節包などへの負担など、ひざの使いすぎで痛い。
- ひざ関節の周囲にある腱や、筋の痛みがほとんど。
- 動き始めに鋭い痛みがあり、いったん治まるものの、また痛くなる。

治療法

- ストレッチ。ひざにかかる負担を軽くする。

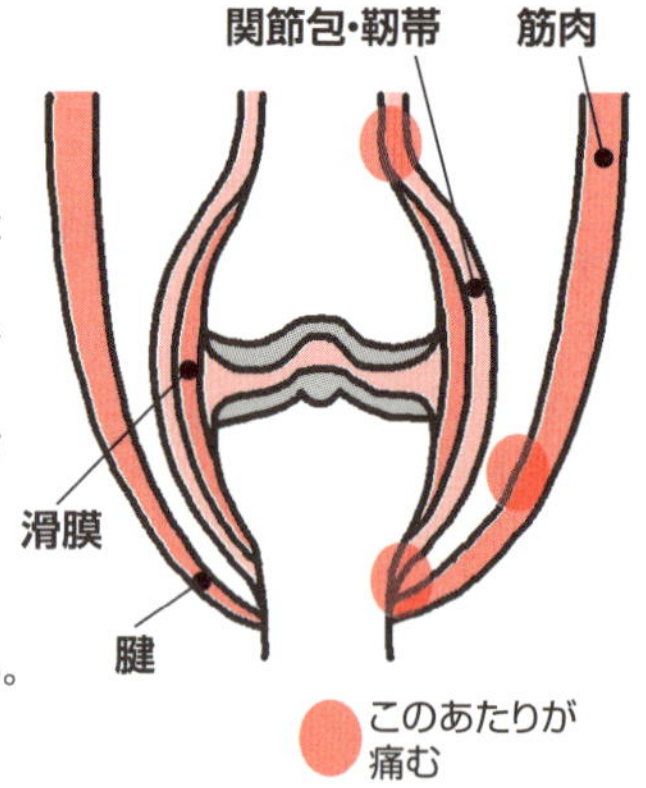

[2期]急性の炎症による痛み

どんな状態か

- すり切れた関節軟骨の破片が、関節包を内張している滑膜の細胞を刺激して、関節包に炎症を引き起こし、滑膜から関節液が分泌される。いわゆる「水がたまる」状態。
- ひざが腫れたり、熱をもつ。
- 激しい痛みがある。

治療法

- 必要に応じて水を抜き、炎症を抑える薬を使う。

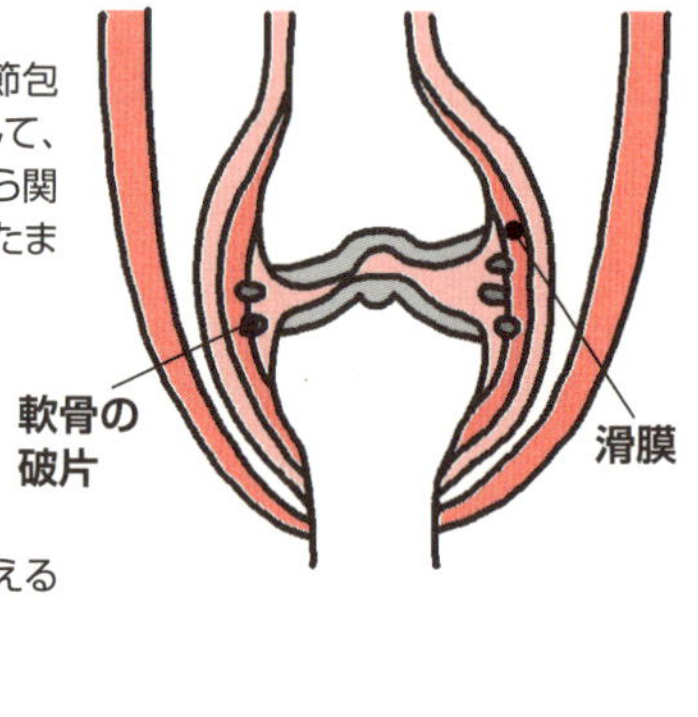

い人にも見られます。

2期：ひざの痛みがピークに達します。急性期の炎症によるもので、関節軟骨の表面がすり減ることで、それが刺激となって痛みが起こります。

3期：急性期の炎症が治まったあとに起こる、慢性的な炎症による痛みです。急性期の炎症後、関節包《かんせつほう》が硬く変化してひざの柔軟性が損なわれた状態で、ひざの曲げ伸ばしの動作がしにくくなります。

4期：関節軟骨が完全になくなり、関節周囲の骨（大腿骨《だいたいこつ》、脛骨《けいこつ》、膝蓋骨《しつがいこつ》）の隙間が極端に狭くなったり、骨どうしが接触することによる痛みです。関節軟骨がないため、関節の機能が低下して、踏み出したり、歩くときに強い痛みが起こります。

[3期] 慢性の炎症による痛み

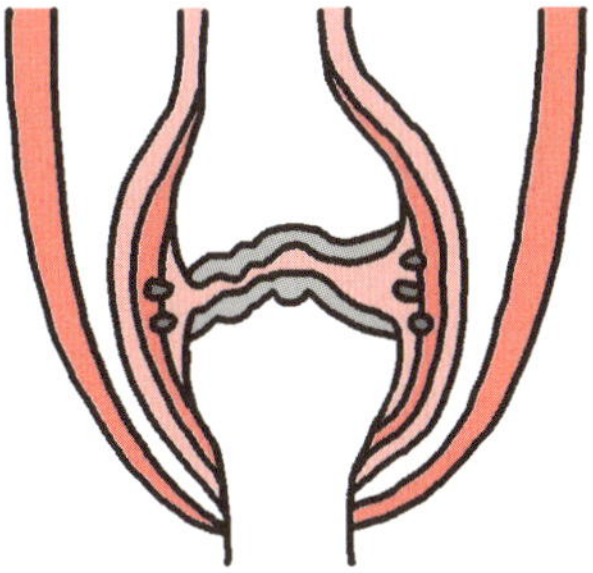

どんな状態か

- 加齢とともに関節軟骨がすり減り、炎症が何度も起こる。関節包が硬くなり、ひざの周りの筋肉や腱が動きをかばう。筋肉などが硬くなる。
- ひざの曲げ伸ばしがしにくくなる。
- ひざを動かしている間も痛いことがある。
- いろいろな部位に痛みが起こる。

治療法

- ストレッチ。ひざの負担を軽くする。
- 薬物治療。
- 手術を考えることもある。

[4期] 骨の痛み

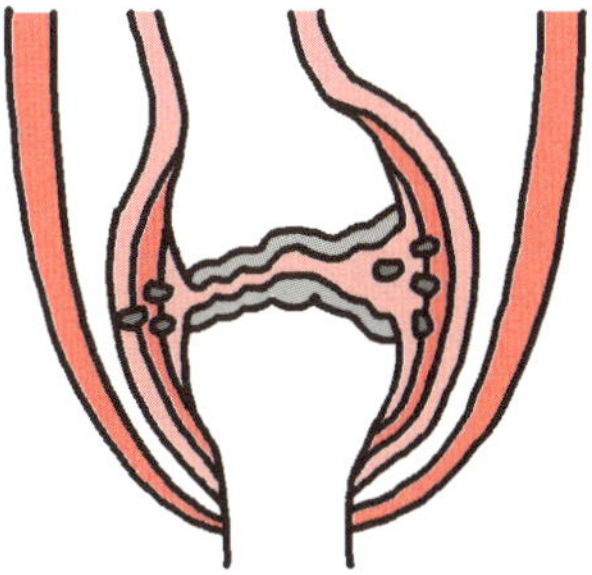

どんな状態か

- 関節軟骨がなくなる。骨と骨の隙間は極端に狭くなり、直接衝撃が加わる。軟骨が失われて関節周囲の骨の表面が露出することも。
- 歩く能力が落ちる。じっとしていても痛い。歩けば歩くほど痛い。

治療法

- 手術を受ける人も多い。

ひざの痛みを正しく知る

痛みの症状については、1期から4期へと、順番通りに進むわけではありません。2期から1期に戻ることもあります。最初に痛みを感じたとき、すでに3期の人もいます。ただ、はじめて痛くなったひざがなかなか治らない場合は、かなり多くの人が4期になっている傾向があります。

そこで重要なのが、痛みが、どの期にあるのかを正確に知ることです。それは、どの程度改善できるかのめやすをつけるためです。

自分のひざの痛みの段階を正確に知ることで、ストレッチをはじめとした保存的な治療で、どの程度の改善を期待できるかが、わかるのです。**ストレッチが最も効果的なのは1期と3期です。**

使いすぎの痛みや慢性の炎症にストレッチが有効

1期と3期の特徴は、痛みの原因が、ひざ関節周囲の筋肉や腱が硬くこわばっていることにある点。それによって、ひざ関節がスムーズに動かないために、痛みが起こっているのです。

こうした痛みは、**ストレッチで硬くなったところをほぐし、血行を促して、柔軟性を回復させることで、改善できます。**

ひざの曲げ伸ばしがスムーズにできるようになると、徐々に痛みもとれてきます。最近、お皿の周囲の痛みは、滑膜《かつまく》の袋と、骨の境目で起こるケースが多いことがわかりました。

急性期の痛みや骨の痛みは薬などで抑える

2期や4期の痛みには、薬による治療が有効です。特に2期は、関節内で炎症が起こって腫れたり、熱をもったりしているので、鎮痛剤などの薬がよく効きます。ひざに水がたまっている場合は、水を抜く治療もします。こうした治療を行えば、ほとんどは1～2週間程度で痛みは落ち着きます。急性期を過ぎると、慢性的な炎症が起こってきますが、これはストレッチで改善できます。

4期に進行した場合は、薬で痛みを抑えるほか、手術で治療することも考えられます。手術を必要とする例は100人に1人くらいです。

鏡を見て脚の形をチェックする

力を抜いて、足をそろえて立つ。

ひざの内側が
くっつく。
＋
内くるぶしの間があく。
⬇
X脚の傾向あり

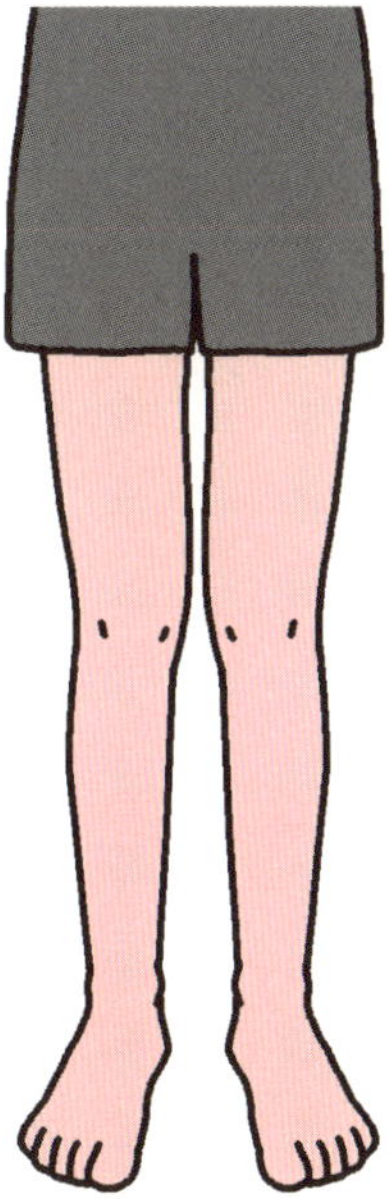

ひざの内側の、筋肉が骨につく場所に負担がかかっているX脚では、引っぱられるような痛みをひざに感じる。

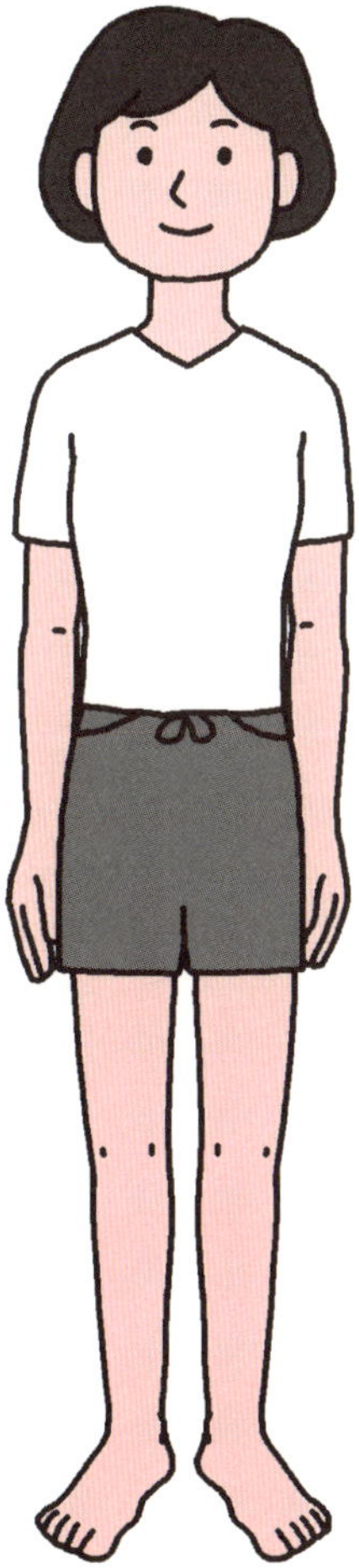

ひざの間も足首の間もあいている。
⬇
かかとの骨が
内側に向いている

ひざとひざの間に、
指が2本以上入る。
⬇
O脚の傾向あり。
握りこぶしが入るなら、
かなりのO脚

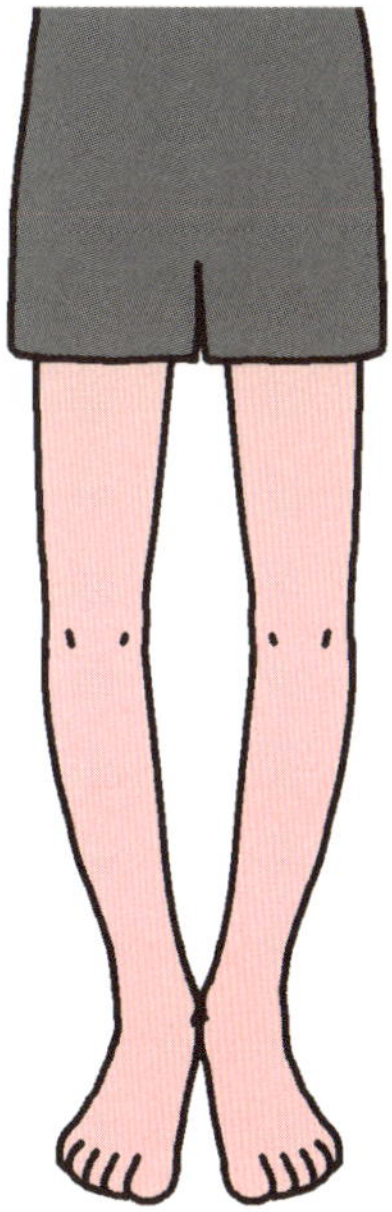

O脚だと、ひざの内側を体重が圧迫し、それが負担となり痛みを引き起こす。踵骨の傾きも、O脚に影響する。O脚は男性に多いが、変形性ひざ関節症では、女性にO脚が多い。

脚の形のせいで ひざが痛くなることも

ひざの痛みは、**O脚やX脚といった、その人自身の脚の形も関係しています**。P21のチェック法で、自分の脚の形を確認してみてください。

以前の調査ですが、若い人の脚の形は、男性ではO脚が圧倒的でした。女性では約60％が比較的まっすぐで、残りの半々に、O脚とX脚の傾向が見られました。

注意が必要なのはO脚です。人は二足歩行により、ひざの内側には特に体重がかかりやすくなっています。それがO脚の人になると、かかる負担が、さらに大きくなるのです。そのため、ひざの内側が圧迫されて痛みが起こるケースが多く見られます。

逆に、X脚によるひざの痛みの多くは、引っぱられることによる痛みです。X脚の場合は、体重がかかったときに、ひざの内側の筋肉が引っぱられる構造になっているからです。

脚のねじれが強いと 余計に負担がかかる

脚の軸方向（上下）のねじれも、ひざの痛みのもう1つの要因です。

脚のねじれは大腿骨《だいたいこつ》で起こることが多いと考えられ、ねじれが強いほど、歩いたり走ったりするときに各関節が余計にねじれながら屈伸をくり返すことになります。これによって、特にひざ関節に負担がかかり、痛みを起こしやすいと考えられます。脚のねじれは、女性に強く見られます。そのためラクな横座りをする人が多いのかもしれません。大腿骨のねじれを予防するには、幼児期（3歳以降）から、女性もあぐらをかく練習をするとよいでしょう。

ひざに負担がかかる 肥満も痛みの原因

ひざの痛みの原因として、見過ごせないのが肥満です。肥満によって関節軟骨に大きな負荷がかかると、ひざの内側部分がすり減ってO脚が進みます。すると、ひざの内側にさらに負担がかかるという悪循環に陥るのです。

ひざが痛くなると運動量が減ってますます太ってしまい、ひざ関節に負担を強いるという別の悪循環も呼び込んでしまいます。

加齢とともに増える変形性ひざ関節症

変形性ひざ関節症は「ひざ痛」がいちばん多い

長年にわたってひざに負担がかかり続けると、しだいに**関節軟骨や半月板《はんげつばん》などの弾力性が損なわれ、変形してすり減っていきます。**

軟骨には、ひざにかかる衝撃を吸収するクッションの役目があるため、それが働かなくなると、立ち上がるときや、階段の上り下りなどでひざに負担がかかるときに、痛みが起こるようになります。これが「変形性ひざ関節症」です。日本人のひざ痛の原因としては、最も多いものです。

変形性ひざ関節症が起こりやすい人

男性より女性

自覚症状がなくても、エックス線検査などで変形性ひざ関節症と診断される女性が多くいる。ひざ痛の症状も女性に多い。

肥満

体重が重いと、それだけひざに負担がかかる。そのため、肥満の人ほど変形性ひざ関節症になりやすくなる。

O脚

ひざ関節の内側にかかる負担が大きいので、関節軟骨の減り方も大きい。

かつてひざをケガしたことがある

以前、ひざにケガをしたことがある人は、変形性ひざ関節症にもなりやすい。

年齢が高い

ひざに負担をかけている期間が長いほど、変形性ひざ関節症になる人が増えてくる。

脚の筋力が落ちている

ひざ関節は、大腿四頭筋などの筋肉に支えられている。そのため、脚の筋力が落ちてくると、ひざ関節への負担が大きくなり、関節軟骨もすり減りやすくなる。

スポーツをしている、またはしていた

若い頃にスポーツをしていたり、今現在している人は、ひざ関節にかかる負担に影響することがある。

変形性ひざ関節症は、P23の表のような要因がある人がなりやすいことがわかっています。ひざに痛みがあり、これらの要因に当てはまる人は、早めの受診や対策が大切です。

「はじめの一歩」で痛みが起こる

変形性ひざ関節症では、徐々に軟骨がすり減って、変形していくのが一般的です。正確な進行度（健康な状態、軽度、中等度、重度の4段階）については、エックス線検査を行って、関節軟骨のようすで確認します。最近はＭＲＩ検査により、軟骨のようすがよりよくわかるようになりました。また、自覚症状などからも、進行度を推測することができます。

軟骨関節の表面がまだ滑らかで、健康な状態では、痛みなどの自覚症状はほとんどありません。

軽度に変形が進み、関節軟骨のすり減りが検査では確認できないこともありますが、炎症が起こりやすくなり、痛みが出ることもあります。

この時期は、立ち上がるとき、歩きはじめに痛みが出たり、ひざがこわばる感じがします。**痛みはひざの前や内側に多くみられます。歩き始めると痛みは軽くなってきます。**

中等度になると、関節軟骨のすり減りがひどくなって、骨の表面の一部がむき出しになります。すると、骨に直接かかる負担が大きくなり、骨の変形が進みます。関節の隙間は狭くなり、とげのような形の骨もできて（骨棘《こつきょく》）、エックス線でも確認できるようになります。

この段階になると、ひざの痛みが強くなって、階段の上り下りがつらくなります。ひざ関節の可動域も狭くなり、**正座をしたり、しゃがんだりすることがむずかしくなります。長く立つことも、歩くこともつらくなります。**

中等度の段階になると、ひざに水がたまりやすくなります。この水の正体は関節液です。

関節は関節包《かんせつほう》という袋に包まれており、その内側には滑膜《かつまく》という内張《うちばり》があります。関節液は滑膜から分泌され、余分なものは滑膜が再吸収する仕組みになっています。

すり減った関節軟骨の破片で滑

変形性ひざ関節症のすすみ方

軽度

- はじめは、立ち上がるときにひざが痛む程度。
- ひざがこわばることもある。

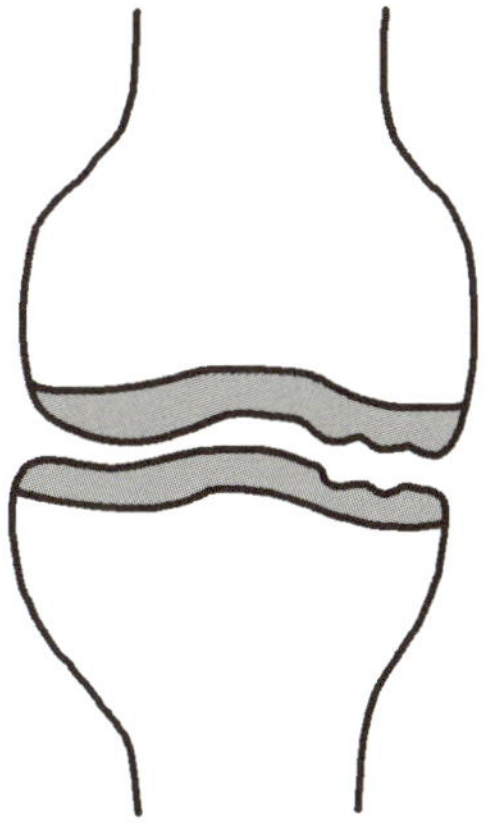

関節軟骨がすり減ったり、けばだつ。半月板もすり減ったり外にはみ出す。

中等度

- 階段の上り下り（特に下り）のときに痛む。
- ひざを完全に曲げることができない。
- ひざに水がたまることがある。

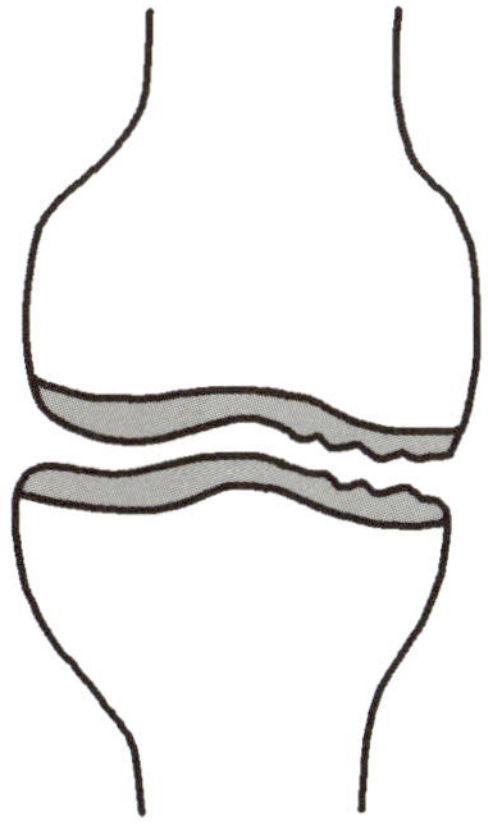

関節軟骨がさらにすり減る。骨の一部がむき出しになる。半月板のすり減りや外へのはみ出しも大きくなる。

重度

- 静かにしていても痛む。
- ひざを曲げたり伸ばしたりするのがむずかしくなる。
- 歩くのもつらい。

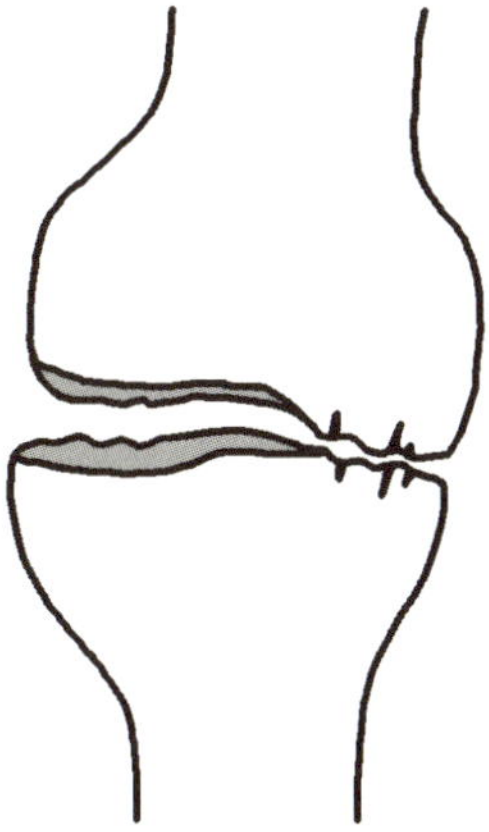

関節軟骨がほとんどなくなって、骨がむき出しになり、骨と骨が直接ぶつかる。関節の変形も進む。変形した半月板は関節面からさらにはみ出したり摩耗したりして、体重を受けとめなくなる。

膜が刺激されると、炎症が起こり、滑膜から大量の関節液が分泌されるようになります。その結果、ひざに水がたまってしまうのです。

　水がたまったときは注射器で抜く治療をしますが、炎症が治まらないかぎり、再び水はたまります。

重症になると、正座もひざを伸ばすのも困難に

　進行して重度になると、関節軟骨はすり減ってほとんどなくなります。大腿骨《だいたいこつ》（太ももの骨）と脛《けい》骨《こつ》（すねの骨）がぶつかるようになって、同時に半月板も薄くなったり、ずれたりします。半月板にもクッションの役目があるので、ひざはますます衝撃に弱くなり、強い痛みが出やすくなります。

　この段階になると、じっとして安静にしているときでもひざがひどく痛むことがあります。痛みで夜も眠れなかったり、目が覚めることもあるほどです。また、歩くときに強い痛みが起こるだけでなく、関節を固定する靭帯《じんたい》がゆるんで、ひざが横揺れしてうまく歩けなくなる例もあります。

　さらに、可動域が狭くなって、ひざを曲げ伸ばしすることがむずかしくなります。正座はもちろんのこと、ひざをしっかり伸ばすことが苦痛になります。

関節軟骨のすり減りが大きな問題

　変形性ひざ関節症によるひざの痛みの原因は、関節軟骨のすり減りと、半月板の機能低下です。

　私たちの体は年とともに老化していきますが、関節軟骨や半月板にも当然、老化が訪れます。加齢に伴って弾力性が失われ、徐々に強度も損なわれてしまうのです。半月板の外側のはみ出しも機能低下に拍車をかけます。

　そこにさまざまな要因（P23）が加わると、軟骨のすり減りが加速します。たとえば、肥満や過度のスポーツなどによって、関節軟骨や半月板が加速度的に摩耗してしまうのです。軟骨が失われると、骨の表面がむき出しになります。関節軟骨は内側か外側のどちらかに偏ってすり減る特徴があるため、**関節が変形して、O脚（またはX脚）がひどくなります。脚の形の変形が進むとますますひざに負担がかかり、痛みが取れにくくなり、日常の動作が困難になります。**

股関節のしくみと痛み

股関節は大きな回転運動ができる関節

股《こ》関節は脚のつけ根にある関節で、大腿骨《だいたいこつ》と骨盤《こつばん》からなります。大腿骨の骨頭《こっとう》（骨の先端）は球体で、それが骨盤のくぼみ（臼蓋《きゅうがい》）にすっぽり収まる形になっています。

股関節は体を支える働きのほかに、脚を前後に出す、曲げる、伸ばす、広げる、閉じる、あぐらをかく、横座りをするなど、さまざまな体勢に対応できるようになっています。外転や内転といった回転運動もできるなど、器用で複雑な動きをする関節です。**腰と下半身をつなぎ、姿勢やバランスをとるための要**となっているわけです。

股関節が痛いと、こうしたさまざまな動きが制限され、日常生活でも困ることが多くなります。

あそびが少ない分、痛みをごまかしにくい

股関節は体重も支えなくてはならないため、もともとの構造がとても丈夫にできています。関節周囲も靭帯《じんたい》や線維組織、筋肉によってがっちりと支えられています。

ところがその分、「あそび」が少ないのです。そのため、何らかの異常が起こって痛みが出てしまうと、ごまかしがきかない関節だといえます。だからといって、すぐに手術などの大変な治療をしなければならないわけではありません。

先生、教えて！

手術になる場合もありますか？

股関節の痛みのなかには、発達性異常によって関節が十分に組み合わさっておらず、加齢に伴ってそのズレが大きくなり、症状が出てくる場合もあります。「発達性股関節脱臼」や「臼蓋形成不全」と呼ばれるものです。これらは股関節の破壊が進みやすく、手術で治さなくてはいけない可能性が高くなります。

股関節のしくみ——正面からみた場合

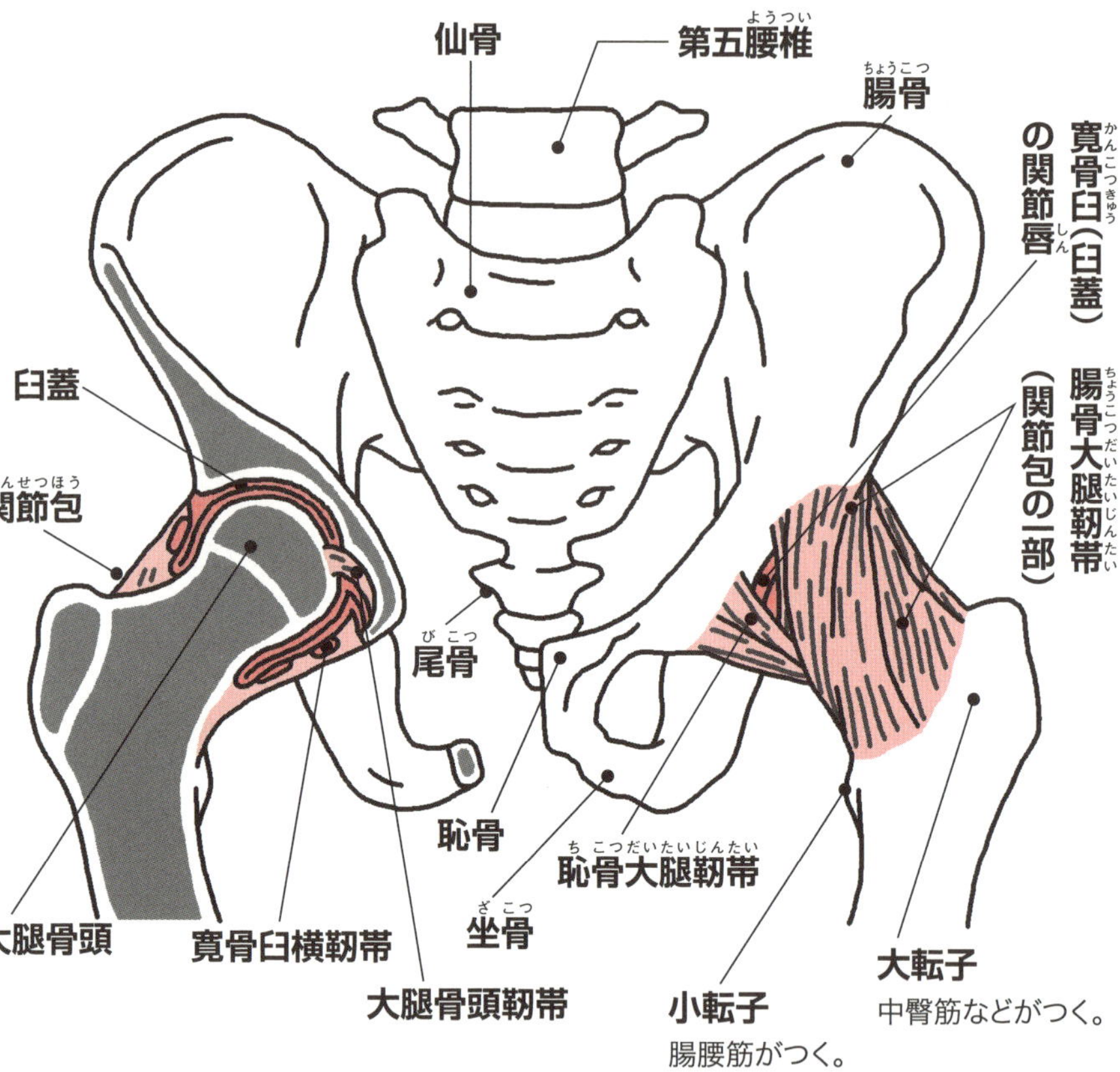

仙骨
第五腰椎《ようつい》
腸骨《ちょうこつ》
寛骨臼《かんこつきゅう》（臼蓋）の関節唇《しん》
臼蓋
関節包《かんせつほう》
腸骨大腿靭帯《ちょうこつだいたいじんたい》（関節包の一部）
尾骨《びこつ》
恥骨
恥骨大腿靭帯《ちこつだいたいじんたい》
坐骨《ざこつ》
大腿骨頭
寛骨臼横靭帯
大腿骨頭靭帯
大転子
中臀筋などがつく。
小転子
腸腰筋がつく。

まずは、関節本来の可動域を保つ運動をしたり、周囲の筋力を維持したり、股関節に余計な負担をかけないなどの工夫で痛みを軽減するようにします。**ストレッチによって痛みをとることも可能**です。そこで大切なのは、自分の股関節の痛みがどんなもので、股関節がどんな状態になっているのかを把握することです。

関節が痛む場合と筋肉が痛む場合がある

股関節の痛みには、主に股関節そのものの痛みと、股関節周囲の筋肉の痛みがあります。

股関節そのものが痛いときは、すり減った軟骨のかけらによって炎症が起こったり、軟骨の摩耗により骨どうしがぶつかって痛む場

股関節のしくみ――うしろからみた場合

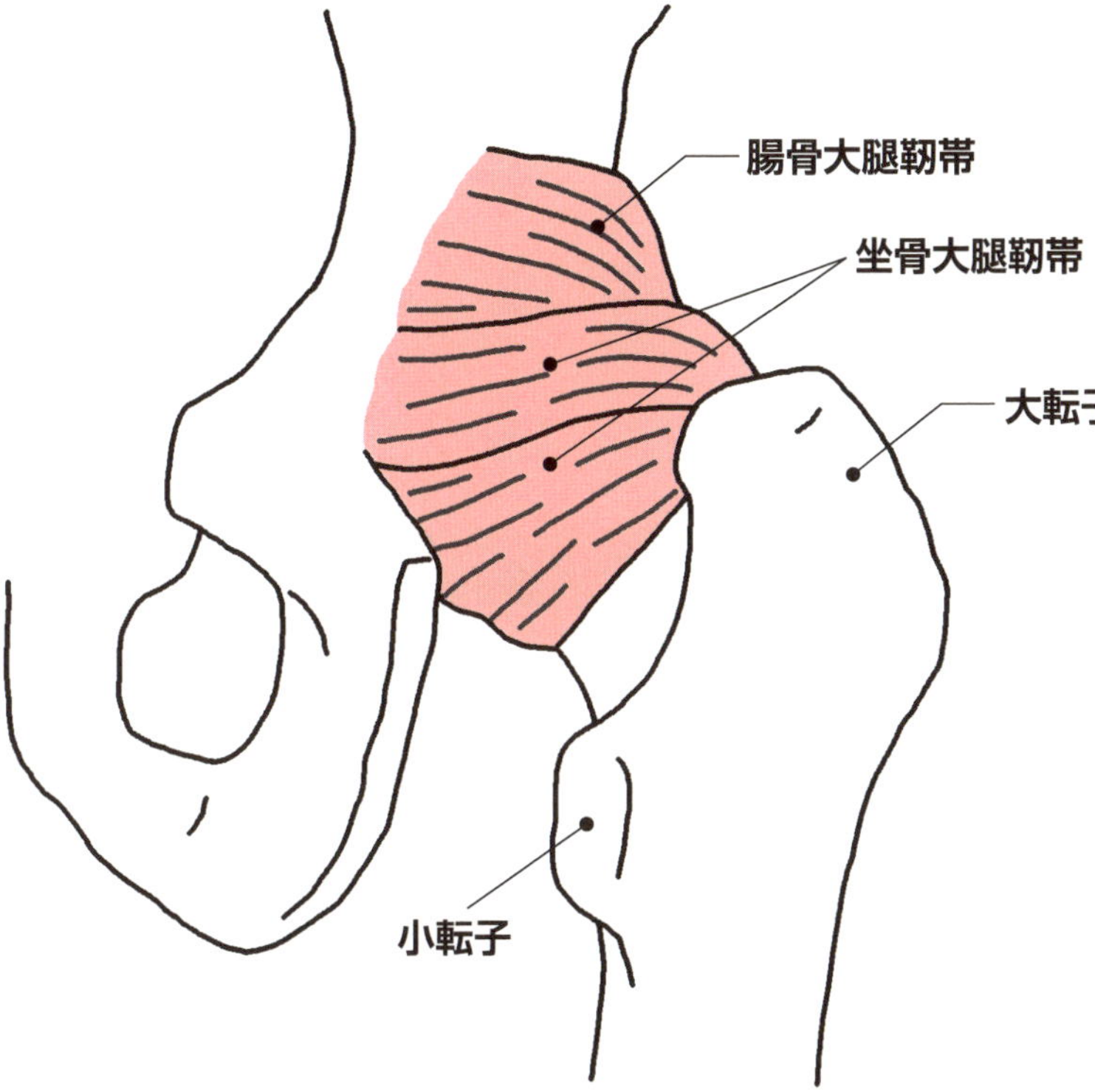

合があります。関節の変形（腫れ）が激しいときは、手術が必要です。しかし、股関節の位置は体の奥の方にあり、筋肉に覆われているため、関節の腫れはわかりにくい傾向にあります。

股関節の周囲に起こる筋肉痛は、関節の負担をかばったことによるものがほとんど。股関節の噛み合わせを保つため、中臀筋《ちゅうでんきん》や大腿筋《だいたいきん》膜張筋《まくちょうきん》を中心に関節の外側が疲労し、痛みが出やすくなります。

また、変形性股関節症の初期には、脚のつけ根ではなく、おしりや太ももの外側、うしろ側、腰などが痛くなることもあります。**股関節やその周辺に痛みや違和感を感じたら、原因を特定し、現状を把握するために早めに検査を受けること**が肝心です。

加齢によって起こりやすい変形性股関節症

変形性股関節症の原因は？

変形性股関節症とは、老化に伴って股関節に変形が生じ、関節がうまく機能しない、あるいは機能が低下した状態のことです。

股関節は前述の通り、あそびの少ない構造で、一旦、変形などの異常が起こると、ごまかしがききません。そのため、症状が続きやすいといえます。

股関節の変形の最大の原因は、老化です。ただし要注意なのは、発達性の素因が関与しているケースが少なくないという点。発達性股

変形性股関節症の主な症状

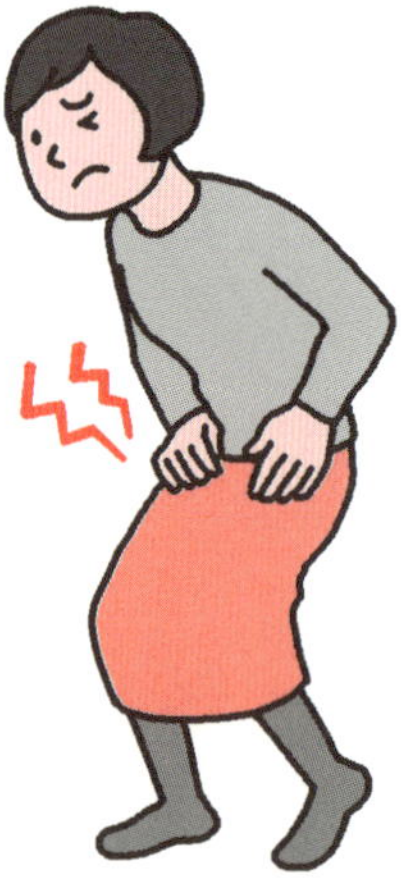

あしのつけ根が痛い

立ち上がるとき、歩き始めるときに、脚のつけ根が痛くなる。歩いていると、痛みがなくなる。

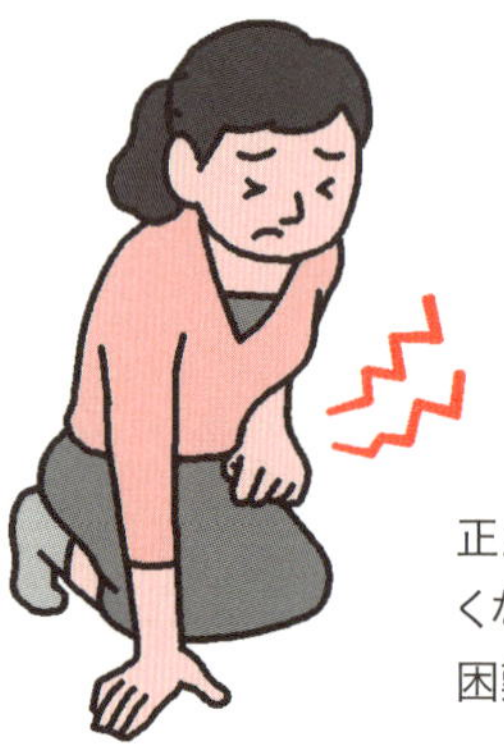

正座ができない

正座ができなくなり、靴下がはけなくなる。和式トイレを使用することも困難に。

末期になると、脚のつけ根が伸びなくなる

末期になると、脚のつけ根が曲がったまま、伸ばせなくなる。ひざ頭が内を向くようになる。

関節脱臼《だっきゅう》や臼蓋《きゅうがい》形成不全（P27）がもともとあるために、股関節を傷めやすい人が少なくないのです。

　したがって、股関節に痛みが出たときは、早めに整形外科でエックス線検査を受けて、痛みの背景に発達性の問題がないかを調べてもらうことが肝心です。

脚のつけ根が痛み、歩くとさらに痛くなる

　変形性股関節症では、おしりや太もものうしろ側、腰に痛みが出ることがよくあります。しかし、少し休むと治まるため、異常を放置してしまうこともあります。

　股関節の変形が進むと、立ち上がるとき、歩いたとき、運動をしたあとに脚のつけ根が強く痛むようになります。この段階になると、病院の受診が必要だと感じる人が多いようです。

　さらに悪化すると、じっとしているときにも脚のつけ根が痛むようになります。

　また、股関節の変形が進行すると、痛い側をかばって動かさないようにするため、関節まわりの筋肉が落ちてきます。変形性股関節症が進んだ患者さんは、痛む側のおしりや腰の筋肉がやせて、おしりのふくらみが小さくなっているという特徴があります。

臼蓋形成不全を持つ人に特に多く見られる

　変形性股関節症は、子どものときから股関節の骨の形に問題がある人に多く見られます。代表的なものが、先述の発達性股関節脱臼や臼蓋形成不全です。発達性股関節脱臼は、股関節がうまく噛み合っておらず、関節がずれた状態になっているものです。女の赤ちゃんに圧倒的に多くみられます。近年では育児指導などによって発生や悪化の予防がなされていますが、加齢に伴って痛みや変形が起こりやすいため、注意が必要です。

　臼蓋形成不全は、骨盤のくぼみ（臼蓋。P28）が浅いため、大腿骨《だいたいこつ》の骨頭《こっとう》がしっかりと収まらず、股関節に痛みや変形が起こりやすいものです。

　どちらも将来、変形性股関節症を起こすリスクが高いのですが、特に臼蓋形成不全は本人も知らずにいるケースが多いので、**痛みに気づいたら、早めに整形外科で検査を受ける**ことが大切です。

足首・足指の関節のしくみと病気

足首・足指の関節のなりたちと働き

足首から足指にかけては、たくさんの骨が複雑に組み合わさり、関節の数も多いという特徴があります。しかも、**立ったり、歩いたりするためにバランスを取らなくてはいけないため、その動きはとてもデリケート**です。

たとえば足の甲を反らせる（背《はい》屈《くつ》）、足指を下に曲げる（底屈《ていくつ》）、地面と平行に足を回す（内転《ないてん》や外《がい》転《てん》）、足首を内側にねじる（内反《ないはん》）、外側にねじる（外反《がいはん》）など、複雑な動きができます。これらは、人が歩行を始めとした日常動作をするうえでとても重要で、足に加わる衝撃をやわらげたり、転んだりしないように働いています。

足の骨を足先から順に見ると、14個の足指の骨（趾骨《しこつ》）、5個の中足《ちゅうそく》骨《こつ》、足の甲にある楔状骨《けつじょうこつ》など7個の足根骨《そっこんこつ》からなりたっています。これらの骨によって関節が形成され、筋肉や腱《けん》で支持されています。

また**足は、体のバランスを取り、荷重や衝撃を吸収できるように、アーチ型の構造をしています**。内側のアーチを土踏まず、外側のアーチを、外側縦足弓《がいそくじゅうそくきゅう》といいます。

足首は、下肢の骨（脛骨《けいこつ》、腓《ひ》骨《こつ》）と距骨《きょこつ》（両くるぶしの間にある骨）からなる、足関節という部分にあたります。ここは複数の靭《じん》帯《たい》でつながれています。

足首ではねんざ、足の痛みでは外反母趾によるものが多い

足首の痛みの原因で、最も多いのが、ねんざによるものです。

ねんざとは、足首をひねった際に無理に体重がかかり、靭帯の断裂や、ゆるみが起こり、関節包《かんせつほう》や皮下組織が傷つくことです。

足首のねんざでは、足を内側にひねる「うち返し」とよばれるタイプが多く、その際は外くるぶし

足指の関節のしくみ（右足）

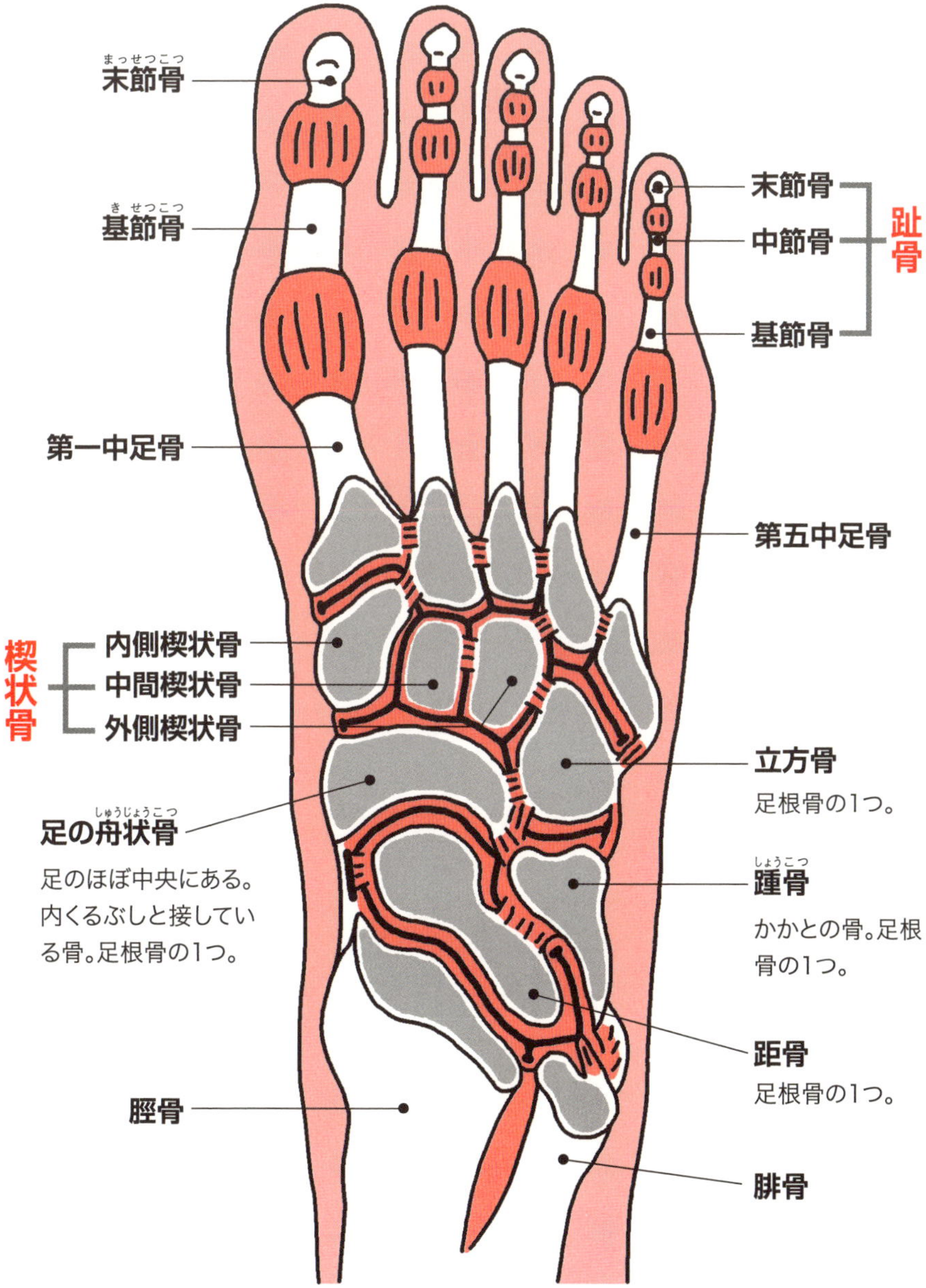

足首・アキレス腱のしくみ

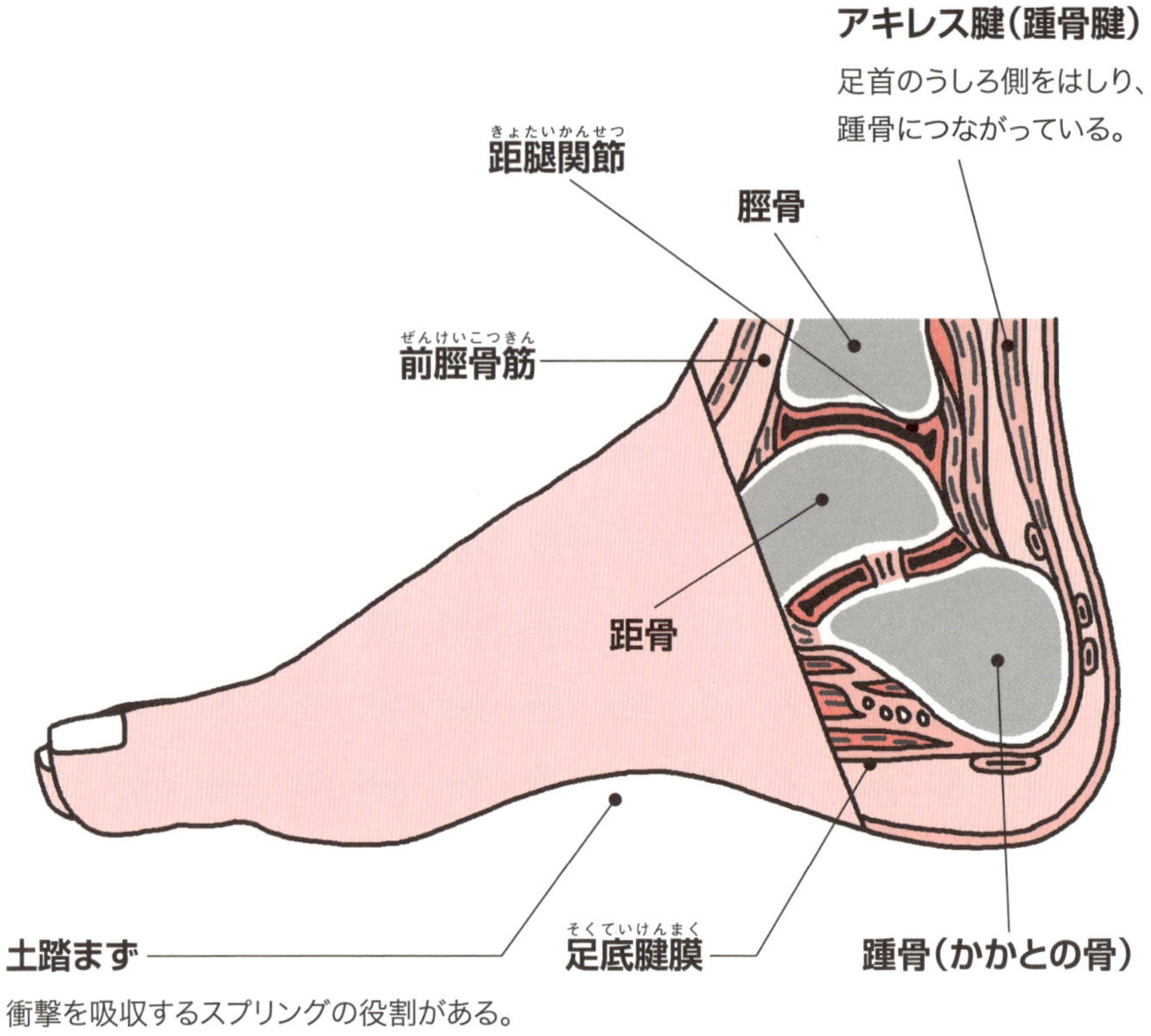

アキレス腱（踵骨腱）
足首のうしろ側をはしり、
踵骨につながっている。
距腿関節《きょたいかんせつ》
脛骨
前脛骨筋《ぜんけいこつきん》
距骨
土踏まず
衝撃を吸収するスプリングの役割がある。
足底腱膜《そくていけんまく》
踵骨（かかとの骨）

の周囲を傷めます。また、踵骨と立方骨の間や、小指つけ根の外側を傷めることもあります。

足の痛みでは、もともとの足の形や、ふだん履いている靴が原因として多くみられます。足の甲の関節に変形が起こって、一部がでっぱり、痛みが起こることがあります。また足首の痛みにより、足の甲の筋肉や腱が疲労して痛みが誘発されることもあります。

先生、教えて！

痛みは季節によってちがいますか？

湿度や気温や気圧の変化によって、関節やその周囲の痛みが増すことがあります。なかでも冷えは関節周囲の筋肉や腱の動きを悪くするので、防ぐのがいちばんです。

ひざや脚に痛みが起こるそのほかの病気

痛風

●足の親指のつけ根の関節が激しく痛む

痛風は、足の親指の関節に激痛が起こることで知られています。

この関節痛は、正しくは「急性関節炎発作」といいます。足の親指のつけ根の関節に起こることが多いのですが、ひざの関節に痛みが出る人もいます。

痛風は、食べすぎや運動不足が原因の生活習慣病の一種。血液中の尿酸値が高い人に起こります。

尿酸とは老廃物の1つで、体の細胞の核に含まれるプリン体が、新陳代謝の際に分解されてできます。また、プリン体を多く含む食品を摂ることによっても体内でつくられます。

血液中に一定の量が存在し、通常は尿として排泄されるのですが、うまく排泄されなかったり、体内でつくられる量が多すぎると、増えてきます。血液中の尿酸値が7mg／dL以上になると高尿酸血症と診断されます。高尿酸血症になると血液中に溶けきれない尿酸が結晶化して、関節に沈着。そして、何らかの刺激で結晶がはがれると、そこに白血球が集まって強い炎症を起こすのです。尿酸値が8・5mg／dL以上になると、いつ関節炎（痛風発作）が起こってもおかしくないといわれます。

痛風は夜中に痛むことが多く、安静にしていても痛みます。痛みは数日間で治まりますが、尿酸値を下げないかぎり、再発をくり返します。

痛風による関節痛かどうかを調べるには、血液検査で尿酸値を調べる他、関節液を採取して尿酸の結晶の有無を調べます。

●薬を使い食生活の改善も必要

痛風による関節痛を治すには、尿酸値を下げることが必須です。

しかし、関節炎でひどい痛みがあるときは、まずこれを鎮めるために、非ステロイド性消炎鎮痛薬やコルヒチンなど、痛風発作を抑える薬を用います。

痛みが治まったら、尿酸値を下げる治療を行います。尿酸の排泄を促す尿酸排泄促進薬や、体内で尿酸がつくられるのを抑える尿酸生成抑制薬が用いられます。

ただし、薬による治療だけでは不十分。尿酸値を下げるには、食事や生活習慣を改めることが不可欠です。**プリン体が多く含まれる肉類や内臓類、ウニやイクラなどの魚卵といった食品をなるべく控えるようにします。飲酒も控えめに。**体質的に肝機能や脂質の代謝が悪くなる方も少なくありません。

また、尿酸の排泄を促すために**水分をたっぷりとって、尿量を増やすことも大切**です。運動不足もよくないのですが、急に激しい運動をすると発作を誘発するので、医師と相談してから行います。

●変形性ひざ関節症と合併することが多い偽痛風

痛風と紛らわしい病気に、偽《ぎ》痛風があります。痛風と症状が似ていますが、血液検査をしても尿酸値は正常です。偽痛風の原因は、ピロリン酸カルシウムの結晶が関節に沈着するためです。発作はやはり夜間に起こることが多く、安静時にも痛みます。

比較的高齢の人に多く、変形性ひざ関節症と合併して起こることがよくあります。偽痛風発作の詳しいメカニズムはわかっていませんが、小さな外傷などのストレスによって誘発されると考えられています。

偽痛風の診断には、関節液中の結晶の成分を調べます。また、エ

痛風によるひざ痛・足指痛の特徴

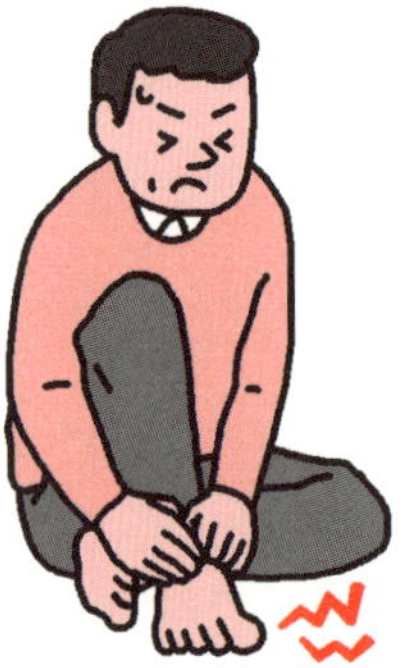

突然、足の親指のつけ根の関節が赤く腫れ、激しく痛む。

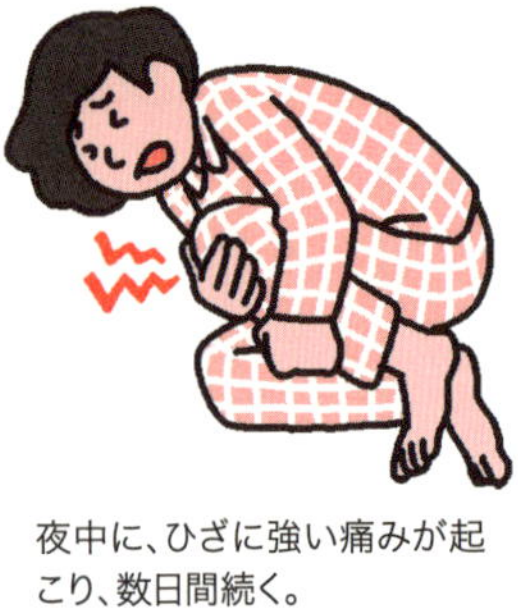

夜中に、ひざに強い痛みが起こり、数日間続く。

ックス線検査で、ピロリン酸カルシウムの沈着による、石灰化像の有無を調べます。

治療には、痛みを抑える非ステロイド性消炎鎮痛薬を用います。痛みが激しく炎症が強いときは、関節の水を抜いてヒアルロン酸などの注射を行います。また、変形性ひざ関節症を合併しているときは、同時にその治療も行われます。

スポーツによるひざの痛み

●スポーツのしすぎでも傷めることがある

ひざの痛みの原因には、スポーツによるものが少なくありません。

スポーツによるひざ痛というと、若い人や運動選手をイメージするかもしれません。しかし、以前に比べ、**年齢が高い人も積極的にスポーツを楽しむようになり、生活習慣病予防のために運動を始める中高年も増えました。それに伴い、ひざを傷める人が増加しています。**

スポーツでひざを傷めるのは、第一に準備運動不足。それに加え、疲労時にジャンプしたり、急激に足を踏ん張ったり、急停止や急な方向転換をするなど、ひざに強い衝撃が加わることが原因です。前十字《じゅうじ》靭帯《じんたい》損傷や側副靭帯《そくふくじんたい》損傷、半月板損傷、膝蓋骨脱臼《しつがいこつだっきゅう》などが、外傷として代表的です。

●ひざへの負担がくり返されたり、大きな力が加わると起こる

スポーツの場合、くり返し同じ動作を行うことが多いため、ひざに負担がかかりすぎて傷めることもよくあります。ジョギングやジャンプをくり返し行ったために「ランナーひざ」や「ジャンパーひざ」になったり、脛骨《けいこつ》の疲労骨折を起こすこともあります。痛みのみが現れ、引っかかりなどの半月板損傷の症状は出ないこともあります。半月板の老化はひざの老化とともに進みます。

●体調が悪いときは無理をしない

ひざが痛くなったときは、無理をせず、痛みがとれるまで運動を休むことが大切です。痛いところをただかばうだけではいけません。腫れたり、熱をもっているときは整形外科を受診して、エックス線検査やＭＲＩ検査を受けたり、必要なら薬もきちんと服用しましょう。そして、今後の運動のしかたについて、医師とよく相談することが大切です。

そのほかの病気

関節に痛みが生じる病気には、関節変形やスポーツ外傷のほかにもいくつかあります。なかには手術が必要な重大な病気もあるので、勝手な自己判断は禁物です。

●化膿性関節炎

主に黄色ブドウ球菌などの細菌が、関節内に侵入して炎症を起こす病気です。軟骨や骨が破壊されるため、早急に治療を受ける必要があります。

けがをした際に傷口から侵入した細菌に感染したり、人工ひざ関節全置換術（Ｐ66）の術後の感染症として発症することがあります。**関節が腫れて強く痛み、発熱します。**治療には抗生物質だけでなく、手術を含めた専門的な処置が必要です。

●大腿骨骨頭壊死

何らかの原因によって、大腿骨《だいたいこつ》骨頭《こっとう》への血流が阻害され、**骨の組織が壊死《えし》してつぶれたり、変形してしまう病気**です。

股関節側の骨頭に起こると変形性股関節症を招き、ひざ関節に接している側（大腿骨顆部《かぶ》）に起こると強いひざ痛と変形性ひざ関節症を招きます。ほとんどの場合は原因不明ですが、アルコールの摂取量や、ステロイド薬の使用が関係しているものがあることもわかっています。中高年以上に多く、夜間の安静時にも痛みがあります。

骨頭壊死が疑われる場合は、エックス線検査やＭＲＩ検査で壊死した部分の有無を確認します。治療は、関節を保護しながら、関節の動きの悪化を防ぎます。それでも悪化がやまないときは、骨を切除して人工関節に置換する手術を行うことがあります。また、ひざならば骨を切って壊死部分に負担がかかりにくくする手術もあります。

●足底腱膜炎

足底腱膜炎《そくていけんまくえん》とは、**かかとの内側の土踏まず近くが痛くなる**ものです。**足の形が甲高で、土踏まずのアーチが深い人によく見られます。**

足底腱膜は足の裏を形作る腱で、かかとの骨につながっています。

炎症の原因は、足の縦アーチの柔軟性の低下や、アーチを支える筋群の筋力低下です。足裏にとげが刺さったような痛みが出るため、靴底を調整し、中敷きを入れたりして軽減します。治療は足底腱膜の柔軟性の改善が基本です。

第 2 章

整形外科を受診して治す

ひざや股関節が痛くなったら、まずは整形外科に行きます。
この章では、整形外科で行われるさまざまな検査、診察、薬、
手術の方法などを具体的に紹介します。

整形外科を受診する

通いやすい距離にある整形外科へ

ひざや股関節に痛みが出たら、まず整形外科を受診して、検査を受けます。関節の状態を正しく把握しないことには、正しい治療を始められないからです。そこで、理想をいえば、整形外科のホームドクター（かかりつけ医）を持ちたいところ。整形外科系の病気は長期間治療を続けることが多いので、信頼できる医師を見つけ、長くつきあっていくことが大切だからです。

ホームドクターには、何より患者さん自身が信頼できる人、診てもらってよかったと思える医師がいちばんです。患者さんの質問にきちんと答えてくれるか、適切な判断を下せるか、より高度な治療が必要なときに別の病院や専門医を紹介してくれるか、などを判断材料にするとよいでしょう。

病院探しには、口コミ、知人や友人からの情報など、患者さん側の視点で集めた情報が役立ちます。

もう1つ大事なのが、家から通いやすい距離にある施設であること。痛む足で長時間の移動はこたえます。やむを得ない場合を除いて、家に近い方が安心でしょう。

できるだけ具体的なアドバイスを受ける

せっかく受診したのに、自分の病状がよくわからないまま診察が終わってしまったという不満の声を耳にします。これを防ぐには、自分の病状や生活に則して具体的に質問をすることが大切です。

いつまで、どんなふうに過ごすのか、病気は今後進行するのかなど、聞きもらしがないように準備しておきます。**治療の主体は、あくまで患者さん自身。医師任せにしないためにも、ある程度の知識をもつことが必要**でしょう。

受診するとき、医師に伝えたいこと、確認したいこと

■ 医師に伝えたいこと

- ✔ ひざや股関節のどの部分が、いつから、どんなふうに痛いか
- ✔ 症状はどんなときに起きるか
- ✔ これまで、どのような仕事をしてきたか
- ✔ これまで、どんなスポーツをしてきたか
- ✔ これまで、どんな治療を受け、結果はどうだったか
- ✔ 今現在、どんな薬を飲んでいるか

──など

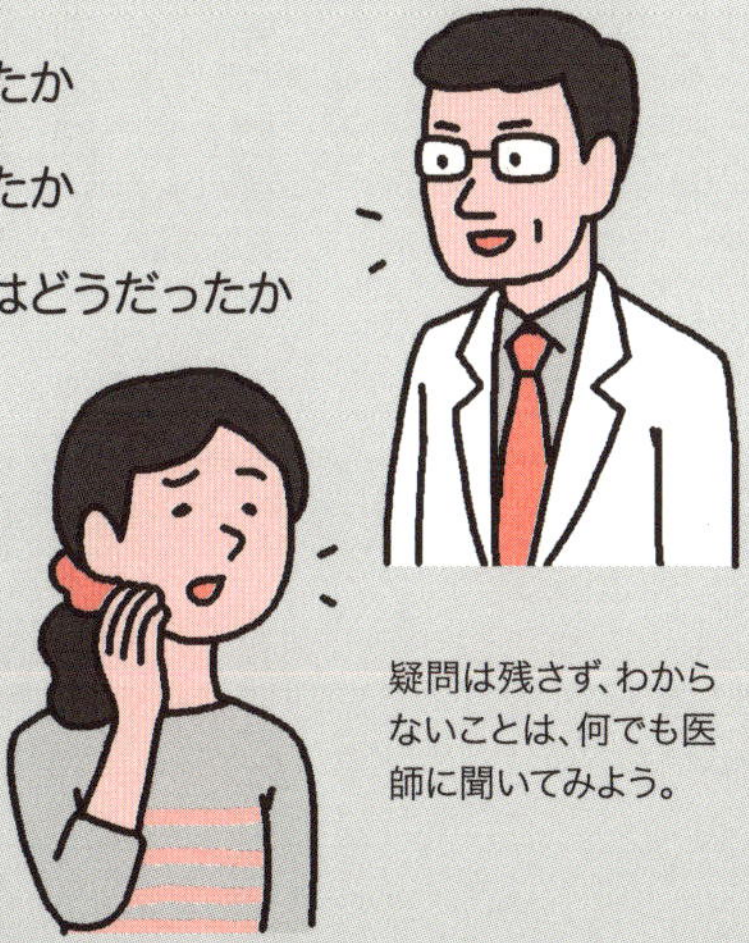

疑問は残さず、わからないことは、何でも医師に聞いてみよう。

■ 医師に確認したいこと

- ✔ ひざの軟骨は正常ですか。それとも軟骨は減り始めていますか？
- ✔ ひざや股関節はどの程度悪いですか？
- ✔ 股関節の覆いは、悪くないですか。軟骨は減り始めていますか？
- ✔ いつまで様子を見ればいいですか。その間、どんなことに気をつけていればいいですか。
- ✔ いつ頃までに楽になりますか？
- ✔ 薬はどのように使ったらいいですか。具体的に教えてください。
- ✔ どのような体操をするのがいいですか。

──など

具体的なアドバイスを得られないときは、セカンドオピニオンも有効な方法。

どの部分が痛いかを診察する

まずは問診で痛みの原因を探る

初診では、痛みの原因を探るためにいくつか質問をします。**どの場所がどれくらい痛むか、初めて痛くなったのはいつか、きっかけ、どれぐらいの期間続いているのか**などです。さらに、**どんな動作をすると痛くなるか、関節に腫れや熱はあるのか**も聞きます。

そのうえで、患者さんの生活の様子を聞いて、関節痛を起こす要因がないかを探ります。患者さんが、事前にこれらの答えを準備しておくと診断もスムーズです。

診察① 脚の形やねじれを確認する

A まっすぐに立ち、ふくらはぎを外から押しつける

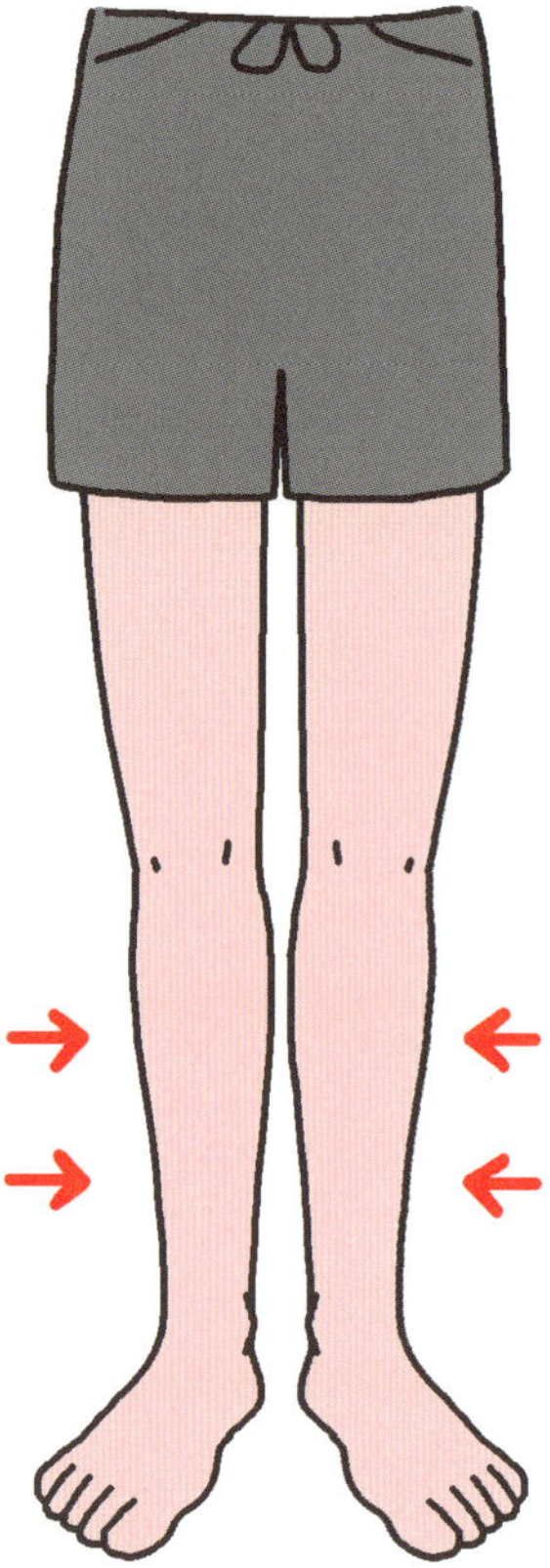

まっすぐに立ち、両脚のふくらはぎの真ん中を外側から押しつける。ひざとひざの間、両脚の内くるぶしの間がどのくらい開くか測る。どちらかの隙間が閉じた状態で、もう片方の隙間が2センチ以上開いていたら、それぞれO脚、X脚と判断する。

下半身のねじれや脚の形をチェックする

次に、脚の形、ねじれがどの程度かを確認します（下図〈診察①〉）。**ひざや股関節などの痛みには、骨格が影響していることが多い**ため、最初にチェックします。

両脚をそろえて正面から観察し、O脚かX脚か、まっすぐなひざかを判断します（図A）。さらに、股関節の内旋と外旋を調べます（図B・C）。これによって、大腿《だいたい》骨《こつ》のねじれの程度がわかります。

立った状態でかかとをうしろから観察し、かかとの骨（踵骨《しょうこつ》）が内側や外側に反っていないかも調べます。また、土踏まずのアーチの深さ、偏平足《へんぺいそく》、外反母趾《がいはんぼし》の有無を調べます（図D・E）。

B

床に座り、ひざを外側に曲げる

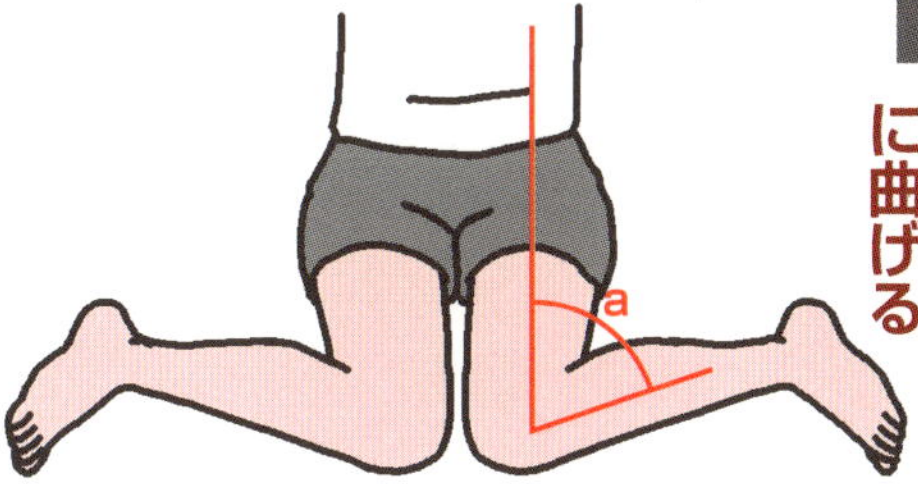

床に座り、ひざを外側に曲げる。この座り方が簡単にできる場合は、大腿骨頸部のねじれが強いと判断される。

D

外反母趾がある

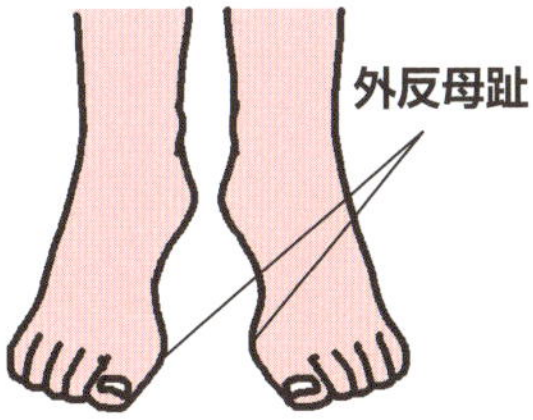

外反母趾があるかないかをチェックする。

C

うつ伏せになってひざをできるだけ曲げる

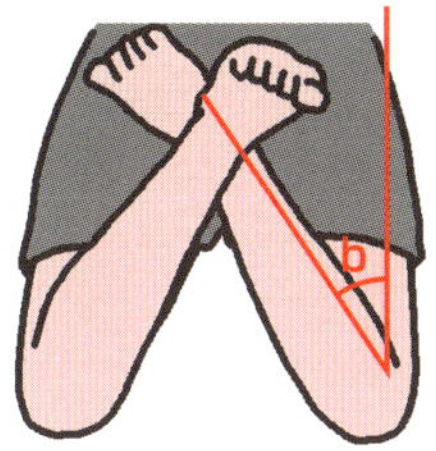

うつ伏せになり、ひざをできるだけ曲げたときの角度を測る。aとbを合計した角度が90度以上あったら股関節が弛緩している、または不安定性があると診断される。aが大きいと大腿骨頭部のねじれが強い。

E

土踏まずがある

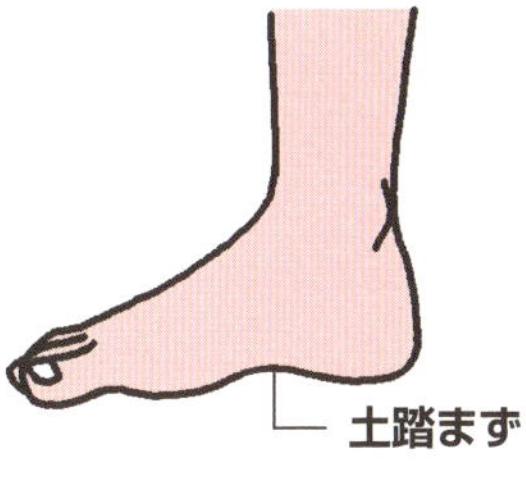

土踏まずがあるかないかをチェックする。

両ひざの可動範囲を確認する

ひざに痛みがあると、関節の可《か》動域《どういき》（動かせる範囲）が狭くなります。これはひざを曲げたり、伸ばしたりするたびに痛みが出ることで、かばって動かさないようになるからです。痛む側のひざ関節の周囲にある筋肉や腱《けん》が硬くこわばってしまうのです。

その可動域が、どれぐらい悪化しているのかを調べる必要があります。これは痛む側だけでなく、左右両方の可動域を正確に測定し、比較します（下図〈診察②〉）。

患者さんはあお向け、またはうつぶせに寝て、医師がひざ関節を曲げたり、伸ばしたりしながらチェックします（図A〜F）。

次に、正座ができるかどうかもチェックします（図G）。正座はひざを深く完全に曲げないとできないので、正座のしやすさや、正座したままでいられる時間を計って、ひざの状態を把握します。

診察② 両ひざの可動域を計る

A ひざの角度を測る

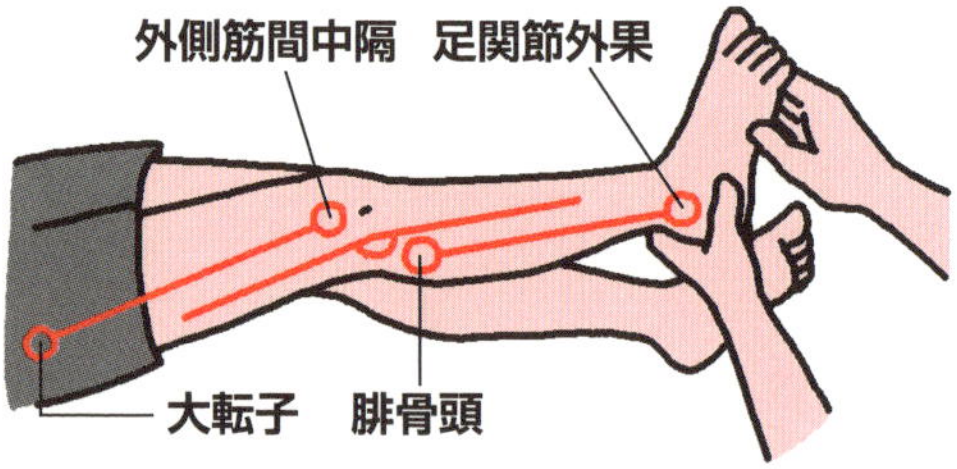

あお向けになり、両脚を伸ばす。医師がかかとを持ち上げ、大転子と外側筋間中隔を結んだ線と、腓骨頭と足関節外果（くるぶし）を結んだ線に関節角度計を合わせ、角度を計る。

B 内くるぶしの間を測る

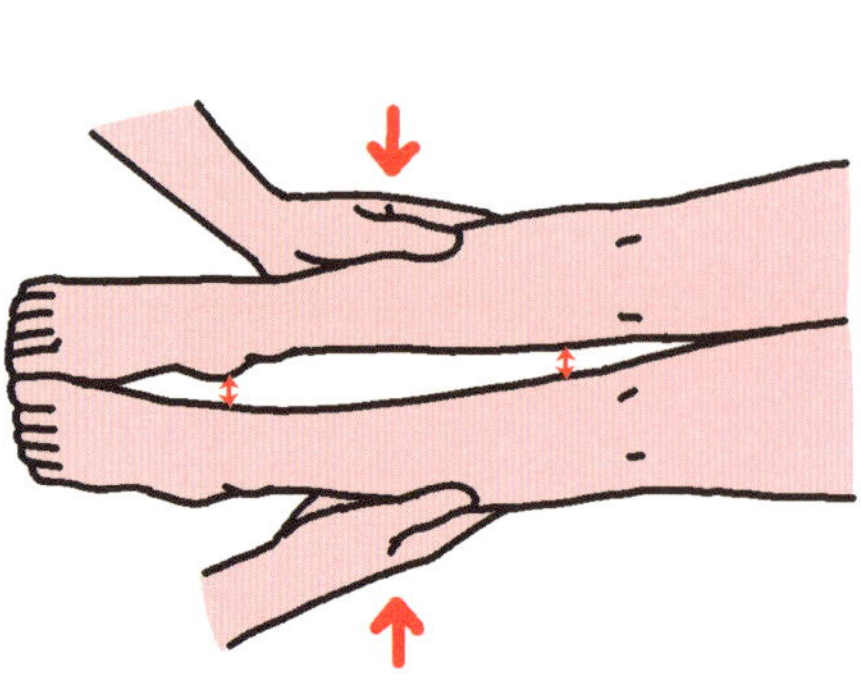

両脚を伸ばす。両側から下腿部中央を圧迫する。ひざとひざの間と、内くるぶし間を測る。ひざとひざの間が2センチ以上あいていたらO脚、内くるぶし間が2センチ以上あいていたら、X脚と診断される。

C 左右のかかとの動く距離を測る

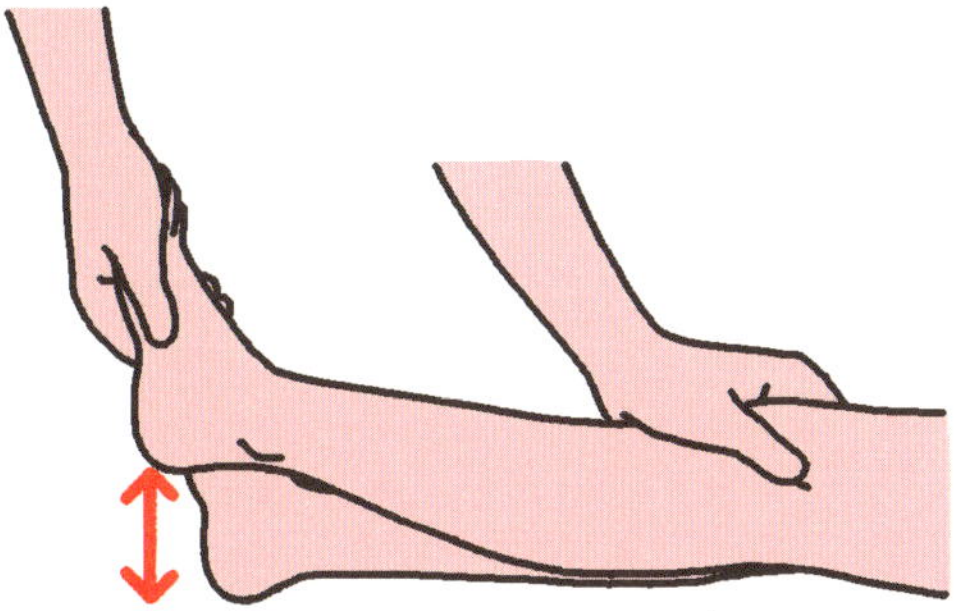

脚は伸ばしたまま、片方の手で膝蓋骨部を固定する。もう一方の手で足を持ち上げ、ベッドからかかとが浮いた距離を測る。

D 左右のかかとの高さを測る

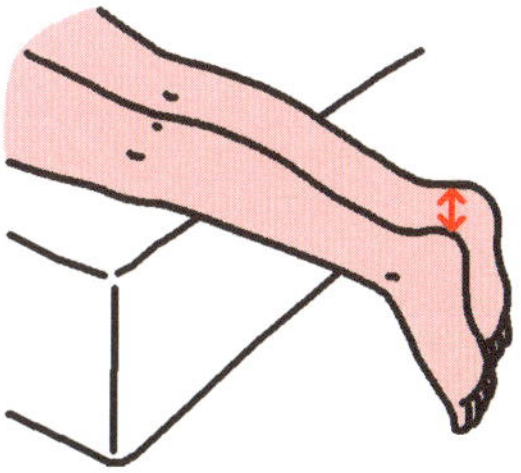

うつぶせになり、ふくらはぎから先をベッドから出して浮かせる。脚の力を抜いた状態で、左右のかかとの高さの差を測る。

E おしりとかかとの距離を測る

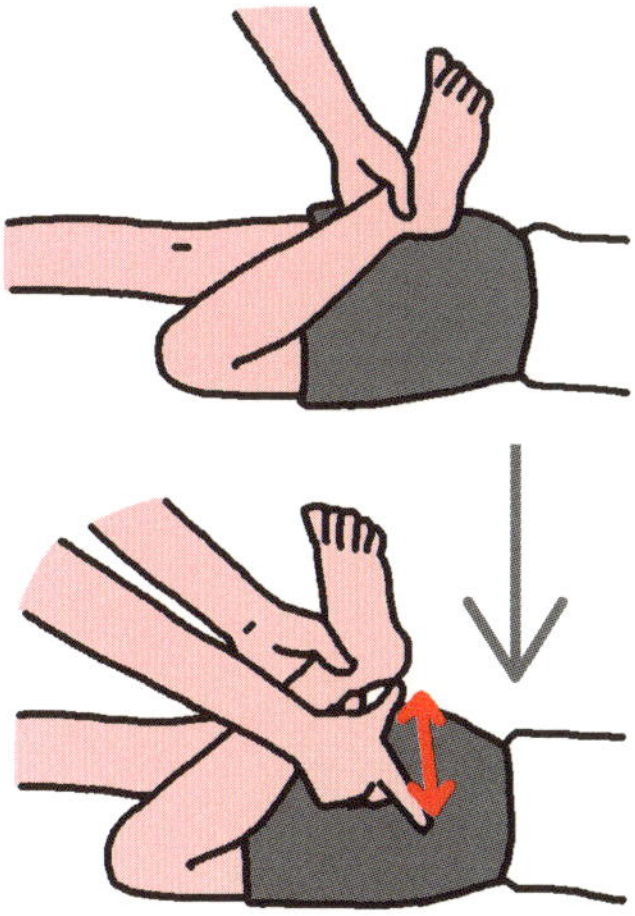

うつぶせになり、脚を思い切り曲げる。臀部とかかとの距離を測る。

F ひざをどれくらい深く曲げられるかを測る

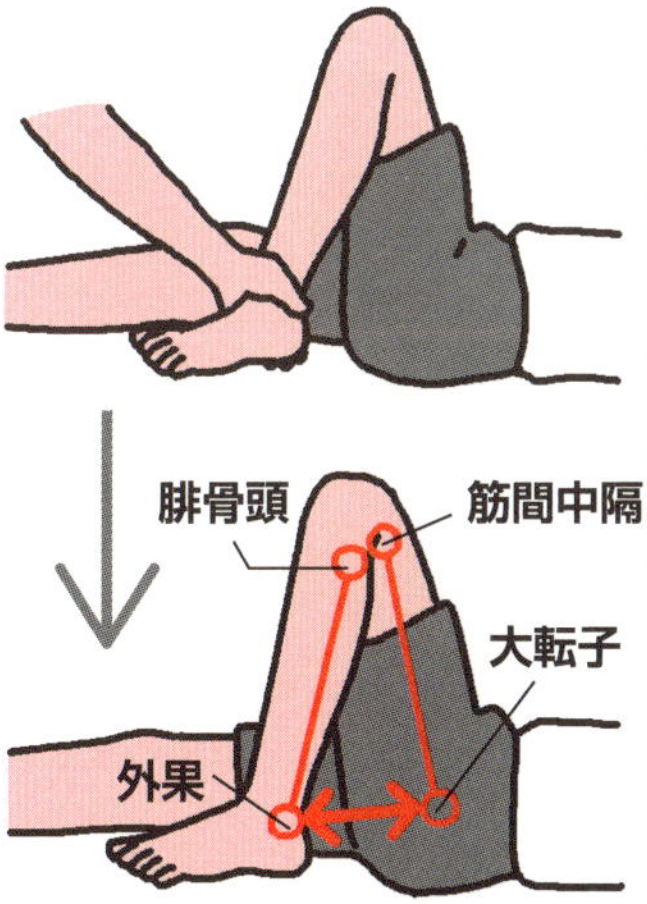

あお向けになり、ひざを思い切り曲げる。そのときの大転子と外果の距離を測る。

G 正座ができるかどうか確認

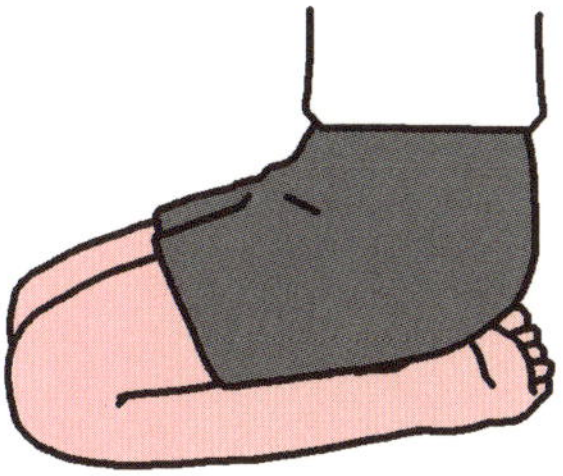

5分以上正座ができれば「正座可能」、5分未満なら「正座困難」と見なされる。正座ができることで、“屈曲動作が完全にできるひざ”であると判断される。

診察③ 膝蓋骨・膝蓋腱の周りを確認する

A 内側⇔外側の移動で痛みはあるか

膝蓋骨を両手の親指を交差させて、はさむように持つ。膝蓋骨を内側と外側に最大限まで移動させ、移動によって痛みがないかどうかをみる。

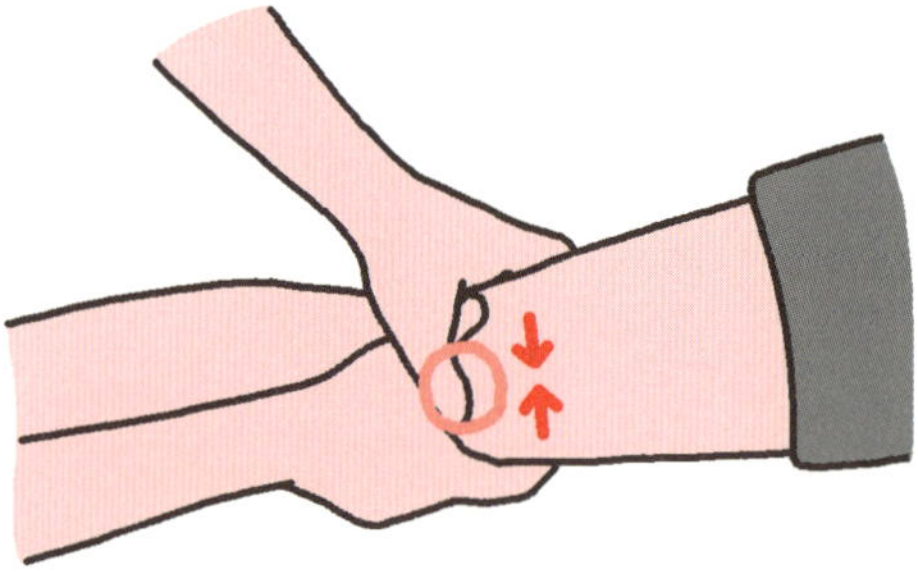

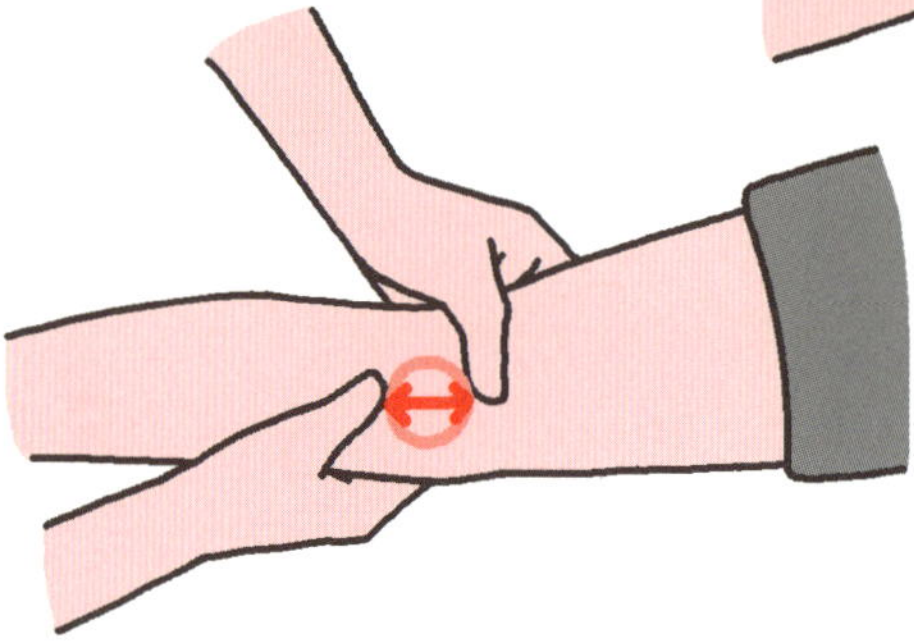

B 上側⇔下側の移動で痛みはあるか

膝蓋骨を両手の親指で上下にはさむ。膝蓋骨を上下に移動させ、痛みがないかどうかをみる。

C 膝蓋骨の関節面を圧迫して内側⇔外側に移動

膝蓋骨を両手の親指を交差させて、はさむように持つ。内側と外側に、膝蓋骨の関節面を圧迫してこすりつけるように小さく移動させ、関節軟骨によるゴリゴリとしたこすれ感がないかどうかをみる。

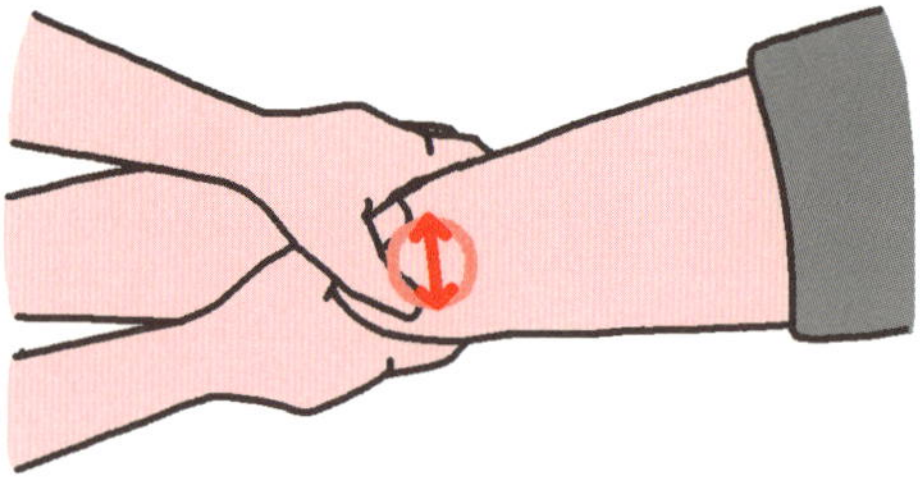

ひざのお皿と、膝蓋腱の周囲をチェックする

ひざの痛みを調べる診察のなかでも重要なのが、ひざのお皿（膝《しっ》蓋《がい》骨《こつ》）と膝蓋腱《けん》の周囲の痛みです。

チェック法としては、ひざのお皿の動きを調べます（上図〈診察③〉）。お皿の動きは大きくても小さくても、ひざの痛みを引き起こしやすいからです。たとえば、お皿の動きが大きいと、ひざが不安定になって脱臼《だっきゅう》しかけたり、関節への圧力に偏りが出て、ひざにかかる負担が大きくなります。

一方、お皿の可動域が小さいと、ちょっとしたことでひざの痛みを感じやすくなります。**自分のお皿の位置や動きを覚えておくと、ストレッチ（P80～）に役立ちます。**

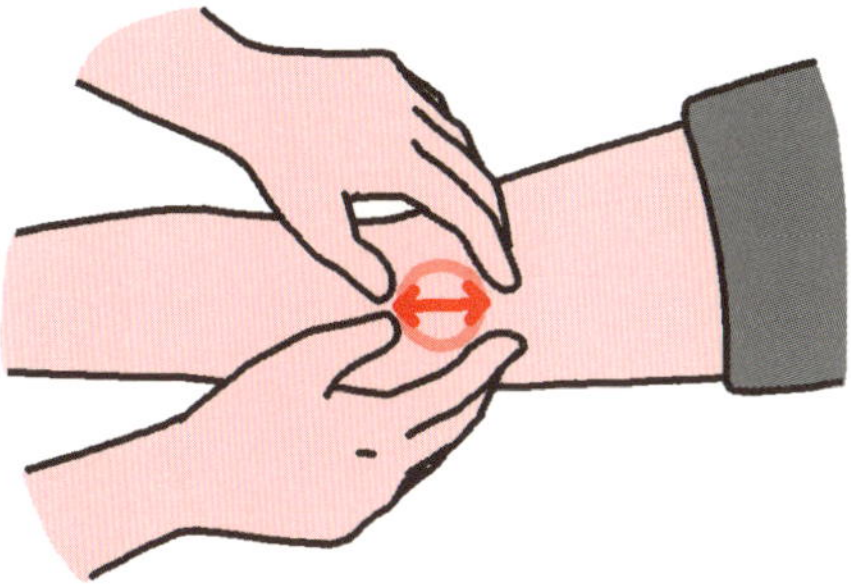

D 膝蓋骨の関節面を圧迫して上側⇔下側に移動

膝蓋骨を両手の親指と人さし指で上下にはさむ。膝蓋骨の関節面を圧迫して、こすりつけるように、上下に小さく移動させ、関節軟骨によるゴリゴリとしたこすれ感がないかどうかをみる。

F 膝蓋骨を下から上に圧迫する

膝蓋骨の周囲を下から上へ圧迫する。

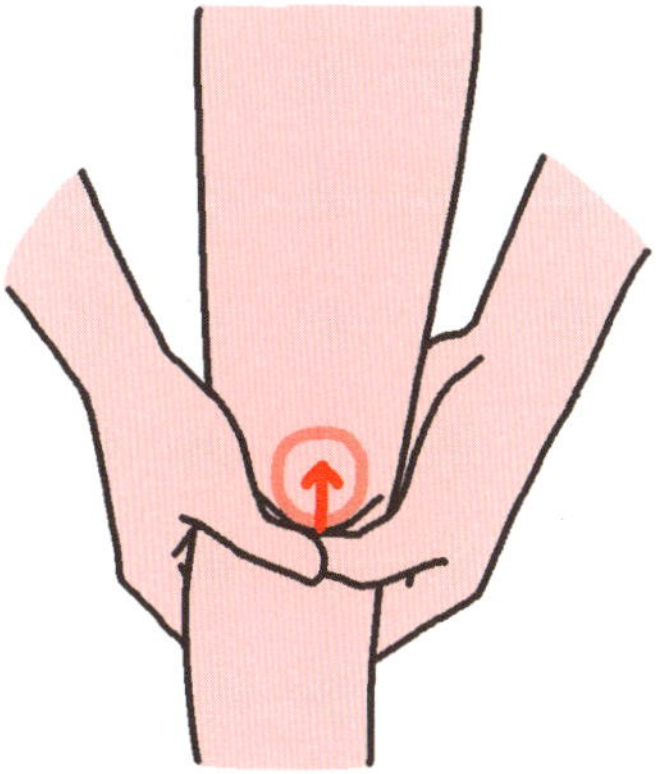

E 膝蓋骨を上から下に圧迫する

膝蓋骨の周囲を上から下へ圧迫する。

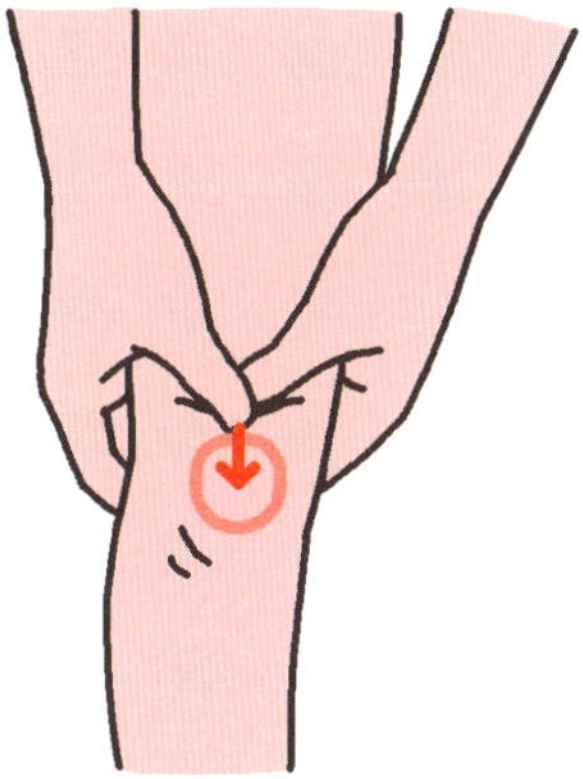

ひざがどのくらい動くか確認する

✓ 膝蓋骨が内側に動くかチェック

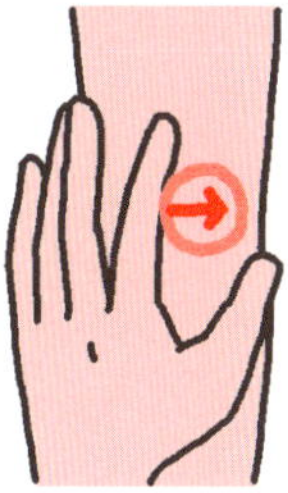

人さし指で膝蓋骨を内側に動かす。

✓ 膝蓋骨が外側に動くかチェック

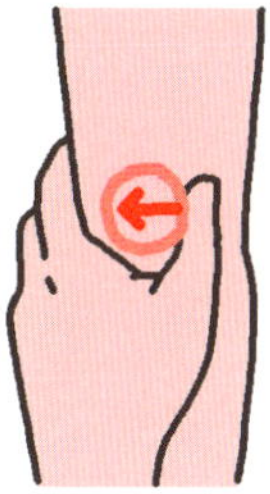

親指で膝蓋骨を外側に動かす。

✓ 膝蓋骨をチェックする

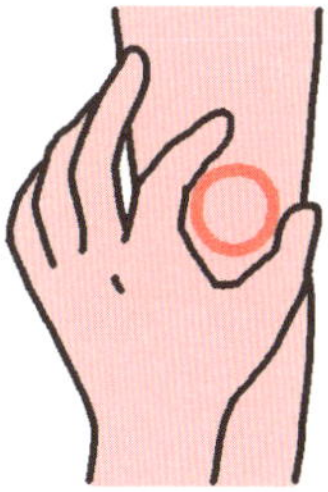

親指と人さし指で膝蓋骨に触れ、確認する。

お皿の傾きと脱臼不安の有無をチェックする

ひざのお皿を圧迫しながら動かすことで、痛みの発生や、お皿の引っかかり、軟骨のコリコリッ、ザラザラといった音の有無を調べます。これにより、痛みが起こっている部位や原因を探ります（下図〈診察④〉）。

　まず、お皿をどの方向に押したときに前述の症状が出たかによって、ひざを伸ばすしくみ（伸展機《しんてんき》構《こう》／P13）のどこに痛みの原因があるのかを推測できます。ひざのお皿の傾き（膝蓋骨傾斜）を調べるテストですが、これも、膝蓋大腿関節の特徴をみるテストのひとつです（図A）。

　次に、ひざのお皿を内側から外側に押すことで、脱臼の心配がないかを調べます。これを膝蓋骨不安テスト（図B）といいます。

　実際に医師がひざのお皿を動かすと、患者さんはひざがはずれるような不安感から、太ももにギュッと力を入れたり、医師の手を払いのけようとする人もいます。

診察④ 膝蓋骨の傾斜の計測と膝蓋骨不安テスト

A

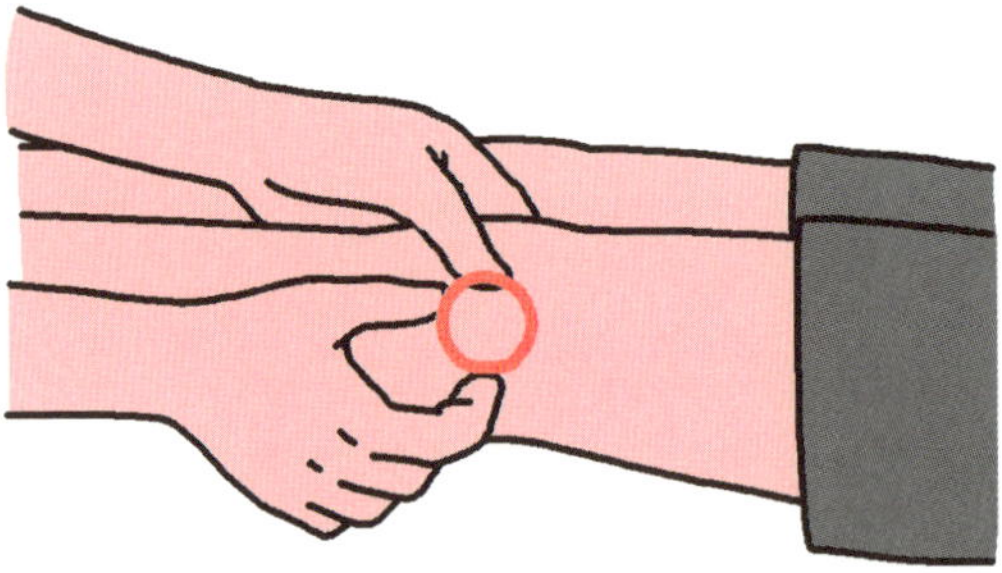

親指と人さし指で膝蓋骨を持ち、
膝蓋骨の傾きを調べる。

B

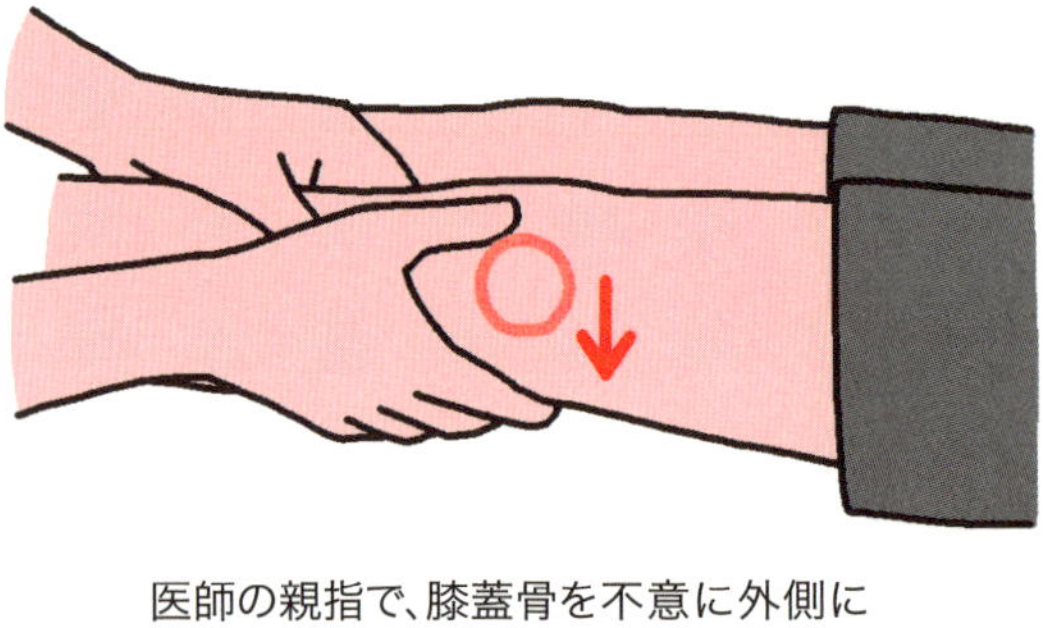

医師の親指で、膝蓋骨を不意に外側に
移動させる。

ひざの腫れをチェックする

スポーツで脚をねじったり、転倒したために、ひざが腫れて痛みがあるときは、関節や周囲にある靭帯《じんたい》が損傷していることが考えられます。特に、ひざ内部の前側にある前十字《ぜんじゅうじ》靭帯の損傷や断裂が多いことから、これをチェックするテストを行います（下図〈診察⑤〉）。

図Aのテストは、すね（脛骨）を引き上げたとき、どれくらい動くかをチェックするものです。図B・Cのテストは、ひざを直角に曲げた状態からすねを手前に引きます。足を内旋、外旋させた状態でも調べます。図Dのテストは、ひざを内旋外反させて、ひざの曲げ伸ばしをします。前十字靭帯の損傷での腱がズレる感じがよくわかります。外反・内反ストレステスト（図E・F）は、ひざの緩みを調べます。ひざを開くように下腿を動かすと、内外の靭帯の緩みがわかります。

診察⑤ ひざを動かして、状態をチェックする

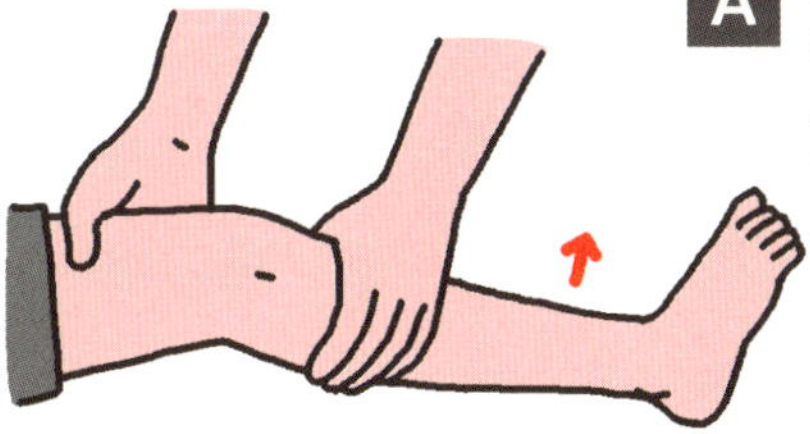

A 脚の力を抜き、少しひざを曲げる。すねの後方を少し上げて前十字靭帯が損傷していないか検査する。

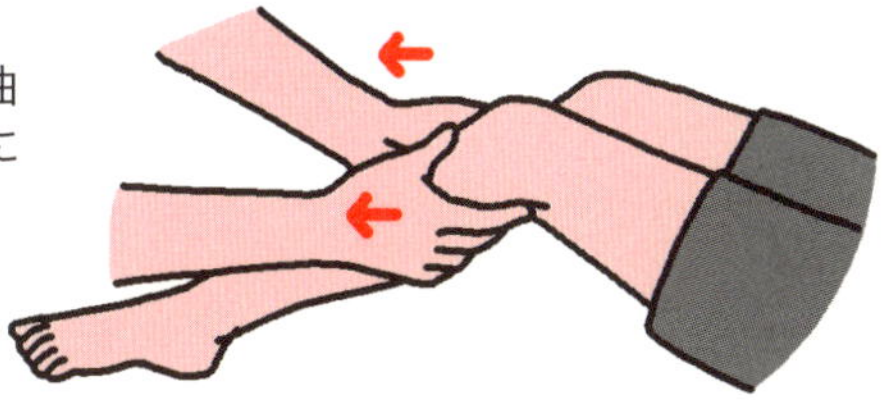

B ひざを90度に曲げ、脛骨を前方に引き出す。

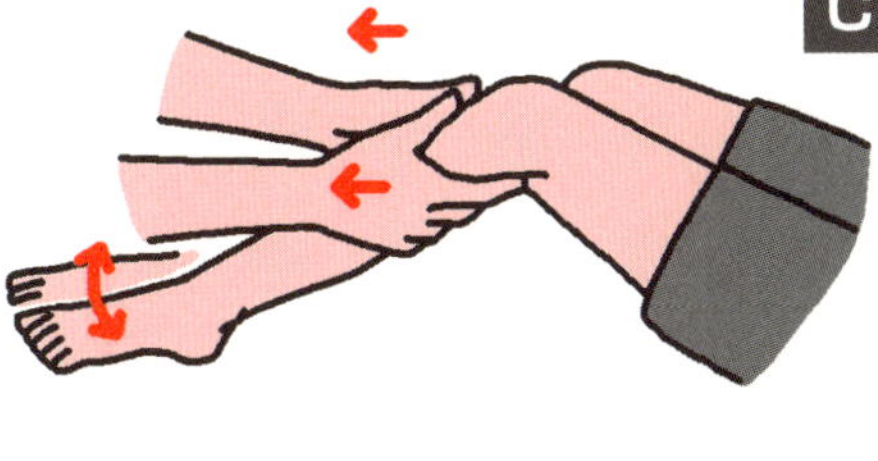

C 内側に回したり、外側に回しながら脛骨を引き出す。

診察⑤ ひざを動かして、状態をチェックする（続き）

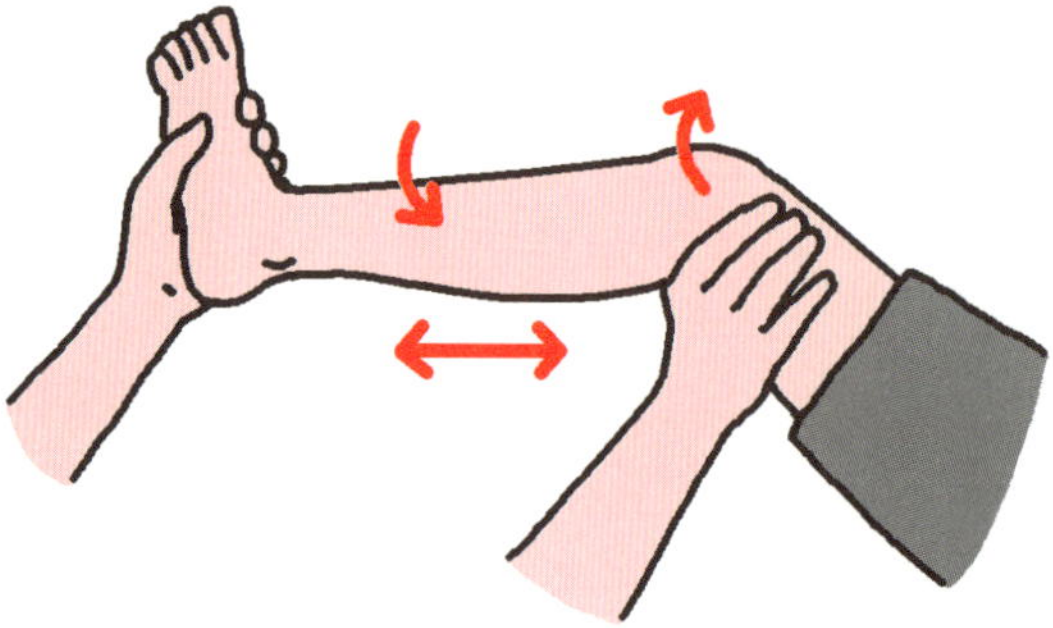

D ひざを内側にひねり、下腿を外側に回しながら、ひざを曲げたり伸ばしたりする。脛骨の亜脱臼や脱臼が元の状態に戻っているかチェックする。

E 脚を伸ばした状態で、ひざを内側に、下腿を外側にひねるように力を加える。ひざの外側の緩みがわかる。

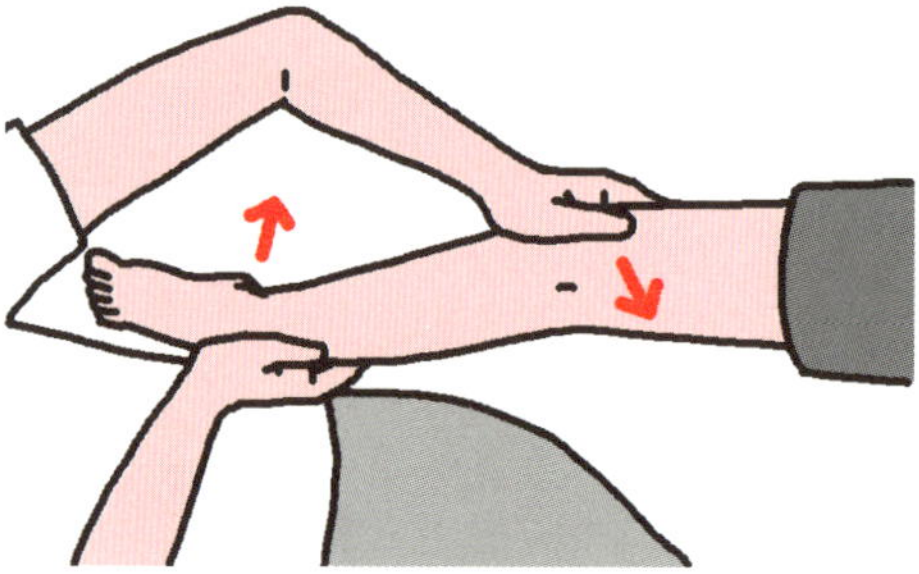

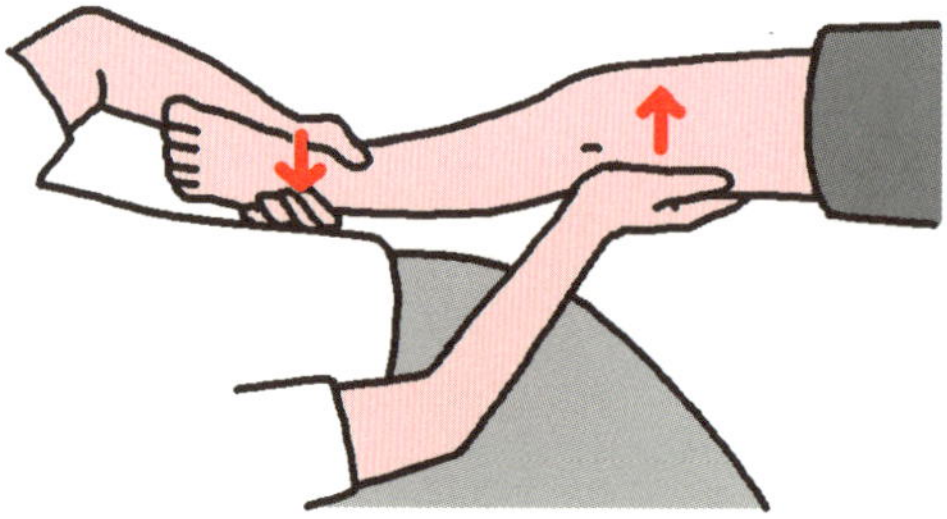

F 脚を伸ばした状態で、ひざを外側に、下腿を内側にいくように力を加える。**E**同様、ひざの内側の緩みをチェックする。

G 両ひざを70度に曲げ、脛骨のひざに近い部分が下方に落ち込んでいないか、チェックする。

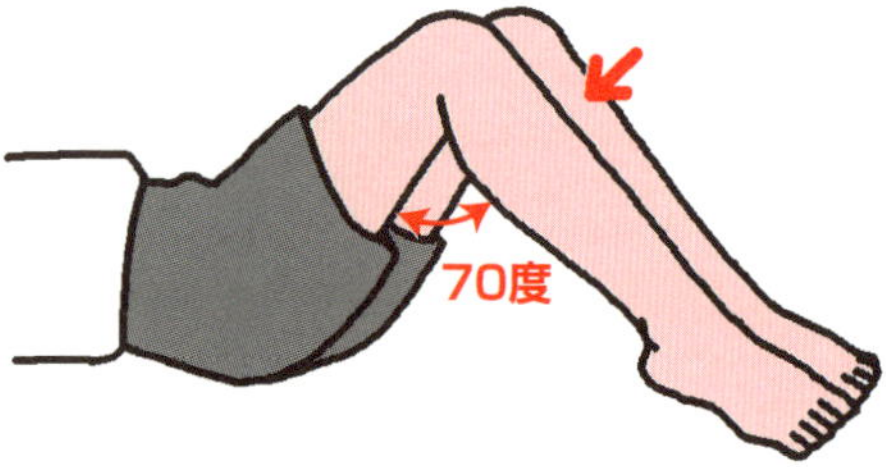

体の柔軟性をチェックする

ひざの関節周囲の腱や靭帯などを損傷しやすいかどうかは、個人差があります。そのため、患者さんの関節の弛緩《しかん》性（やわらかさ）を評価することも大切です。

下図診察⑥のように、手首や手指の関節を曲げることで、全身の関節の弛緩性を推測できます。

手首関節の弛緩性が低い人は、ひざなどの関節にも痛みが出やすいといえます。また、手術を行ったあとなどに拘縮《こうしゅく》（こわばり）が出やすかったり、治りを遅く感じる傾向があることもわかっています。

逆に弛緩性が高い人は関節が柔軟で動きやすい分、靭帯などを傷めるリスクはやや高いといえます。

診察⑥ 全身の柔軟性を手首と手指でチェック

A 親指が前腕につくかどうかチェック。

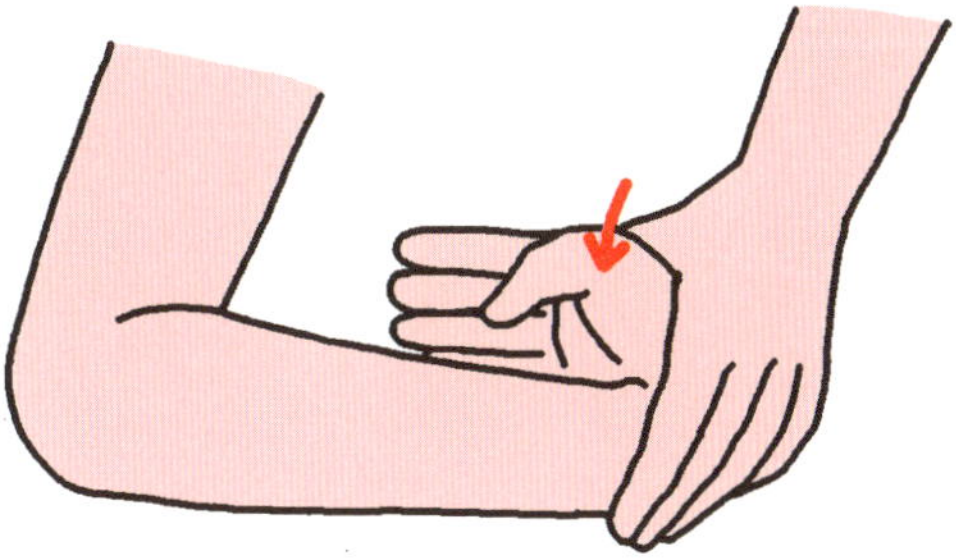

親指が前腕につくと、体がやわらかいと推測される。

B 親指以外の指をうしろへ反らす。

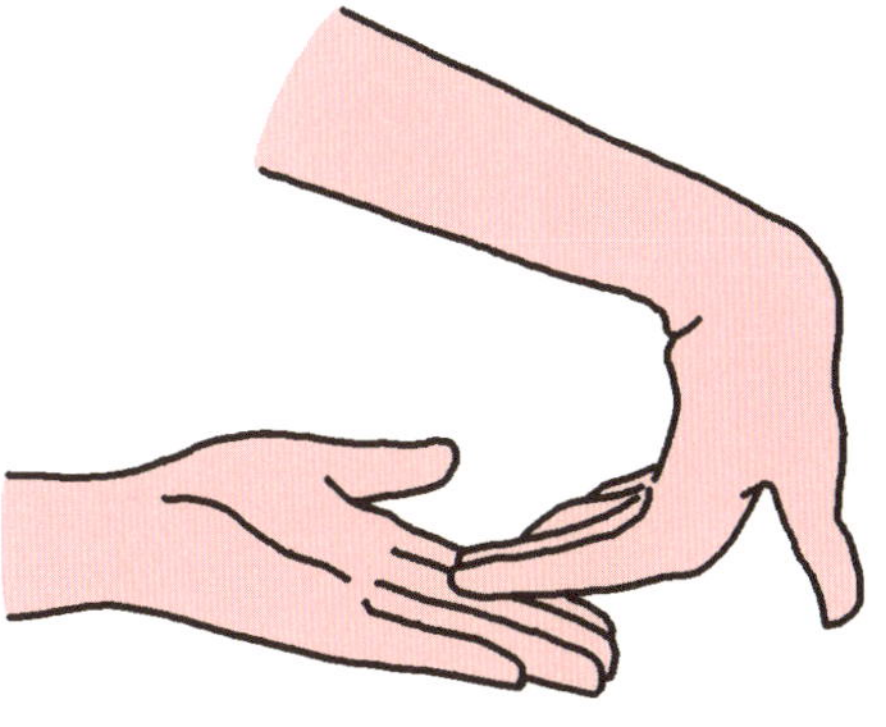

前腕に平行になると、体がやわらかいと推測される。

エックス線で横、うしろから撮影し、左右を比較する

整形外科を受診したとき、通常最初に行われる検査がエックス線撮影です。ひざや股関節など、痛みがある部位の骨の状態を正確に把握するためには、欠かすことのできない検査です（左図〈診察⑦〉）。

エックス線で撮影すると、骨は白っぽく写り、筋肉などは黒っぽく写ります。関節軟骨や半月板《はんげつばん》などはエックス線で直接捉えることはできません。しかし骨と骨の間隔を調べることで、関節軟骨の状態を知ることができます。間隔が狭いほど、軟骨はすり減っています。骨棘もわかります。

これによって、変形性関節症の診断がほぼできます。

エックス線検査で大切なのは、痛みがある側だけではなく、左右両側の撮影をすることです。それらを比較検討することによって、**軟骨のすり減り具合などが確認できる**のです。ひざは、構造も動きも特に複雑な関節なので、さまざまな角度から撮影を行わなければなりません。あお向けに寝て足を伸ばした状態や、立位をとるなど、4パターンの撮影をして、詳しくひざの状態を観察します。

1つめは、あお向けになり、ひざを伸ばした状態で、前とうしろから撮影。これにより、関節軟骨のすり減りがよくわかります。うしろからも撮る理由は、ひざのお皿にじゃまされずに、関節を見るためです。

2つめは、あお向けになり、最大限にひざを伸ばした状態で、側面から撮影します。左右でひざの伸び具合に差がないか、ひざが伸びすぎていないかを調べるための方法です。

3つめは、あお向けになり、左右のひざを30度ほど曲げた状態で撮影します。特にひざのお皿（膝蓋骨）のようすを見るためです。

この撮影では、ひざのお皿の下から見上げたように、関節の形やすきまがよくわかります。また、写った骨の濃淡によって、骨量の減少などもわかります。

4つめは、立った状態でひざを45度に曲げて、うしろから撮影する方法です。この方法で撮影すると、**ひざの関節軟骨のすり減りがごくわずかなときでも、より早期に発見することが可能**です。

診察⑦ エックス線でひざ関節をチェックする

[ひざを伸ばし、側面から撮影する]

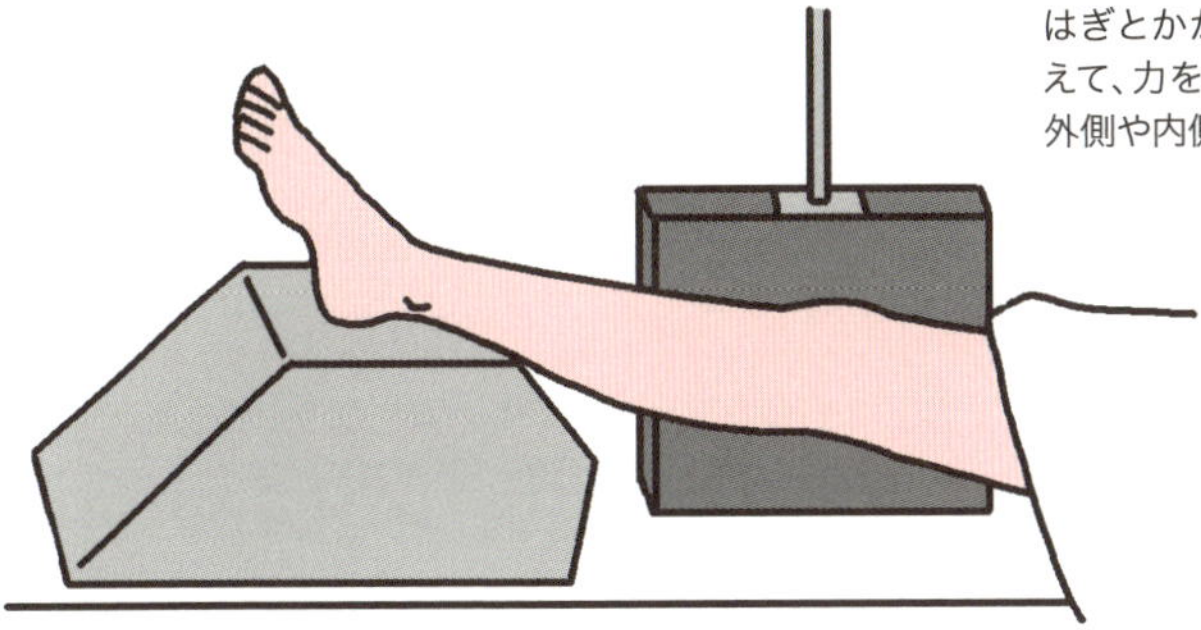

あお向けになり、ふくらはぎとかかとを台で支えて、力を抜き、ひざを外側や内側から撮影。

[関節を45度に曲げ、うしろから撮影する]

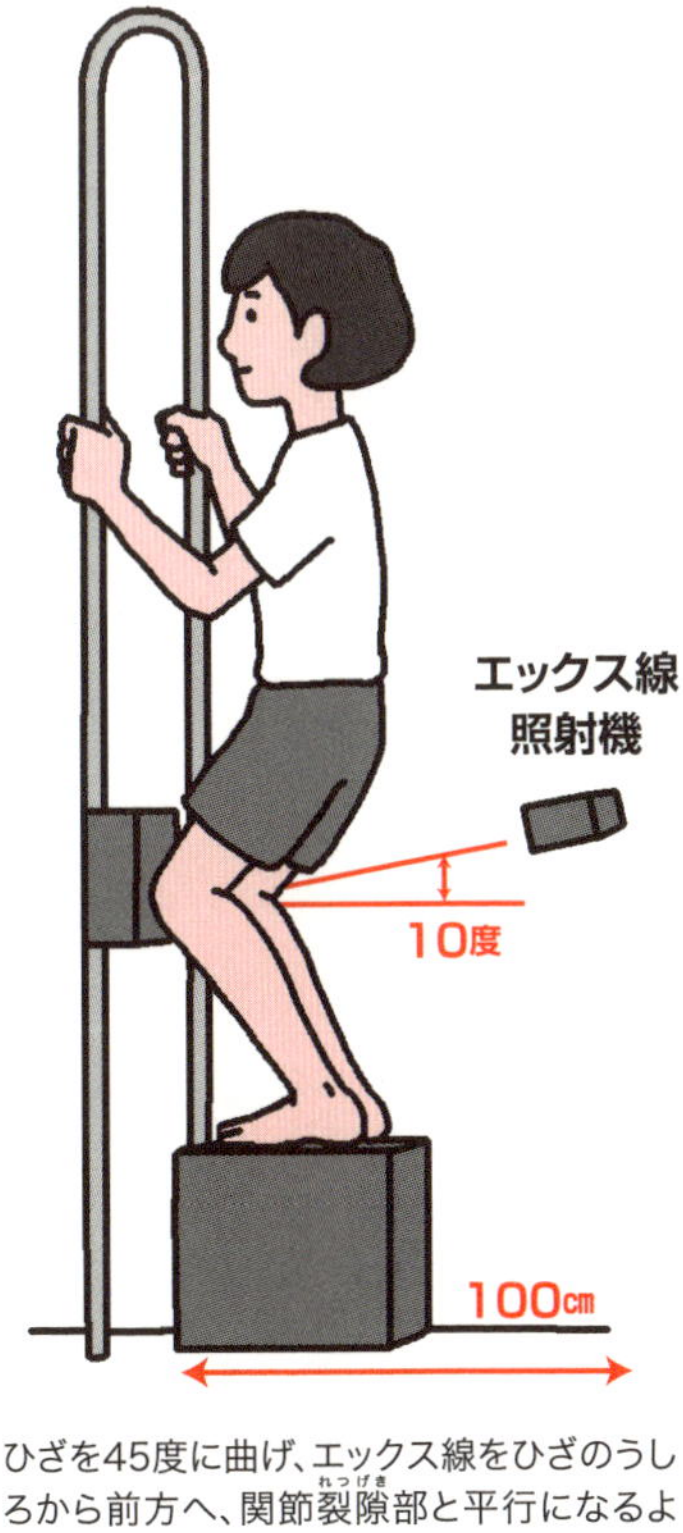
エックス線
照射機
10度
100㎝

ひざを45度に曲げ、エックス線をひざのうしろから前方へ、関節裂隙《れつげき》部と平行になるように照射する。

先生、教えて！

エックス線検査は定期的に受けないとダメですか？

ひざでも股関節でも、変形性関節症は一定期間ごとにエックス線検査を受けて、関節の状態を観察する必要があります。これは、治療の効果を見るために不可欠です。

関節軟骨、半月板、滑膜《かつまく》、靭帯などはエックス線では写らないため、病状によっては、MRI検査が必要です。多種類の検査を何度も受けるのは、面倒に思う患者さんも多いかもしれませんが、必要な検査だと理解しておきましょう。

なお、エックス線撮影による放射線の被曝を心配される人もいますが、問題のない量なので安心してください。特に、股関節の撮影は生殖器付近なので不安かもしれませんが、心配はありません。

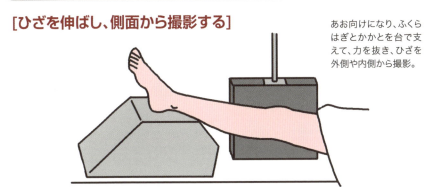

整形外科での治療法はいろいろある

治療法は保存療法と手術療法に分けられる

ひざや股関節などの痛みの治療法は、保存療法と手術療法の2つに分けられます。一般に、整形外科では最初に保存療法を行い、病状によって3〜6か月ほどは様子を見ます（上図）。保存療法には、薬で痛みをコントロールする薬物療法や注射療法をはじめ、関節を保護する装具療法、患部をあたためたり、血行を促す物理療法などがあります。

これらのなかから患者さんの病状に合わせて、組み合わせて行うのが一般的です。ほとんどの関節痛は保存療法によってかなり対処できるといってよいでしょう。保存療法には、筋力強化を目的とした運動療法が含まれていますが、本書ではこれをストレッチに置き換えています。**ストレッチの方が安全で効果が高い**からです。保存療法と組み合わせての、ストレッチをおすすめします（P76〜123）。

保存療法で症状が改善されず、患者さんの生活の質が著しく低下したときは手術療法（P63）が選択されることがあります。患者さんの年齢や関節の状態、ふだんの生活環境などを考慮し、検討します。

整形外科での治療法は大きく分けて2つ

保存療法
- **薬物療法**（→P55）……痛みをコントロール
- **運動療法**（→P76）……筋力強化、ストレッチ
- **注射療法**（→P60）……痛みをコントロール
- **装具療法**（→P154）……関節を保護する
- **物理療法**（→P62）……血行を促す

手術療法（→P63）
- 人工関節に置き換える手術／骨を切って形を整える手術／専用の内視鏡を用いた手術など

薬物療法で炎症や痛みをやわらげる

基本は痛み止めと炎症止めを使い分ける

ひざのみならず関節が痛いときは、痛みと炎症をすみやかに鎮めることが大切です。特に急性期は痛みが非常に強いことが多く、炎症により熱をもって関節が腫れていることがよくあります。この状態が続くと、関節に大きな負担がかかり、関節の劣化が進みます。そのため、こうした急性期の症状を改善することが第一なのです。

また、慢性的な痛みが長期間続いているケースでも、痛みを軽減したり、炎症を鎮めたりする治療は、関節の状態を悪化させないために大切です。

ただし、痛みや炎症を抑える薬物療法を行ううえでぜひ知っておきたいのは、それがあくまで対症療法であるということ。痛み止めや炎症止めの薬を用いても、変形した関節は元通りには治りません。

薬物療法でよく用いられるのは、痛み止めの非ステロイド性消炎鎮痛薬（ＮＳＡＩＤｓ《エヌセイズ》）ですが、そのなかでも副作用が少なく炎症を抑える効果が高いＣｏｘⅡ阻害《そがい》薬です。これらの薬にはいくつも種類があるので、患者さんに適したものを医師が処方します。

ＮＳＡＩＤｓで痛みをコントロールする

痛み止めで用いられる非ステロ

先生、教えて！

鎮痛薬の効果をあまり感じません…

関節痛はつらい症状です。患者さんが、痛みを早くとりたいと思うのは当然のこと。処方された痛み止めの効きが悪いときは、薬が合っていないことが考えられます。

1週間ほど薬を服用しても痛みが改善されないときは、早めに医師に相談し、薬を変えたり、他の治療を主体にするとよいでしょう。

主なNSAIDs（非ステロイド性消炎鎮痛薬）

	製品名
サリチル酸系	アスピリン／カシワドール／サルソニン／バファリン
アントラニル系	ポンタール／オパイリン
プロピオン酸系	ブルフェン／フロベン／アネオール／ニフラン／スルガム／アルボ／ロキソニン／ソルトン／ペオン／ロピオン／カピステン／ナイキサン
アリール酢酸系	ボルタレン／ナボールSR／フェナゾックス／インダシン／インテバン／ジソペイン／ランツジール／インフリー／ミリダシン／クリノリル／ハイペン／オステラック／レリフェン／レクトス
オキシカム系	フェルデン／バキソ／フルカム／ロルカム／モービック
塩基性	ペントイル／ソランタール／メブロン
コキシブ系	セレコックス

非ステロイド性消炎鎮痛薬の特徴

	特徴	向いている人	主な副作用
内服薬	・いちばん多く使われている。 ・胃腸に影響がないタイプが増えている。	・胃腸障害がない人	・胃腸障害など
坐薬	・痛みが強いときに使う。 ・速効性がある。	・強い痛みがある人 ・胃の弱い人、胃腸障害のある人	・胃腸障害など
外用薬	・全身への副作用が少ない。 ・貼り薬（貼付薬）と塗り薬がある。	・胃腸障害がない人	・皮膚炎など

イド性消炎鎮痛薬（NSAIDs）には、内服薬、坐薬、外用薬（湿布薬など）などの剤形があります。**NSAIDsは、痛みが強いときなどに飲むように指示されます。**

特徴として、主に痛みが関節の中にあるとよく効き、炎症を鎮める効果も期待できます。その一方で、関節から離れた周囲の筋肉や腱の痛みにはあまり効果が見られないことがわかっています。

経験上、男性はアリル酢酸系のボルタレン（ジクロフェナク）が、女性はプロピオン酸系のロキソニン（ロキソプロフェン）が効きがよいと感じることが多いようです。

ただしこれは、だれにでもあてはまるルールではありません。**注意点として、薬のおかげで楽だからといって、関節の負担になるよ**

うな生活や運動をしないことです。

主に内服薬と坐薬がよく用いられる

整形外科で処方されるNSAIDsは、主に内服薬と坐薬です。

●内服薬

痛み止めとしても、炎症止めとしても最も多く用いられています。

NSAIDsには、非常に多くの種類があり、それぞれ効果の強さや作用の持続時間などに違いがあります。服用しても効果がなかったときは、医師に相談して薬を変えてもらうとよいでしょう。

たとえば徐放剤は、胃腸ではゆっくりと吸収されるようになっており、胃腸障害が起こりにくいとされます。また、ゆっくりと吸収されるため、作用の持続時間も長く、服用回数が少なくて済むというメリットもあります。

プロドラッグというタイプでは、胃腸で吸収されたあとで、有効成分に変化するので、作用の持続時間がとても長く、1日1回の服用で済みます。

●坐薬

坐薬は内服薬に比べて効き目が強く、また胃腸を通過せず早く効くという特徴があります。そのため、**特に痛みが強い人や、胃腸の病気があって内服薬を使用できない人に用いられます。**ただし、痔や直腸に炎症がある人は使えません。

胃腸障害、ぜんそくのある人は使用に注意

NSAIDsには、気をつけたい副作用もあります。

最も多いのが、胃腸障害です。胃の痛みや胸焼けのほか、胃腸からの出血が起こることがあります。そのため、胃が弱い人や胃潰瘍の病歴がある人は医師に相談することを忘れないでください。

先生、教えて!

漢方薬は効果がありますか?

関節周囲の筋肉の痛みに効果がある漢方薬の代表が、芍薬甘草湯《しゃくやくかんぞうとう》です。即効性があり、高齢者で筋肉が引きつるような痛みがある人には、すぐれた効果があることがわかっています。また、スポーツ選手で、運動によって筋肉のコンパート(筋膜で区切られた部分の内側)の内圧が高くなっているために、慢性的な強い痛みが出る人にも芍薬甘草湯はよく効きます。

また、NSAIDsのなかには、アスピリンぜんそくの発作を誘発する薬もあります。ぜんそくのある人は医師に必ず報告して、使用を避けるようにしましょう。また、高齢者の場合は腎臓や肝臓の機能が低下しているために、副作用が出やすい傾向があります。気になる症状が現れたときは、医師に報告することが肝心です。

さらに、NSAIDsと飲み合わせの悪い薬があります。ある種の抗菌薬や抗凝固薬（ワルファリンカリウムなど）の作用を強めたり、影響することがあるのです。すでに服用している薬がある人は、忘れずに医師に伝えてください。

NSAIDsを服用するうえで大事なのは、漫然と長期間使用しないことです。なぜなら、副作用が出やすくなるからです。さらに、軟骨細胞に悪影響が出ることもあります。

なかには、薬のおかげで痛みがとれて楽になったからと、関節に負担をかけるような運動をして、関節の破壊を進めてしまう人もいるので要注意です。

基本的な使い方としては、**痛みが治ってきたら薬の服用を止め、もし痛みが再発したら、そのときにまた使用する**ようにします。

場合によっては筋弛緩薬が用いられることもある

関節の痛みは、周囲の筋肉が緊張してこわばることで、いっそう強まることがあります。

このような場合は、筋弛緩薬を用いると痛みがやわらぎます。特に、高齢者で軟骨がすり減って、関節の機能が著しく低下した変形性ひざ関節症の患者さんには、有効なことがあります。

骨が痛いときは、骨代謝を改善する薬を用いる

骨の痛みがあり、骨密度が低下しているものの、下肢のアライメント（骨格）が比較的正常に保たれている患者さんには、ビスフォスフォネート製剤が有効なことがあります。ビスフォスフォネート製剤は、本来は骨《こつ》粗《そ》鬆症《しょうしょう》の治療に用いられる薬で、骨の代謝を改善して骨密度を上げる効果があると報告されています。また、骨の痛みに対する効果も認められています。変形性ひざ関節症による骨の痛みにも効果を期待して、用いら

れることがあります。

ビスフォスフォネート製剤は短期間で薬のほぼ100%が骨組織に吸収される性質があるため、成長過程にある若い人に用いた場合、何らかの影響が出る可能性があります。そのため、若い人に使用する場合には注意が必要です。

湿布薬や塗布剤が処方されることも多い

整形外科では、痛む部分に直接貼ったり、塗ったりする薬がよく用いられます。いわゆる湿布薬や塗布剤で、患者さんの側からも希望されることが多い薬です。

湿布薬や塗布剤の成分は、NSAIDsと同じで、痛みや炎症を鎮める効果があるのですが、内服薬だけを用いるよりも、効果があることがわかっています。

その理由としては、内服薬の成分が腸などで吸収されてから関節周囲の組織に取り込まれるよりも、患部に直接貼ったり、塗ったりした方が届きやすいからではないかと考えられています。

湿布薬や塗布剤は、いちばん痛い部分に直接貼れるため、高い効果を得やすい薬です。

また、クリーム状やゲル状の塗布剤は、ストレッチを行うときに用いると、マッサージ効果と血行促進に役立ちます。


先生、教えて！

サプリメントにはどのくらいの効果がありますか？

関節痛で悩んでいる人の多くが、グルコサミンやコンドロイチン、コラーゲンなどのサプリメントを試したことがあったり、使ってみたいと思っているようです。これらのサプリメントにはどの程度の効果があるのでしょうか？

まず、理解しておきたいのは、日本ではサプリメントはあくまで栄養補助食品であり、薬ではないという点です。したがって、薬のような効果を求めるのは間違いです。

しかしながら、使い方によってはよい効果が得られることもあるのではないかとも考えられています。基本的に、サプリメントは薬ではありませんから、すり減ってしまった関節軟骨が元に戻ったり、骨の変形が改善されるわけではありません。しかし、現時点以上に軟骨がすり減るスピードを落とす手助けになる可能性はあります。

また、あまり強くない慢性的な痛みがある人には、痛みや炎症を軽減する働きも期待できます。関節ではなく、関節周囲の筋肉や腱の痛みを軽減した例もあります。

注射で関節の機能を改善する

ヒアルロン酸を注射してひざの機能を改善する

ヒアルロン酸は人の体の成分で、関節液や目の硝子体などに多く含まれています。高分子で粘り気と弾性があり、**関節では動きをスムーズにする潤滑油のような働きをしています。**

変形性ひざ関節症によって軟骨がすり減ってくると、関節液に含まれるヒアルロン酸も減少。そこで、不足分を外から注射で補うことによって、ひざの機能改善をめざす治療法がよく行われます。

日本では、ヒアルロン酸注射は20年ほど前から行われており、安全で効果のある治療法です。ヒアルロン酸を注射すると、関節の動きがよくなる、炎症が抑えられる、痛みの閾値《いきち》（感じやすさ）が改善されるなどの効果があります。

ヒアルロン酸注射が適しているのは、関節の軟骨の破壊が中等度ぐらいまでにとどまっている人です。ただ、ひざに水（関節液）が大量にたまっている人は、先に水を抜く必要があります。

痛む場所や効果的な部位に週1回の割合で注射する

ヒアルロン酸注射は関節の中だけでなく、押して痛みを感じる部位にしても効果があります。たとえば、膝蓋腱炎《しつがいけんえん》の痛みやひざの裏側、鵞足《がそく》（P104）に痛みが

先生、教えて！

市販の湿布薬などを使ってもいい？

市販の湿布薬にも医薬品と同じ成分が配合されているものが多数あります。処方された湿布薬などを切らしてしまったときなどは、市販の湿布薬を使っても問題ありません。

ただ、成分は同じでも市販のものは配合量が少ないので、医師が処方した湿布薬ほどの効果がないことを知っておきましょう。

ヒアルロン酸のひざ関節内注射

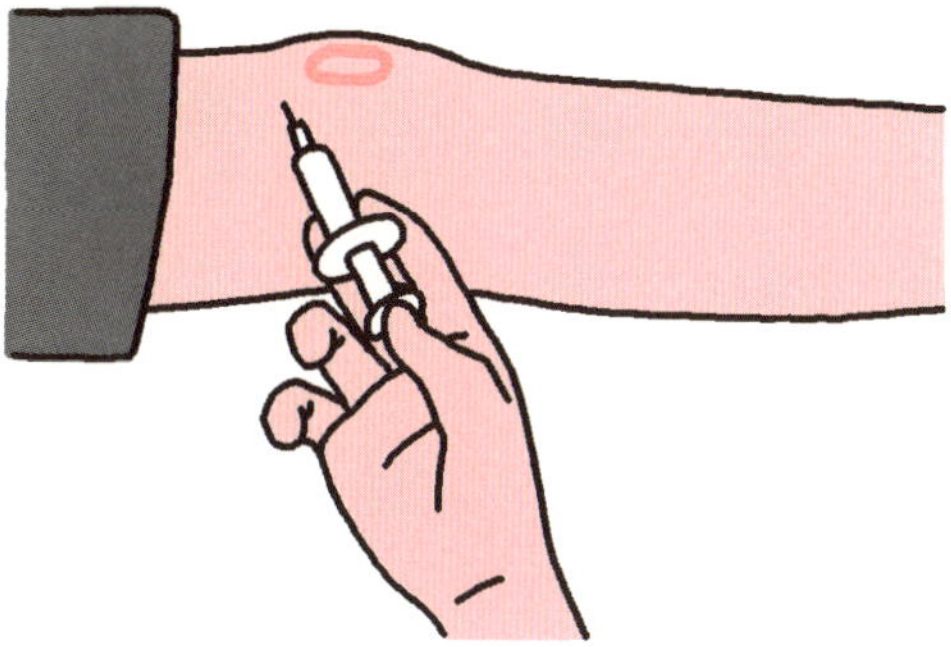

通常、膝蓋骨の上外側の部分を広く消毒し、注射針をさす。1回につき、2.5～3.5㎖注入する。関節液（いわゆるひざの「水」）がたまっているときは、それを抜いてから注射をする。

<スポーツによるひざ痛の場合も数回の注射でプレーできるように>

ひざ関節周囲痛のスポーツ選手58人での実績（1999年～2003年）

- ●女子Vリーグ選手　13人
- ●ママさんバレー選手　9人
- ●実業団、大学野球選手　7人
- ●男子Vリーグ選手　6人
- ●実業団、大学ラグビー選手　5人
- ●バレエダンサー　4人
- ●その他　14人

注射はそれぞれいちばん痛い場所に。
1人平均1～4回。

↓

すべての人が競技生活を続けることができた。

ひざの痛みを訴えるスポーツ選手に、ヒアルロン酸の局所注射をしたところ、左のように、どの人も、1～4回の注射で競技生活を続けることができるようになった。つまり、特にスポーツはしていないが、ひざが痛い人にも、その効果が期待できる可能性がある。

ある場合などは、それぞれどの部位に注射をすればよいかがわかっています。特に膝蓋腱炎に関しては、良好に改善されることがあります。スポーツ選手の治療に効果的で、一般の人より関節に負担がかかっても、痛みがとれ、プレーできるまでに改善された例が多くあります。

ヒアルロン酸の関節内注射は週に1回ずつ、4～5回実施。注射の効果は、ひざの状態によって個人差があります。症状が改善するかどうか様子を見て、効果がなければ、さらに数回注射を追加することもあります。

注射を続けるには、1回の注射の効果が2～3日以上持続することが望ましいです。

なお、注射をする部位に湿疹な

ど皮膚の異常が見られるときは、注射はできません。

まれにひざが腫れたりほてることもある

ヒアルロン酸注射の副作用で、ひざが腫れたり、ほてることがまれにあります。また、注射後1～2日、注射をした部分に重たい感じが残ることがあります。ただ、日常生活に支障が出るほどではありません。注射部の重い感じを軽減するために、ヒアルロン酸に局所麻酔薬を少量混ぜて用いることもあります。

ひざの水を抜くことで痛みを抑えることもできる

ひざ関節は関節包《かんせつほう》という袋に包まれており、その中には通常1～3mLの関節液があります。ひざの関節軟骨がすり減って、そのかけらが関節包を刺激すると、炎症を起こして関節液が過剰に分泌され、ひざに水がたまります。関節包は多量の水がたまると、痛みが出るようになります。

この場合、水を注射針で抜くと、痛みがとれます。ただし、関節の炎症が治まらないかぎり、関節液は再びたまり、痛みを誘発します。ほとんどの場合は、水を抜いたあとでヒアルロン酸注射をして、炎症を鎮める治療が行われます。

ホットパックやレーザーなどを使う物理療法は、効果があるなら続ける

ひざなどの関節痛で整形外科を受診して、患部に電気を流したり、レーザーを当てる治療を受けたことがある人も多いでしょう。これらは物理療法と呼ばれます。患部を温めたり、冷やすことによって痛みをやわらげ、関節の動きをよくする治療法のことです。あまり関節の破壊が進んでいない、中等度までの人に特に効果的です。どの治療法も週に2回ぐらいずつ、1か月継続して行います。1回の治療時間は10分程度です。

●**電気療法、光線療法…**患部に低周波の電気を流して刺激したり、低出力レーザーや赤外線などを照射して、痛みを緩和するものです。

●**温熱療法…**関節痛があると、周囲の筋肉が硬くこわばって、余計に痛みを増幅することがあります。

そこで、ホットパックやマイクロ波などで患部を温めて血行を促し、筋肉をほぐして、痛みを軽くします。ホットパックは皮膚の浅い部分を温めるのに効果があります。慢性的な痛みが続いている人にすすめられます。

保存療法でよくならなければ手術も考える

ひざや股関節の変形性関節症の治療の基本は、保存療法です。3〜6か月は保存療法を行い、関節の状態が安定するかどうか様子を見ます。しかし、保存療法を行っても痛みが強く、日常生活を送るのも困難な場合には、手術を検討することになります。

手術をする第一の目的は、痛みなどの不快な症状をとり、関節の機能を改善することです。

手術を行う部位や関節の状態に応じて、さまざまな方法があります（下表）。自分の病状ではどの手術がベストなのか、医師と相談して決めることが大切です。

ひざの手術の主な種類

	特徴（どんな手術か）	どんな状態のときに行う？
半月板切除術（→P69）	半月板が損傷している場合に、その部分を切除する。	半月板由来の引っかかりやズレる感じ、それに伴う痛みが主体。適応は限られる。
半月板縫合術（→P69）	半月板損傷のみ、あるいはひざの靭帯損傷と合併しているときに、その部分を縫合する。	半月板損傷の縫合が可能な損傷形態。
OCD（離断性骨軟化症）に対する手術	軟骨面が剥離している。これを離断部に戻して固定する。	ひざ痛があり、エックス線でOCDと診断。
関節症に対する関節鏡視下手術（→P68）	痛みのある関節表面を関節鏡によって滑らかにする。断裂した半月板や、けばだった関節軟骨などを取り除く。	変形が比較的軽度で引っかかりなどがあり、関節痛が続くとき。ただし、効果は懐疑的。
高位脛骨骨切り術（→P64）	関節の内側に変性がある。半月板の変性や断裂、関節軟骨の変形、関節包にも問題あり。	比較的変形が軽度で、65歳以下の人が望ましい。
人工ひざ関節全置換術（→P66）	関節の内側か外側、もしくは両側に問題がある。軟骨下骨にも変化が見られる。	ひざが痛くて歩けない65歳以上の人。関節の変形が高度な人。

高位脛骨骨切り術

骨を削り、O脚を矯正することで負担を軽くする

変形性ひざ関節症には、ひざ関節の内側がすり減って、大腿骨《だいたいこつ》と脛骨《けいこつ》の間が狭くなるタイプが多く見られます。特にO脚の人はひざの内側に偏って体重がかかるため、軟骨がすり減りやすく、すり減るとさらにO脚が強まって負荷が増すという悪循環に。その結果、痛みがどんどん強まります。これを改善する手術法が、高位脛骨骨切《こういけいこつこつき》り術です。骨を切ることによってO脚を矯正して痛みをとり、関節の機能を改善するものです。

大腿骨と脛骨の角度

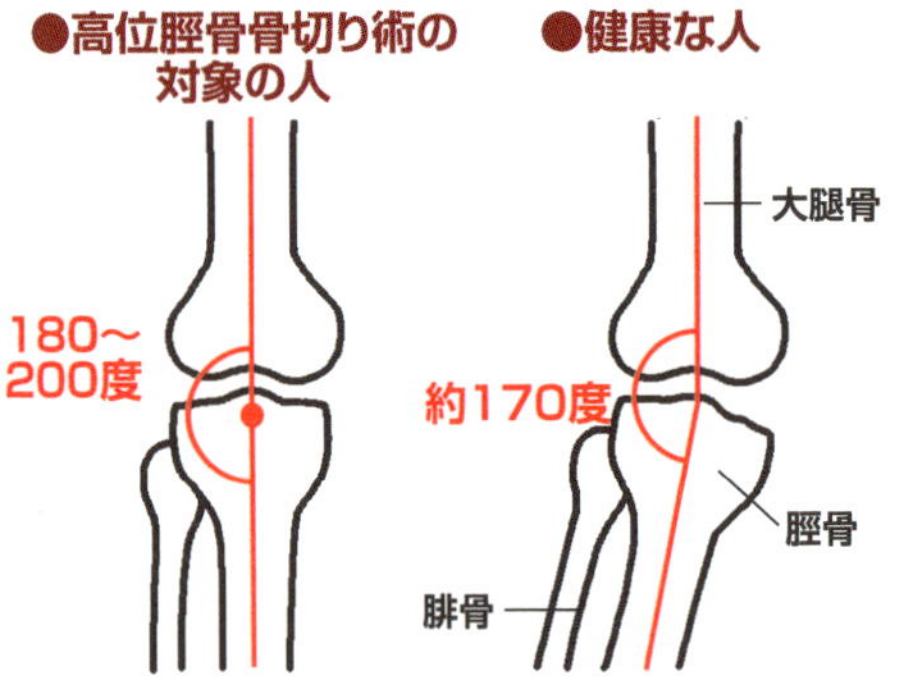
●高位脛骨骨切り術の対象の人
●健康な人
180〜200度
約170度
大腿骨
脛骨
腓骨

高位脛骨骨切り術では、大腿骨と脛骨の角度（FTA）が約170度になるよう、脛骨を矯正する（図は右脚）。

高位脛骨骨切り術のメリットは、関節をそのまま残すので、手術後にひざを動かす感覚や痛みを感じる感覚が保たれる点です。ただし、関節そのものを治す手術ではないので、ひざの可動域《かどういき》はあまり改善しません。骨を切って脚の形を矯正するので、骨が正常につくまで時間がかかり、完全復帰には時間が必要です。

この手術が行えるのは、軽度〜中等度で、なおかつO脚でもひざ関節の外側が健常に近い人です。

また、立位で大腿骨と脛骨の角度（FTA）が180度以上あることが一般的な条件です（上図）。

骨切り術には2つの方法がある

高位脛骨骨切り術には、オープンウェッジ法とクローズドウェッ

ジ法という2つの方法があります。

●オープンウェッジ法

一般的なのは、この手術法です。**脛骨に内側から切り目を入れ、楔形になるように広げて人工骨**（または他の部位からとった骨）**を充填、金属製のプレートで固定します。**術後の痛みが比較的早くとれるので、早期に歩けるようになります。FTAが180～190度ぐらいの、軽度のO脚の人が対象です。

クローズドウェッジ法とオープンウェッジ法

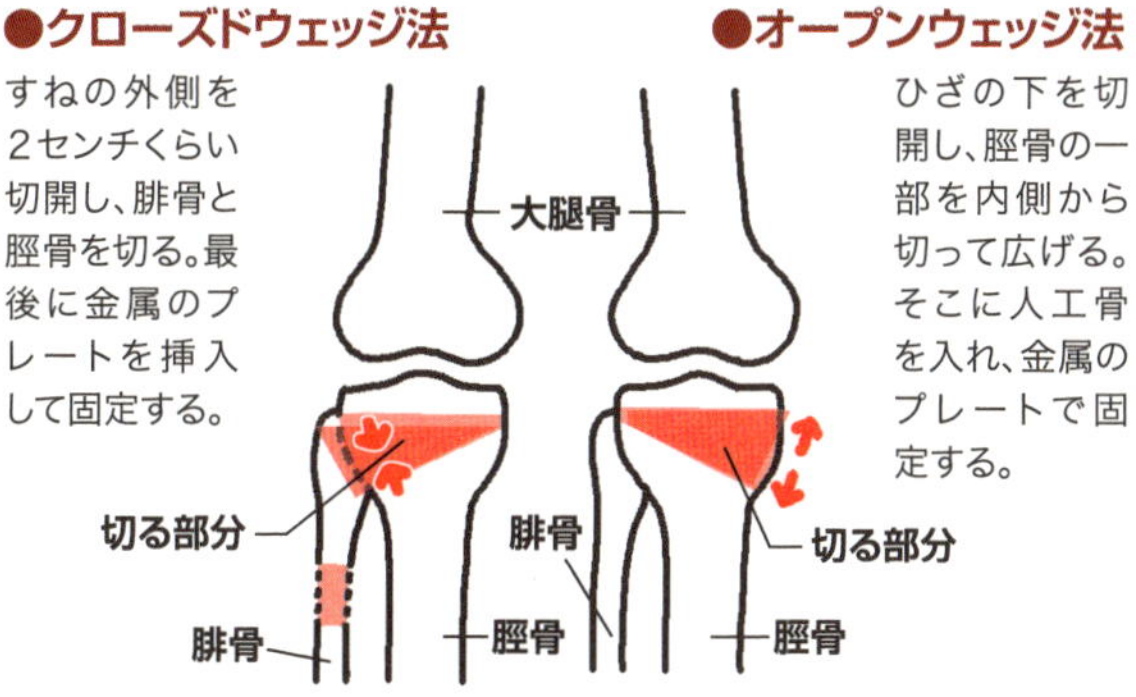
●クローズドウェッジ法
すねの外側を2センチくらい切開し、腓骨と脛骨を切る。最後に金属のプレートを挿入して固定する。
●オープンウェッジ法
ひざの下を切開し、脛骨の一部を内側から切って広げる。そこに人工骨を入れ、金属のプレートで固定する。
大腿骨
切る部分
腓骨
脛骨
腓骨
切る部分
脛骨

●クローズドウェッジ法

FTAが180～200度ぐらいまでの人が対象です。**脛骨の一部を外側から楔形に切り取り、**FTAが170度ぐらいになるように矯正します。切り取った**骨の一部をつぶして患部に残し、骨の形を矯正したら、金属製のプレートで固定**します。これで体重がひざの外側にかかるようになります。

術中や術後は合併症に注意が必要

骨切り術の合併症として重大なのが、手術中に起こる危険がある脂肪塞栓《そくせん》です。骨などに含まれる脂肪が細い血管から入り、肺の太い動脈に詰まり、肺塞栓症を起こすものです。また、手術によって長時間脚を動かさないことによる深部静脈血栓《けっせん》症にも注意が必要です。

手術後に骨が十分につかない癒《ゆ》合不全《ごうふぜん》が起きたり、矯正した脚がO脚に戻ってしまうことも。クローズドウェッジ法では、腓骨《ひこつ》神経が麻痺することがあっても、8～9割の人は改善していきます。

手術後は痛みがありますが、早くリハビリテーションを開始して、脚を動かすことが大事です。安静にしすぎると、必要な筋力が低下してしまいます。退院後も筋力を維持するための運動は必要です。手術後約1年経過したら、プレートを取り出す手術を行います。

ひざが痛いときに行う手術②

人工ひざ関節全置換術

人工のひざ関節に換えることで痛みをとる

変形性ひざ関節症が進行して、痛みが非常に強く、歩くこともむずかしくなった場合は、関節を人工のものに置き換える人工ひざ関節全置換術を行います。

この手術の特徴は、関節表面全体を取り替えるため、痛みが劇的にとれるという点。長年、ひざの痛みで苦しんできた人にとってはたいへん有効で、低下した生活の質を向上させることができます。

人工ひざ関節のうち、大腿骨《だいたいこつ》に装着する部分はコバルト・クロム合金やセラミックを、脛骨《けいこつ》に装着する部分はコバルト・クロム合金かチタン合金を使用します。関節軟骨、半月板《はんげつばん》、膝蓋骨《しつがいこつ》には、超高分子量ポリエチレンを使用します。

近年、人工ひざ関節は材質やデザインが進歩し、安全な手術法も開発され、90％以上の人で耐用年数が15～20年に達するとされます。

ただし、すべての動作が元通りにできるようになるわけではありません。人工関節に負担がかかるため、正座や、とびはねるなどの動作はできません。人工関節の摩耗が進んで耐用年数が短くなったり、ひざが不安定になって、ぐらついてしまうからです。

歩くことがむずかしい人の最終手段

この手術の対象となるのは、65歳以上の重度の患者さんです。

比較的若い年齢で人工関節に置き換えると、摩耗や破損などによって取り替える必要が出てきます。また、重い糖尿病の人や、化膿性関節炎の人は、手術後に合併症などの問題が起きやすいので、受けられないことがあります。また、手術後のリハビリテーションやケアについて十分に理解できないおそれのある認知症の人にも、手術はすすめられません。

また、むし歯や副鼻腔炎、みずむしなど、化膿しやすい疾患がある場合は、治療を済ませてから手術を行うことが大切です。

ひざ関節表面全体を人工ひざ関節に換える

手術では、元のひざ関節の表面を人工ひざ関節に置き換えます。

麻酔後、ひざを切開して、まずは変形したり、すり減った関節表面を切除します。そして、大腿骨と脛骨の表面を整えて、それぞれ部品を固定します（左上図）。固定には一般的に骨セメントを使用しますが、骨の表面を加工したあと骨ネジで一時的に固定させ、2次的に骨と癒合《ゆごう》させる、骨セメントを使わない術式もあります。次に、関節軟骨の代わりとなる部品を装着します。手術の時間は1～2時間ほどかかります。

人工ひざ関節全置換術を左右両方とも行う場合は、同時に手術する場合と、一定期間、時間をあける場合があります。なかには、特にひどい方のひざの手術を先にしたところ、もう一方のひざの負担が軽くなって、痛みが改善され、手術をしなくても済むことがあります。

リハビリテーションは手術翌日から始めます。ひざを動かす訓練にCPMという器具を用いることもあります。手術の翌日からは、自分で車いすに移乗できるようにします。その後、立って歩く練習を行い、手すりを使って階段の上り下りができるようになれば、退院。通常は、術後3週間程度です。

人工ひざ関節全置換術

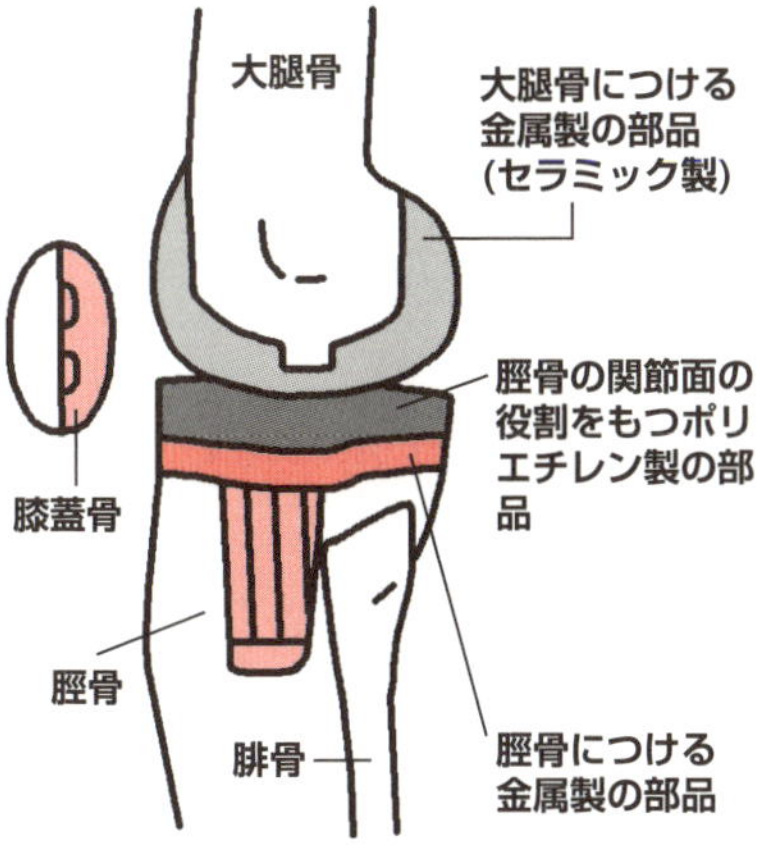
大腿骨
大腿骨につける金属製の部品（セラミック製）
脛骨の関節面の役割をもつポリエチレン製の部品
膝蓋骨
脛骨
腓骨
脛骨につける金属製の部品

変形した大腿骨と脛骨の表面を削り、金属製の部品をかぶせる。部品の間には、クッション代わりにポリエチレン製の部品を入れる。

手術後の注意

- ひざに負担をかけすぎないこと。
- ジャンプやジョギングなど、ひざに負担のかかる運動は避ける。
- ケガをしたら、きちんと消毒する。
- 転んで骨折をしないように注意する。

関節鏡視下手術

体への負担が少ない関節鏡を用いた手術

変形性ひざ関節症の手術のなかで、最も患者さんへの負担が軽い手術です。関節鏡とは、ひざ関節専用の内視鏡のことです。

この手術の最大のメリットは、**患者さんの体の負担が軽くて済むため、入院期間も短く、ほかの手術法より、早く日常生活に復帰できることです。**この手術の対象となるのは、軽度～中等度の変形性ひざ関節症の患者さん。ひざをまっすぐに伸ばすことができて、痛みがひざの内側か外側だけに限られている場合で、痛みの原因が、半月板《はんげつばん》や関節軟骨のあきらかな引っかかりやはさみこみにあるときに行われます。

ひざに孔を数か所あけ、手術器具を入れる

麻酔をしたあと、ひざのお皿の周囲に1センチほどの小さな孔を2～4か所あけます。孔の1つに内視鏡を挿入し、関節内をモニターで観察しながら、別の孔から器具を入れて手術をします。

すり減ったり、けばだったりして変化を起こした半月板を切除、あるいは削り取って、関節内部をクリーニングするのです。

手術時間は1時間ほど。術後は、翌朝までは安静にしますが、その後は積極的に歩いたり、ひざの曲げ伸ばしを行います。合併症がなければ、翌日には退院できます。長くても入院は1週間程度です。

手術後は比較的早く日常の生活に戻れますが、ひざの違和感がなくなり、安定するまでには3～6か月ほどかかります。安静にしすぎて、ひざを支える筋力が低下すると、また痛みがぶり返すことも。術後は無理のない範囲で、ひざを支える太ももやふくらはぎの筋肉を鍛えます。また減量も必要です。

ひざが痛いときに行う手術④ そのほかの手術

原因が半月板損傷のときに行う半月板切除術

半月板《はんげつばん》は、大腿骨《だいたいこつ》と脛骨《けいこつ》の間にある、半月状の軟骨です。ひざに加わる衝撃を吸収するクッションの役割と、ひざ関節を安定させながらスムーズに動かす働きを担っています。

半月板が切れたりすり減ってくると、ひざを守るクッションがなくなり、徐々に痛みが出てきます。半月板を損傷する主な原因は、運動時に強い衝撃が加わったことと、加齢による劣化です。

半月板損傷は、断裂した位置によって、保存療法で対処できます。断裂した半月板が関節の間にはさまると、ひざがロックされた状態になって伸ばせなくなるので、半月板を切除する手術が必要になります。

半月板の内側が損傷して切除した場合、関節の隙間が狭くなり、将来的に変形性ひざ関節症による関節障害を起こす心配があります。関節機能が低下すると、人工ひざ関節全置換術が必要になることも考えられます。

半月板の切除自体は、むずかしい手術ではありません。関節鏡を使って行うので、負担も軽くて済みます。1時間ほどで済み、入院も1～数日間が一般的です。術後のリハビリテーションも特に必要ありません。なお、半月板を取り除いても日常生活にはほとんど影響はありません。術後1～2か月経過すれば、軽い運動ならできるようになります。しかし、関節の老化はすすんでしまいます。

前十字靭帯と半月板損傷で痛むなら半月板縫合術

断裂した半月板を、縫合する手術もあります。半月板は関節の負担をやわらげ、スムーズに動かす重要な働きをするので、できるだけ温存したいものです。

半月板の内側の断裂で、ひざにかかる前十《ぜんじゅう》字《じ》靭帯《じんたい》損傷を伴う場合は、縫合術を選択します。なお、半月板の内側の単独の断裂は、縫合後の再断裂が少なくありません。

一方、半月板の外側の断裂は、切れた半月板がひざ関節の間にはさまっている場合を除いては、近年では半月板の縫合を積極的に行い、前十字靭帯の再建術も実施します。ただし、断裂した外側の半月板がひざ関節に何度もはさまったり、取れたりを長期間にわたってくり返してきたような場合は、半月板自体が変性しているため、縫合できないことがあります。

術後は、半月板が修復されるまで3か月間ひざを保護しながら、徐々にリハビリをすすめます。

膝蓋骨が脱臼して起こるひざ痛なら再建術を

膝蓋骨《しつがいこつ》が脱臼したり、亜脱臼をすることによって、ひざが痛くなることがあります。これは膝蓋骨不安定症ともいい、ひざ関節の動きが不安定になり、痛みが出ます。

膝蓋骨脱臼は、原因が生まれつきで乳幼児期に起こるものや、高齢になってから膝蓋骨大腿関節症として起こるものなどがあります。

治療法では、内側膝蓋骨大腿靭帯の再建術が考えられます。膝蓋骨を支持し、脱臼を防ぐための手術です。**脱臼の程度や関節症の合併などによって、手術法の選択や組み合わせは異なります。**

手術後はできるだけ早くリハビリを始める

変形性ひざ関節症の手術後は、できるだけ早期にリハビリを開始することが望ましいでしょう。多少は痛みもありますが、少しでも脚を動かすことによって、早く日常生活に戻ることができます。痛いからといって、いつまでも動かさないでいると、関節が固まったり、筋力が低下してしまいます。

●術後のリハビリの大まかな流れ

足首を動かす、脚をもち上げて大腿四頭筋を鍛えるなど、ベッド上でリハビリ器具を使い、ひざの動きの訓練をする。ひざの曲げ伸ばしの訓練は徐々にすすめる。

⬇

立ち上がったり、車いすを利用して移動したり、松葉杖を使って歩いたりする。

⬇

歩行訓練を始める(階段の上り下り、平行棒や歩行器を使って歩くなど)。

変形性股関節症の手術は、股関節の状態を見て

　変形性股関節症も、関節軟骨がすり減ってきたときや、臼蓋《きゅうがい》形成が悪くて痛みが強いときには、手術を検討します。

　手術の方法は、股関節の状態に応じて、決めていきます。

　骨盤側に問題がある場合は、臼蓋形成術や骨盤骨切《こつき》り術をします。骨盤骨切り術の種類には、臼蓋を傾けて骨頭を覆うソルター術、関節のすぐ上に骨盤を移動して骨頭を覆うキアリ骨盤骨切り術、寛《かん》骨臼《こつきゅう》回転骨切り術などの術式があります。大腿骨《だいたいこつ》を切って股関節の形を整える方法では、内反骨切り術と外反骨切り術があります。

変形性股関節症の主な手術法

①キアリ骨盤骨切り術

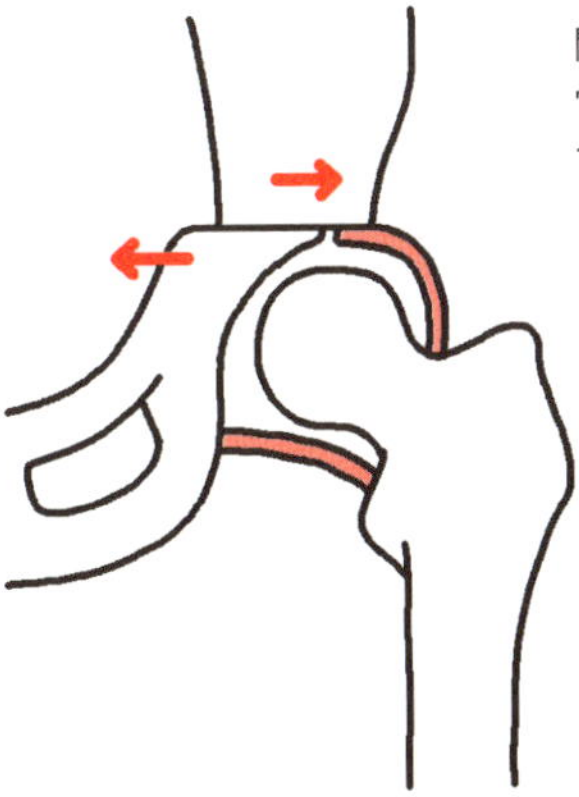

関節のすぐ上に骨盤を移動し、骨頭を覆う手術。軟骨が薄くなっても可能な場合もある。

②寛骨臼回転骨切り術

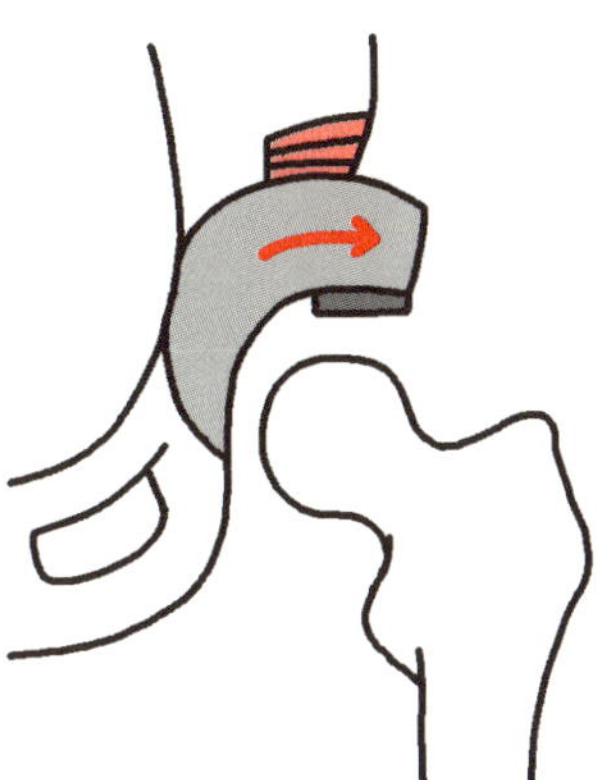

股関節の近くの骨盤をドーム型に切り、回転させて臼蓋の覆いをよくする手術。軟骨が十分に残っている場合に適応。

変形性股関節症の主な手術法（続き）

③人工関節置換術

セメント非使用型　**ハイブリッド型THA**　**セメント使用型**

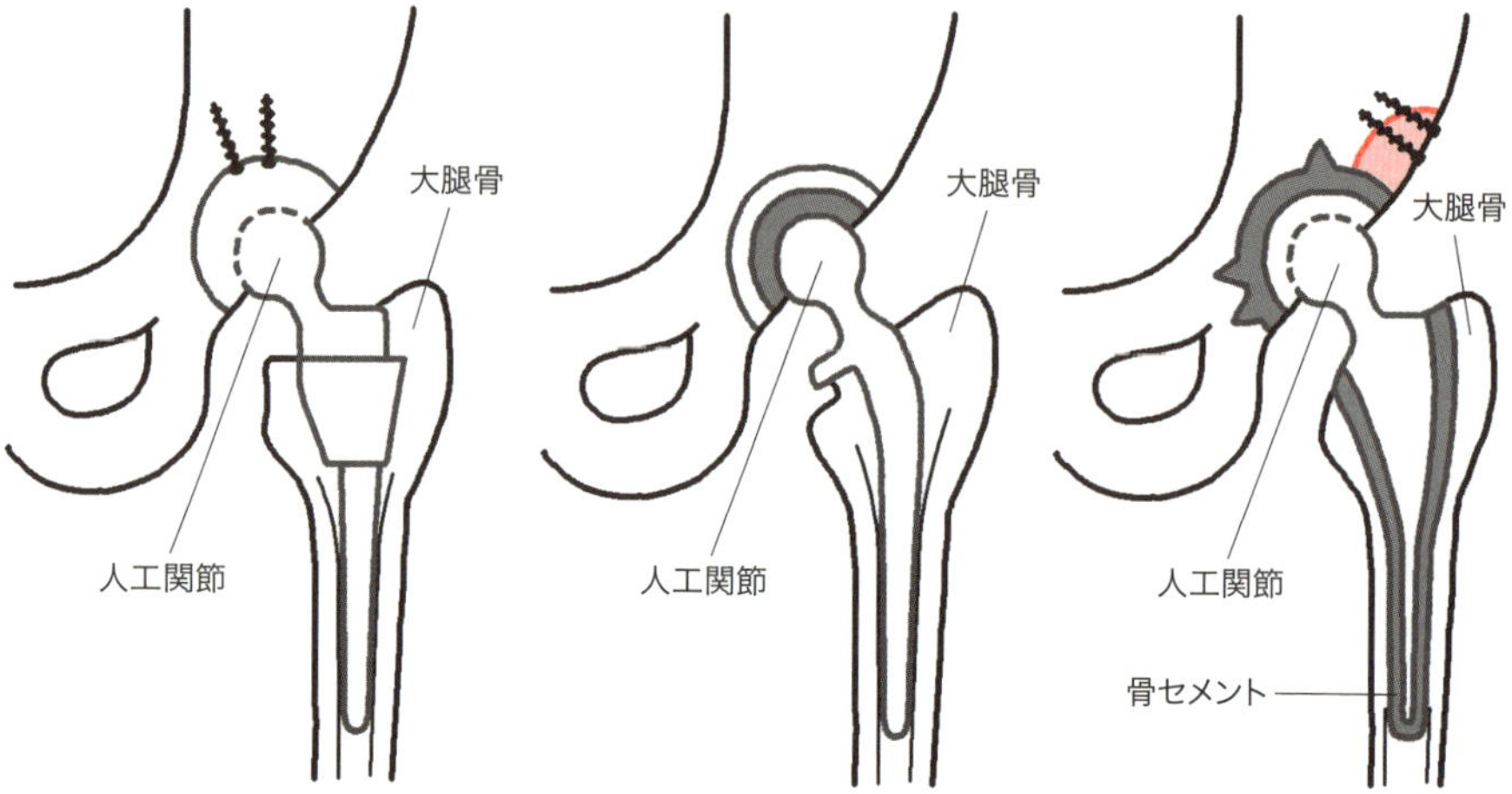

大腿骨の骨頭を切り、新しく受け口をつくり、人工関節を設置する。セメント使用型は、骨セメントを使って、骨と人工関節を結合させる。セメント非使用型は、骨セメントを使わず、骨に金属が進入することで人工関節が固定される。ハイブリッド型は、片側は骨セメントを用い、もう片側は骨セメントを用いずに結合させる。

⑤大腿骨骨切り術

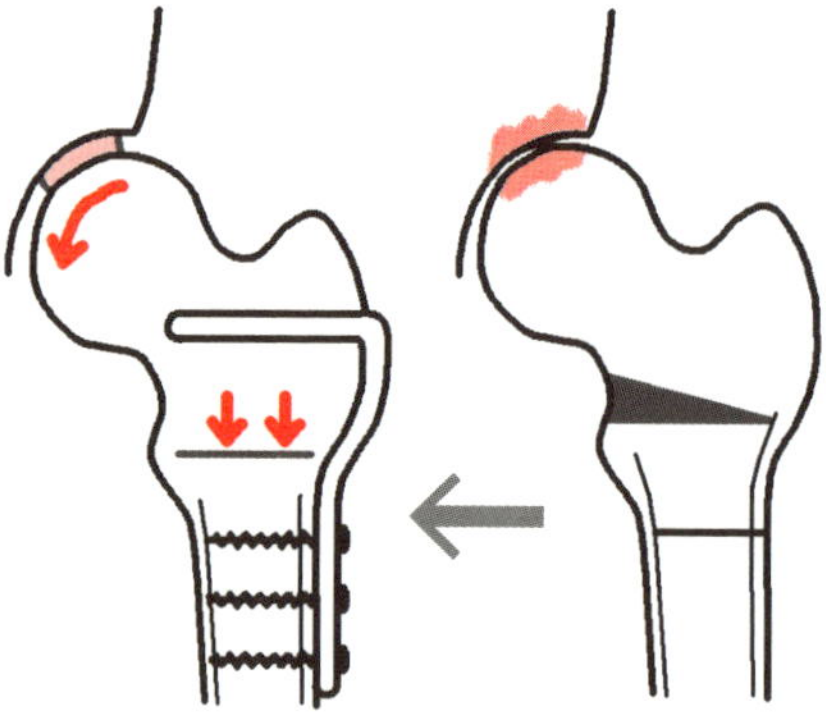

大腿骨を少し切り、骨頭を内側や外側へ倒し、くっつける（イラストは内反骨切り術）。

④棚形成術

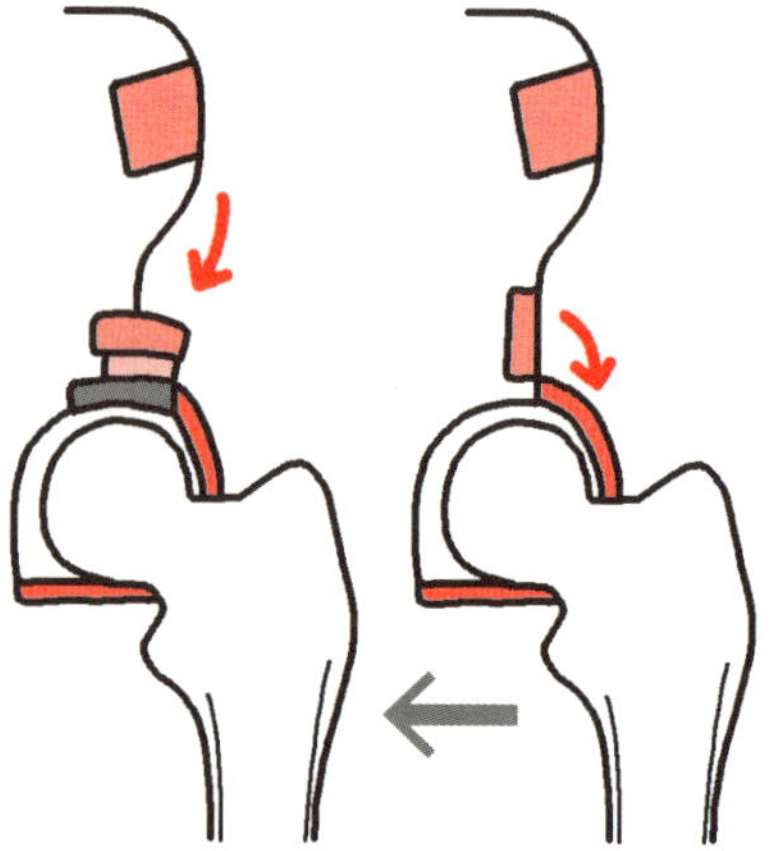

形成不全のある臼蓋に、移植する骨を持ってきて、新しい棚（臼蓋）を作る手術。比較的臼蓋形成不全の強くない、初期の股関節症に効果がある。

第3章

ひざと股関節を強くするストレッチをマスターする

痛みをとるには、関節や筋肉の柔軟性を保つことが大切です。この章では、自宅で誰でも手軽に行えるストレッチを紹介します。毎日欠かさず行えば、痛みが軽減するはずです。

脚の状態チェック――ひざ痛・股関節痛が出やすいか、自分でわかる

1 あなたの脚はO脚? X脚?

O脚

X脚

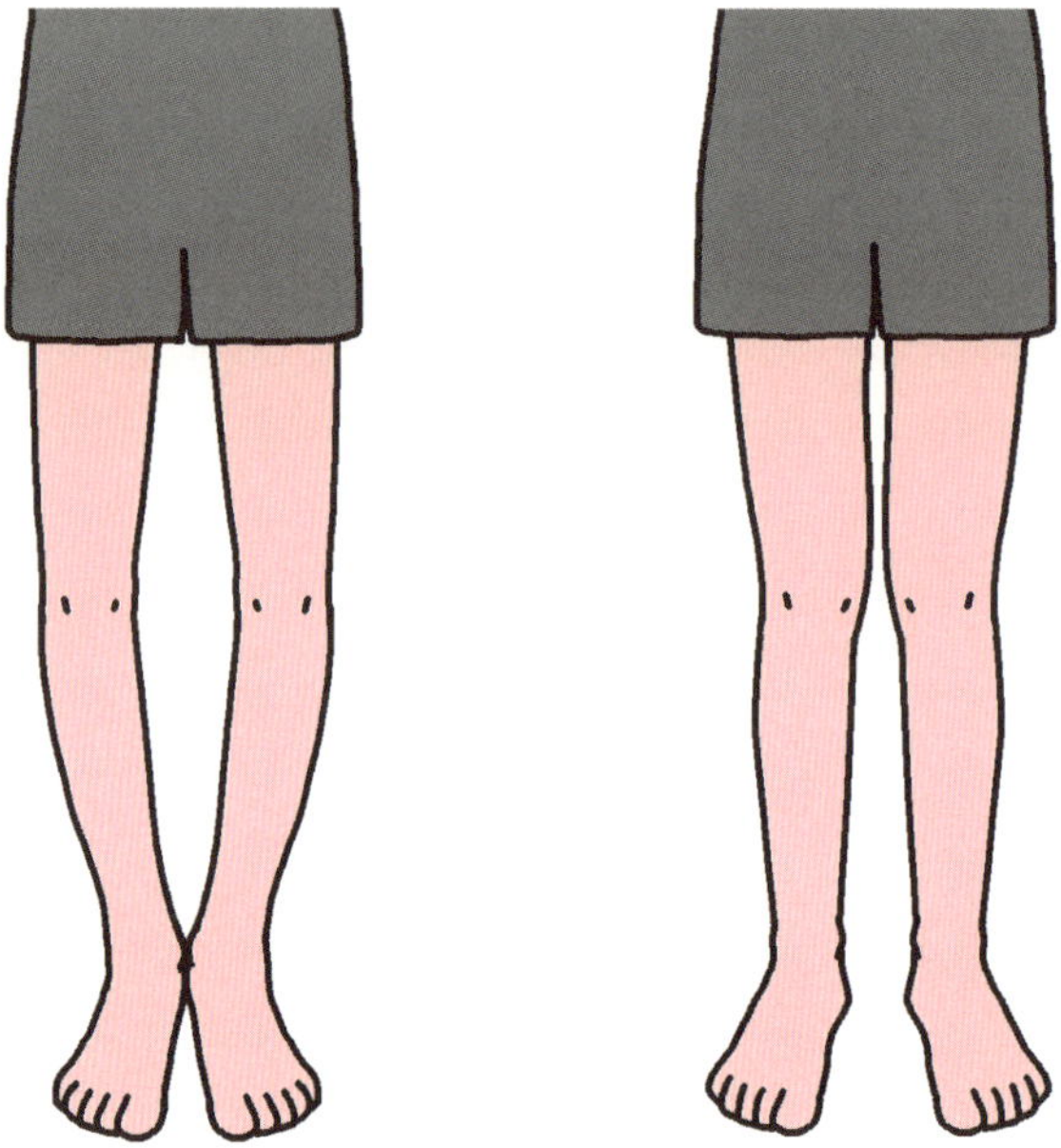

立った状態で正面から見て、脚の内くるぶしどうしはくっついているのに、ひざの内側がくっつかず2センチ以上隙間がある場合はO脚。

立った状態で正面から見て、ひざの内側どうしはくっついているのに、内くるぶしがくっつかず2センチ以上隙間がある場合はX脚。

2 足首はどのぐらいまで曲がる?

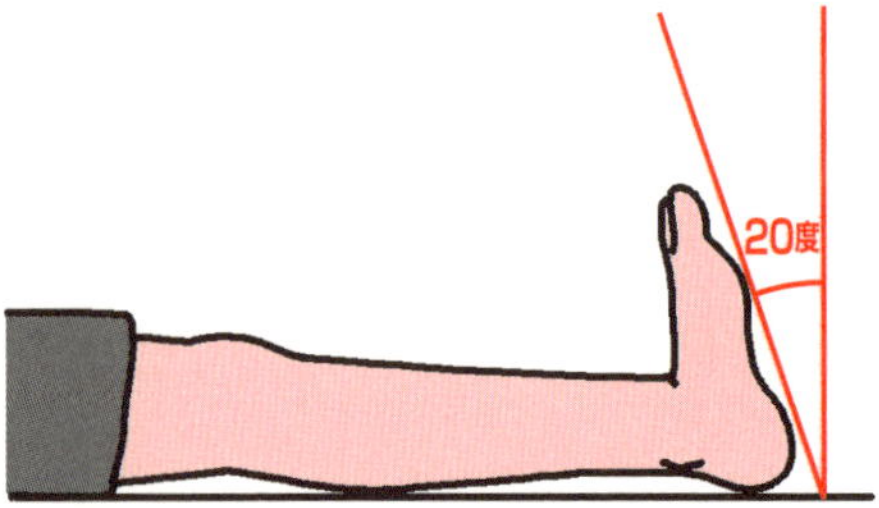

あお向けになり、ひざを伸ばした状態で足首を手前に曲げる。足首が20度以上反らないときは、関節の柔軟性が低いと判断される。

3 あぐらと女の子座り。どっちをよくする? しやすい?

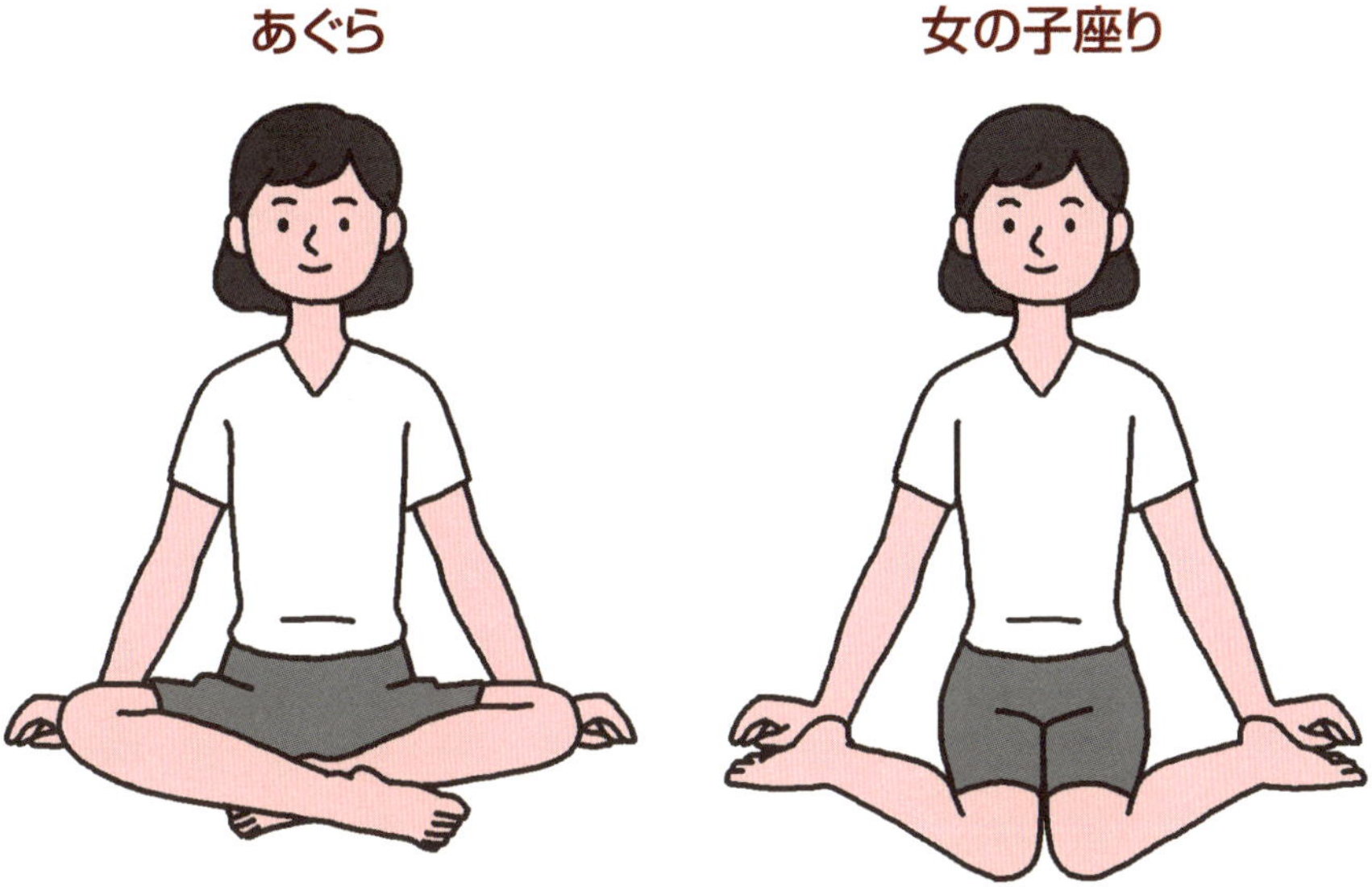

女の子座りがしやすい方が、大腿骨のねじれが強く、ひざや脚にねじれの負担がかかりやすい。

4 脚はどのぐらい開く?

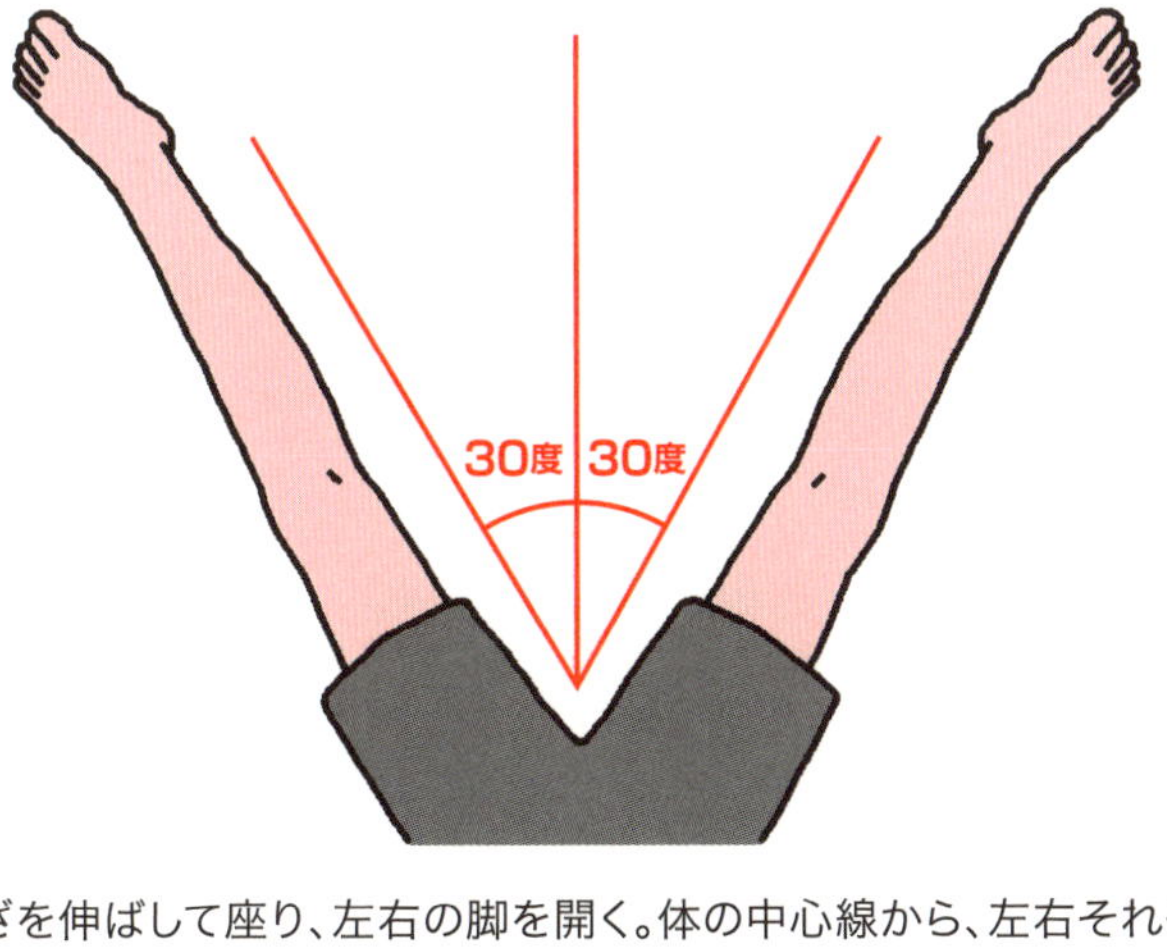

ひざを伸ばして座り、左右の脚を開く。体の中心線から、左右それぞれ30度以上開かない場合は、股関節の可動範囲が狭いと判断される。

ストレッチの前に①

ひざのお皿の位置を見つける

ストレッチを始める前に確認しておきたいのが、ひざのどの部分が痛いのかということ。痛む場所を正しく把握しておかないと、ストレッチをしても効果がありません。自分が思っていた場所とは違うところが痛いこともあるので、**痛いのは前なのか、うしろなのか、内側か外側か、あるいはひざの中が痛いのか、実際に指で押しながら確かめます。**

重要なのはひざのお皿（膝蓋骨《しつがいこつ》）の位置。ひざのお皿は、痛む場所を探す際の目印です。そこでまず、自分のひざのお皿の正確な位置を指で探って把握してください。

ひざのお皿の見つけ方

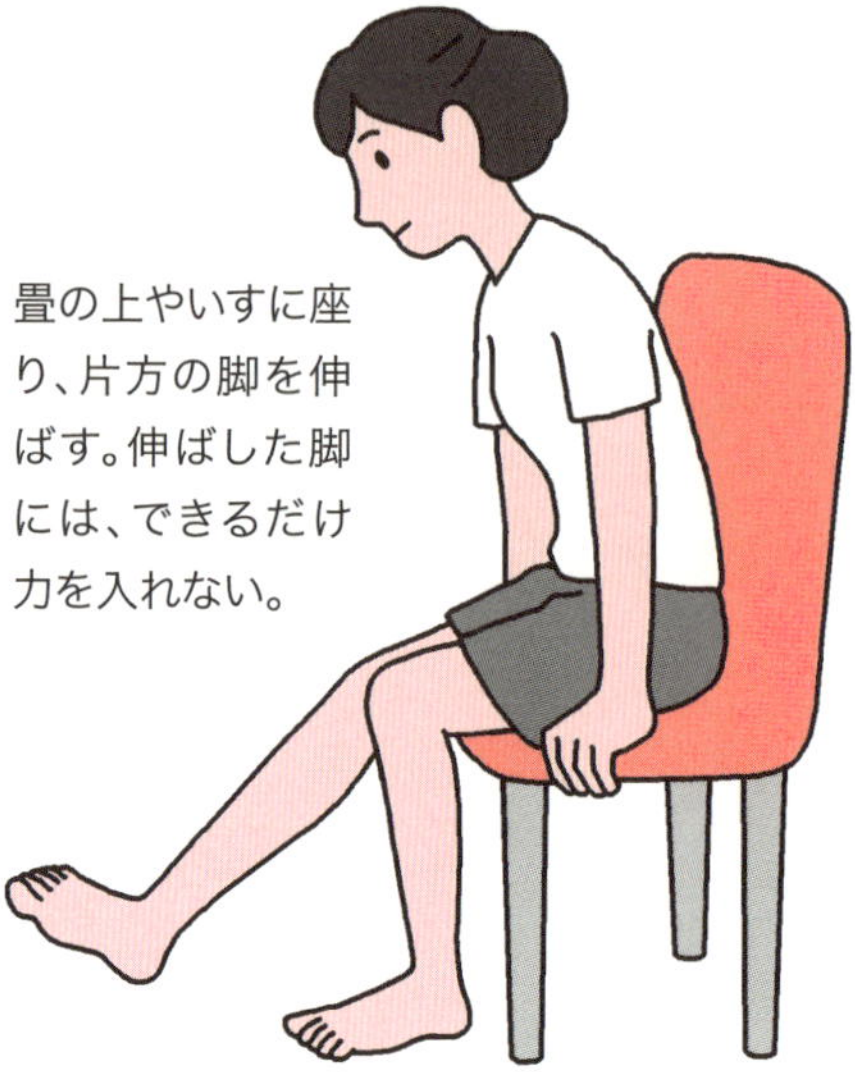

1 畳の上やいすに座り、片方の脚を伸ばす。伸ばした脚には、できるだけ力を入れない。

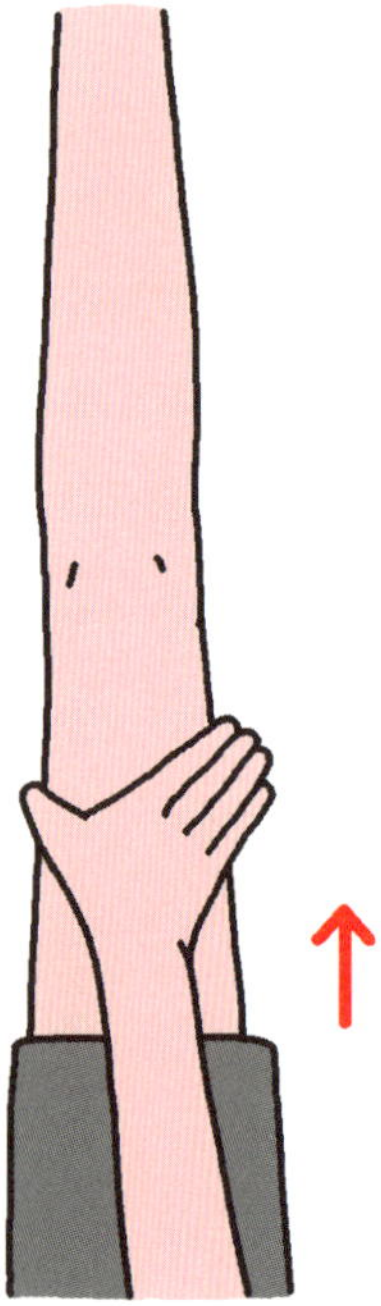

2 伸ばした脚側の手の親指と人さし指をL字型にし、ももからひざに向かって下げる。

3 もう片方の手も親指と人さし指でLの字型にし、すねからひざに向かってなで上げる。

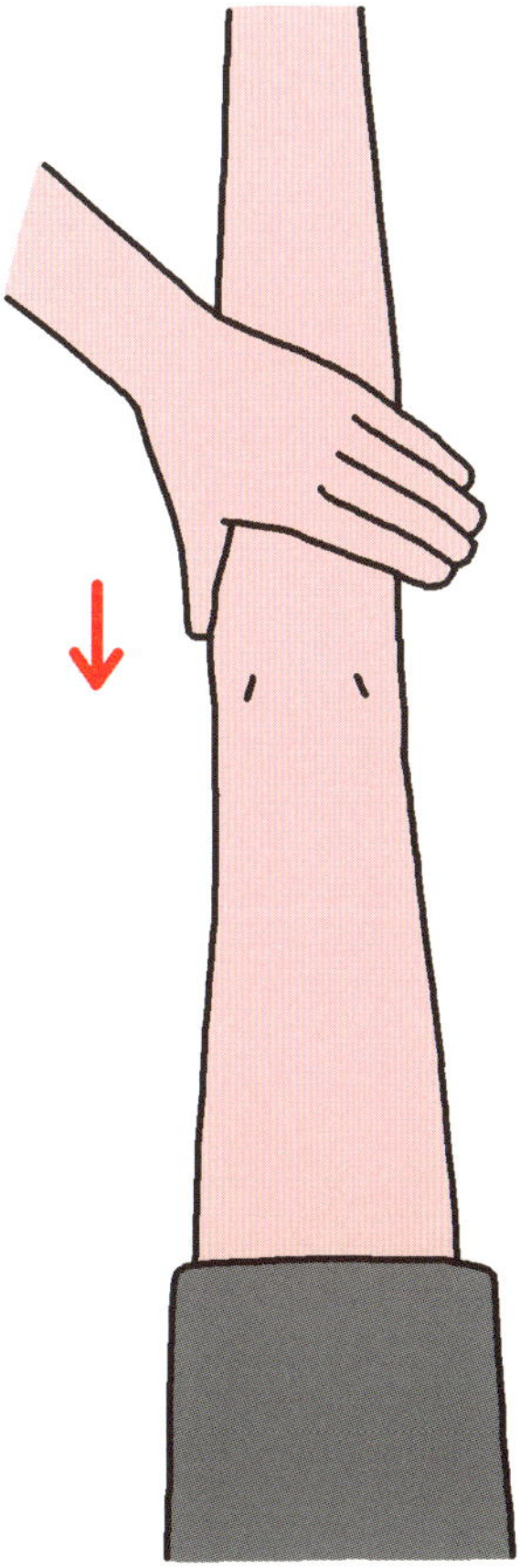

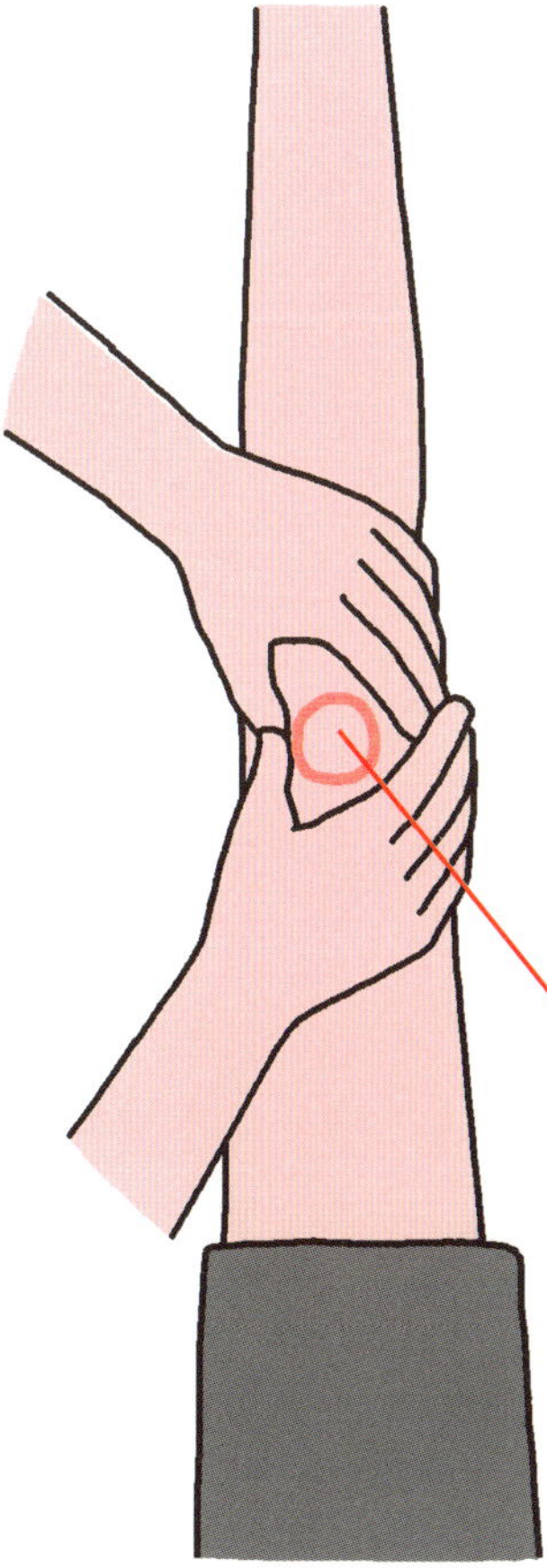

できれば

お皿の位置と大きさを見失わないために、マジックなどで印をつけておくとよい。

4 両方の手が、楕円形の骨でとまる。ここがひざのお皿。

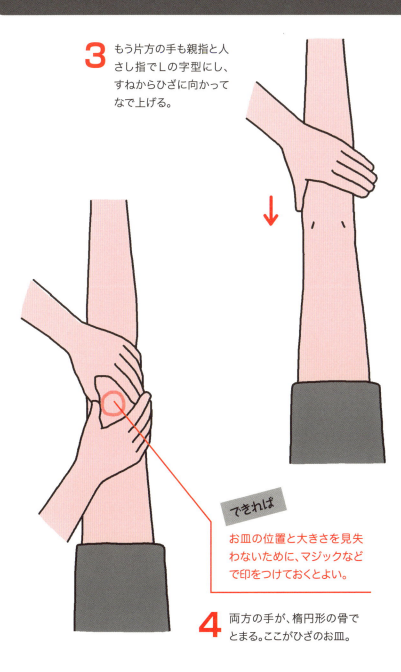

ストレッチの前に②

お皿を動かしてみる

自分の指でひざのお皿を探し当てたら、動かして確認しましょう（上図）。ポイントは、**脚の力を抜いて行うこと。**力が入っていると、お皿が動かないので確認できません。脚を伸ばし、リラックスした状態でチェックしましょう。

親指と人さし指の腹をお皿の上下の縁に当て、もう片方の手の親指と人さし指を反対側の縁に当て、お皿を上下に動かします。お皿を横から押すのではなく、**お皿をつかむように上下に動かします。**するとお皿は上下各2センチほど動きます。個人差があり、1センチ程度の場合もあります。

ひざのお皿の動かし方

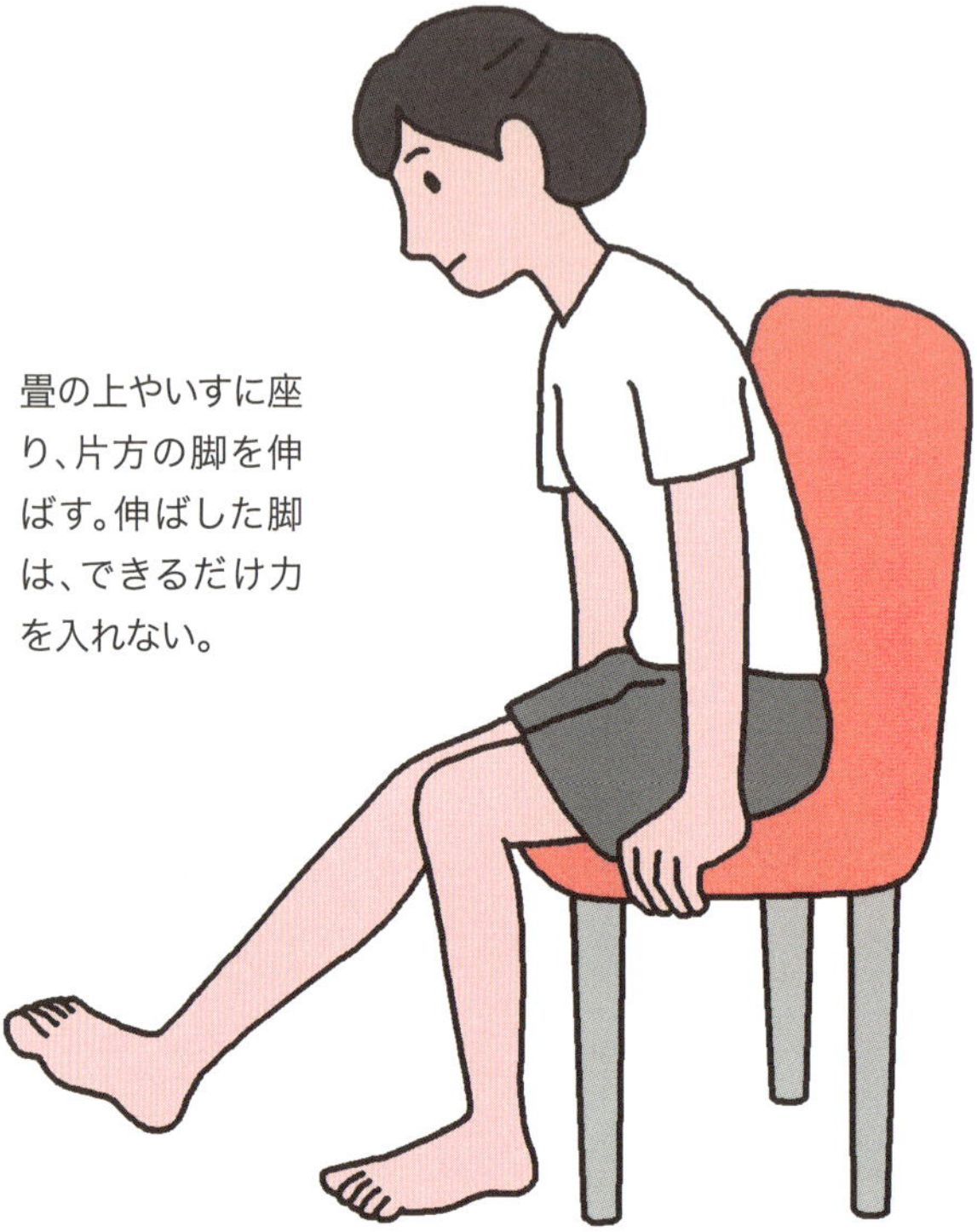

1 畳の上やいすに座り、片方の脚を伸ばす。伸ばした脚は、できるだけ力を入れない。

2 P76〜77で見つけたお皿の位置に、親指と人さし指の腹を当てる。

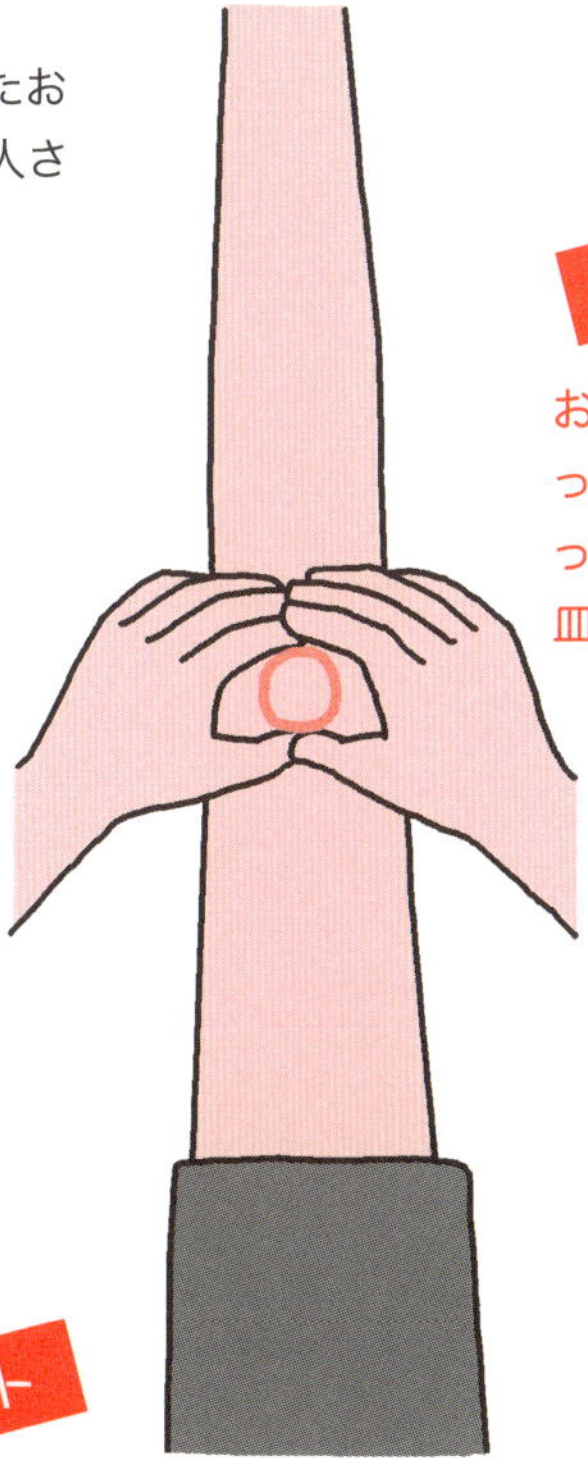

ポイント

お皿のへりにしっかり指が当たっていないと、お皿は動かない。

3 親指と人さし指の腹で、上から下へ、下から上へ交互に少し強めに押す。

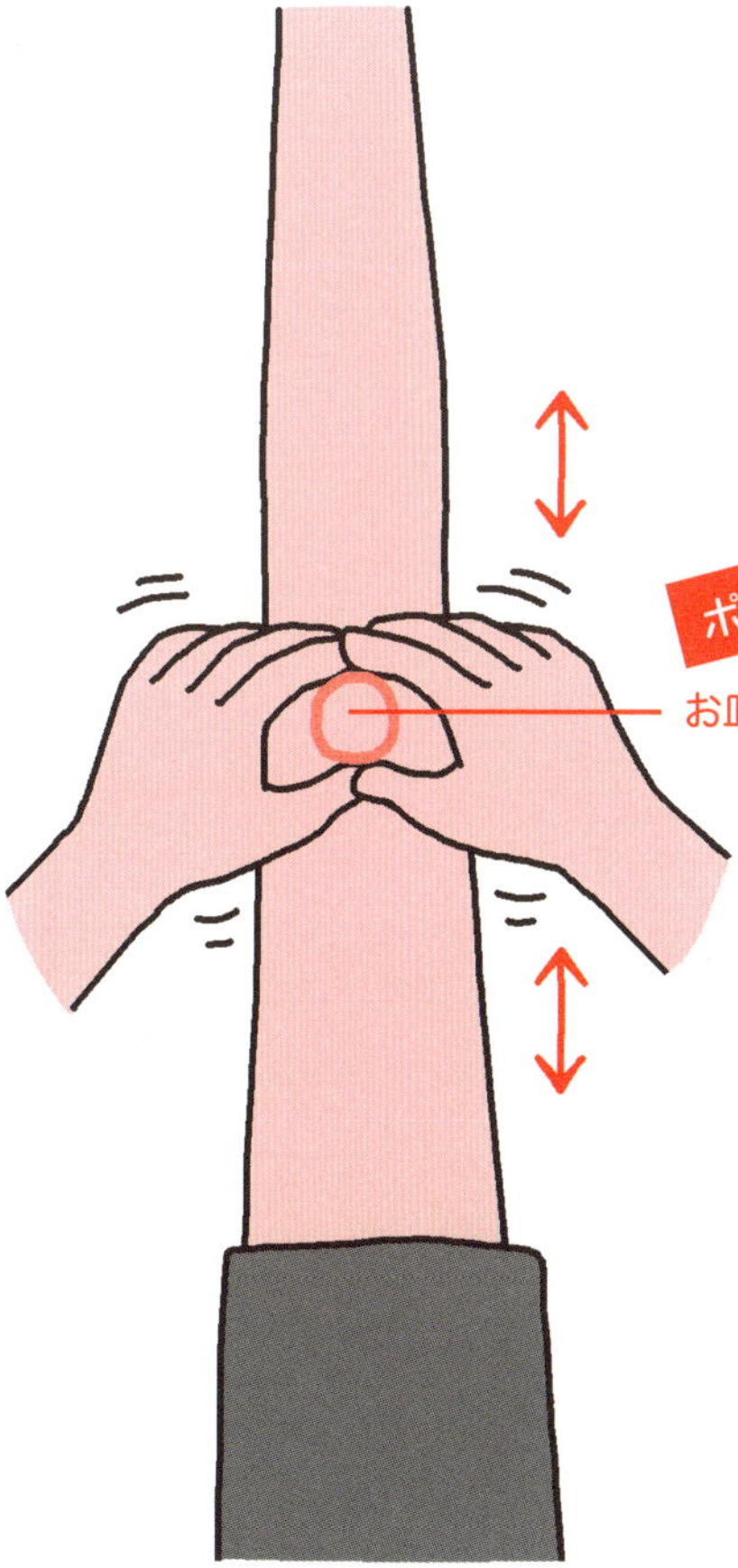

ポイント

お皿をつかむように押す。

先生、教えて!

お皿の位置がわかりません…

自分が触っているのが本当にひざのお皿なのか、よくわからないことがあります。

その場合、足にグッと力を入れてみてください。つま先を反らせるようにして脚に力を入れると、お皿は動かなくなります。次に、力を抜いた状態でもう一度お皿を動かしてみれば、自分のお皿を正しく把握することができます。

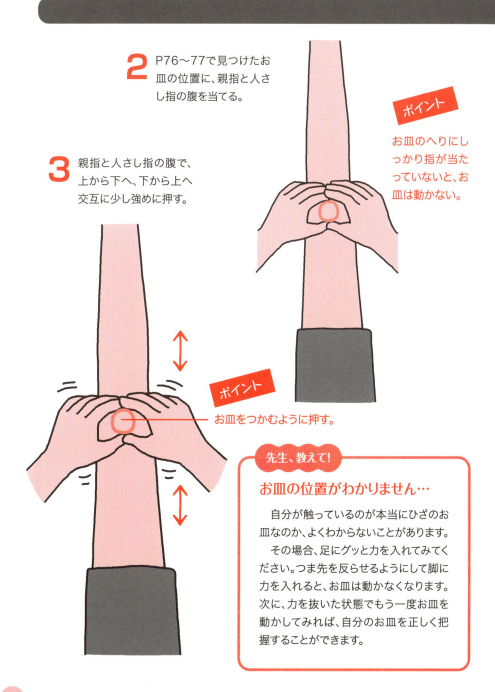

ストレッチをするときのルール

痛くても押す

ひざのお皿を見つけて動かしたら、ストレッチを行います。ここでいうストレッチとは、体操のようなものではなく、局所的なマッサージや指圧に近いものです。

痛みがある部分をわざわざ押したりして大丈夫だろうかと心配に思う人もいるでしょうが、この方法はとても効果的です。

痛みがある部分は、筋肉や腱《けん》が硬くなり、血行も悪くなっています。そのままにしておくと、ますます痛みが強くなるばかり。**ストレッチで痛む部分を押すことで、筋肉や腱がほぐれ、血行が促進されて痛みがとれてきます。**

お皿をよく動かして柔軟性を高める

ひざの痛みをとるには、ひざのお皿をよく動かして、お皿の柔軟性を高めることが必要です。

ひざのお皿の位置を正しく把握し（P76）、マジックなどで印をつけてから行うとよいでしょう。**お皿は意外と小さいもの**です。

ひざが痛い人はお皿の動きが悪いことが多く、動きの悪い方向が強く痛むケースが見られます。自分でひざのお皿を動かしてみると、どっちに動かしたときにより痛みが強くなるか、どっちの方向に動きが悪いかがよくわかります。こうした異常を探りながら、**毎日ストレッチを続けます。続けていくとお皿の柔軟性が改善し、痛みが軽減されてきます。**

起床時と就寝前に行う

ひざの関節は、体を支える、立つ、歩く、座るといった日常の動作を行うため、1日のうちに何度もくり返し動かします。朝起きてから夜寝るまでの間、ひざには負担がかかり続けるので、ストレッチを行う時間帯も重要です。

ひざが痛い人は、朝起き上がっていきなり動き始めるとひざへの負担が大きすぎます。まずは布団の中でストレッチを行って、動かす準備をした方がよいでしょう。

夜のストレッチは1日の疲れをとり、ひざをほぐすために有効です。朝晩1回ずつ、ストレッチを行うことで、ひざの痛みをやわらげる効果が期待できます。

ストレッチを行う順番

1 基本のストレッチ（→P82）
↓ 脚に力を入れたり、足首を前やうしろに反らす。
↓
2 お皿のストレッチ（→P85）
↓ お皿を動かしたり、お皿の縁を押したりする。
↓
3 ひざ伸ばしストレッチ（→P89）
↓ ひざを伸ばして、強めに押す。
↓
4 痛い部分のストレッチ
ひざの痛い部分を押す。

痛い部分のストレッチのコツ

- 痛む場所を見つけたら、痛みがやわらぐまで押す（1～5分程度押していると、楽になってくる）。
- お皿を動かしながら、痛みを感じる程度の強さに押す。
- お皿の位置を正確に把握するのがポイント。
- 朝と晩、毎日行う。
- 耐えられるギリギリの強さで押す。

※ますます痛くなったら、ストレッチに適さないひざ痛

ストレッチは順番を守ることが重要

ストレッチは、いきなり痛い部分から始めてはいけません。ふつう、無意識のうちに痛い部分をかばっています。そのため、りきんで余分な力が入り、ひざ関節周囲の組織や筋肉が緊張しています。また、血管が圧迫されて、血行も悪くなっています。そんな状態でストレッチをしても効果はありません。そこで、**痛みのない周辺のストレッチから始めます。**

基本のストレッチ（P82）でひざの表側と裏側の筋肉を伸ばしたり、足首をやわらかくほぐします。次にお皿のストレッチ、ひざ伸ばしストレッチ、最後に痛む部分のストレッチへと進みます。

ひざの痛みをとる共通のストレッチ①

基本のストレッチ

ひざの表側を伸ばす

1 あお向けになり、両脚を伸ばす。

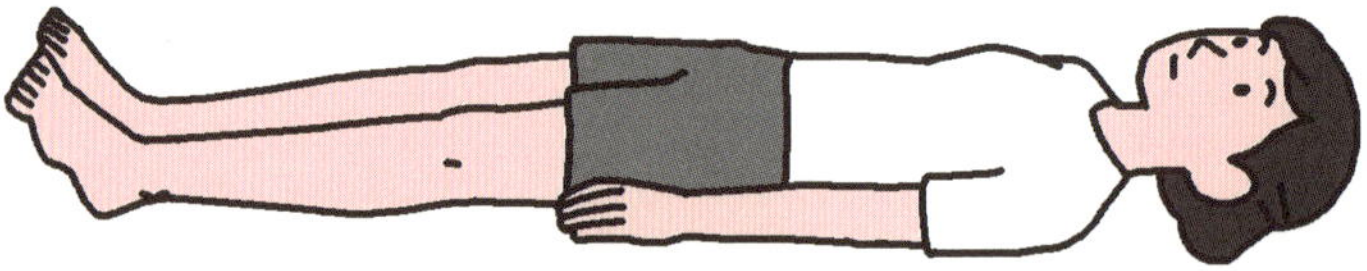

ポイント

このとき、両足首を上に反らせると、やりやすくなる。

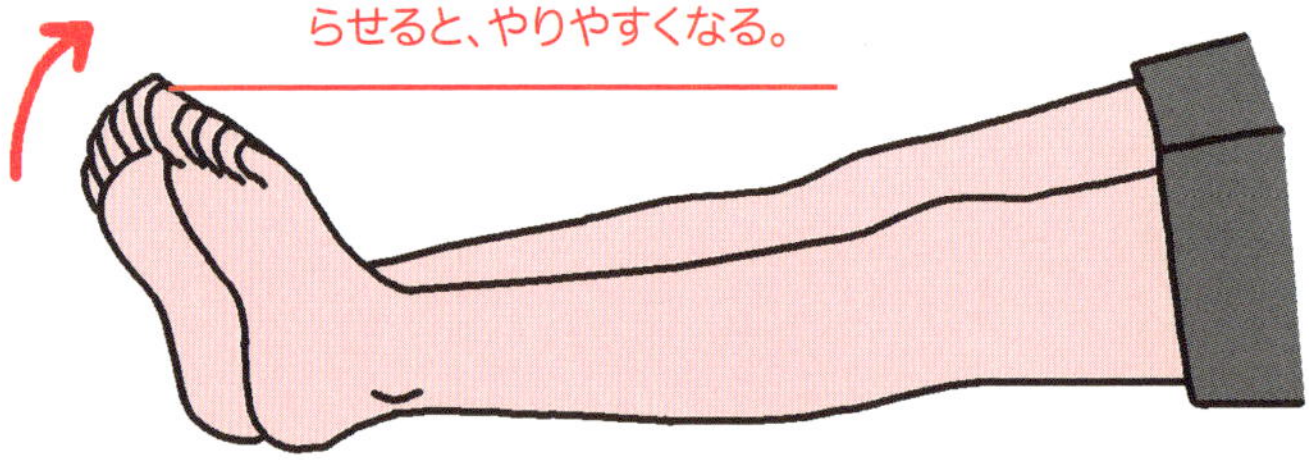

2 両脚のかかとを床につけたまま、両ひざを力いっぱい伸ばすような気持ちで両ももに力を入れる。これを20回くり返す。それを1セットとし、1日に2～3セット行う。

ひざの曲げ伸ばしが楽にできるようにする

ひざが痛い人の多くは、動かすと痛みが起こるため、ひざを動かさないようになりがちです。ところが、ひざの曲げ伸ばしを避けていると、ひざ関節を包んでいる関《かん》節包《せっぽう》や、ひざとつながっている筋肉、筋肉と骨をつないでいる腱《けん》、骨どうしをつなぐ靭帯《じんたい》などの組織が、線維化や萎縮《いしゅく》を起こし、硬くなってしまいます。その結果、関節の柔軟性が損なわれ、ひざの曲げ伸ばしがつらくなり、さらに痛みが増すという悪循環に陥りま

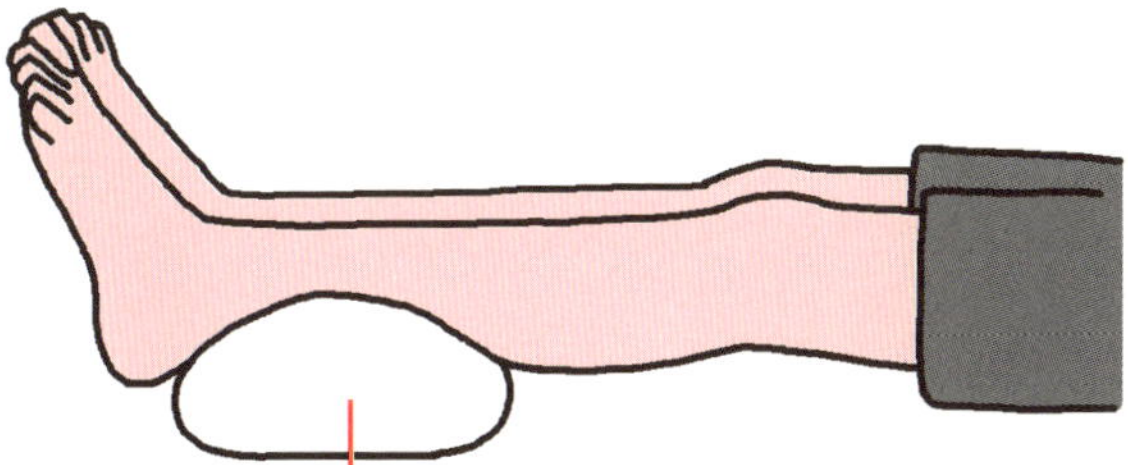

やりにくい場合

足首の下に枕を置いて行うと、よりやりやすくなる。

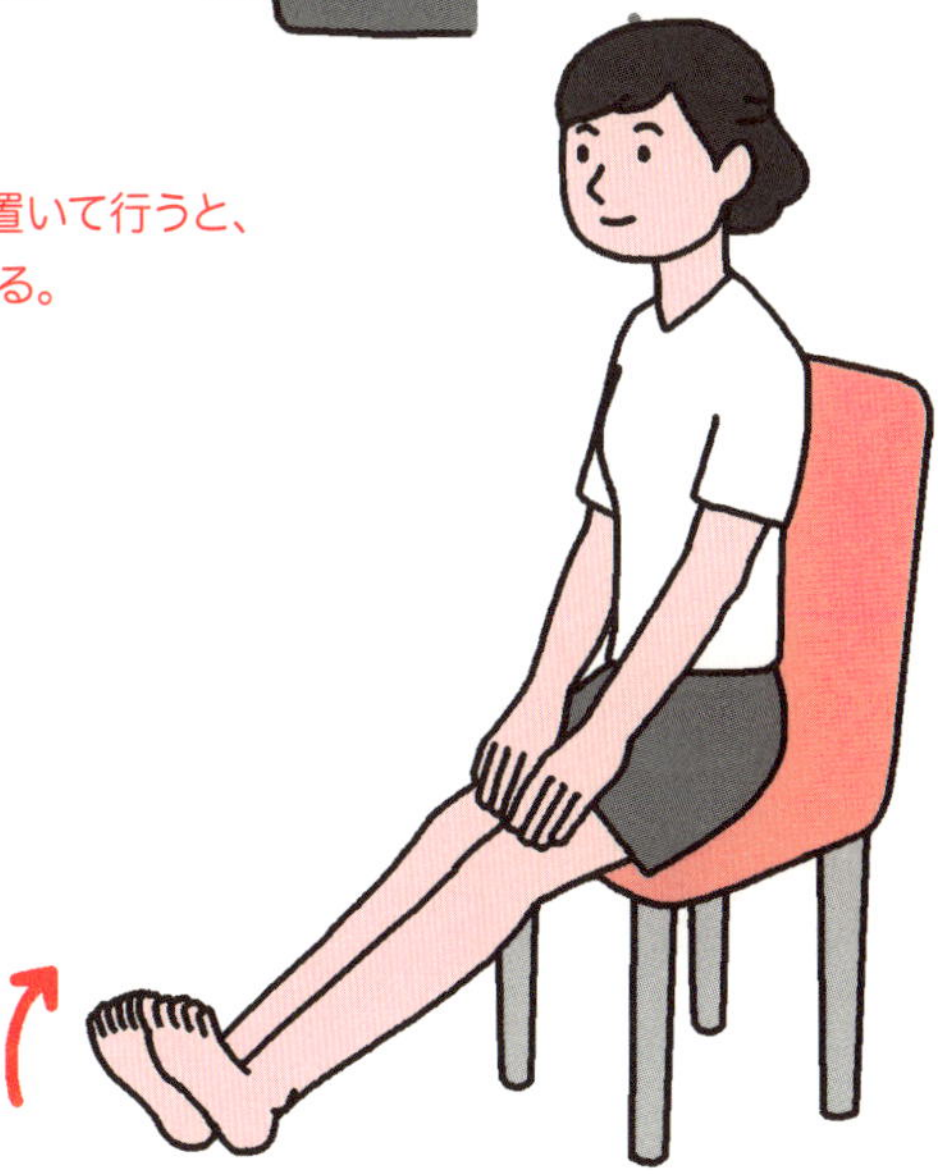

いすに座ってもできる

つま先を立てて、行う。

す。これを断ち切るには、**痛くてもストレッチを行うこと。**続けていくと、楽にひざの曲げ伸ばしができるようになり、ひざの可動域《かどういき》が広がって、痛みもやわらぎます。

ひざの表側、裏側のストレッチで関節を強化

ひざの表側のストレッチでは、ひざを伸ばす役割がある**大腿四頭《だいたいしとう》筋《きん》を強化すると同時に、ひざ関節の柔軟性をつけます。**

ひざの裏側のストレッチは、ひざ関節を曲げるときに使うふくらはぎの腓腹筋《ひふくきん》の強化や柔軟性のアップに効果的です。

表側と裏側のストレッチをセットで行うことで、ひざの曲げ伸ばし両方の筋肉を強化し、スムーズな動きができるようになります。

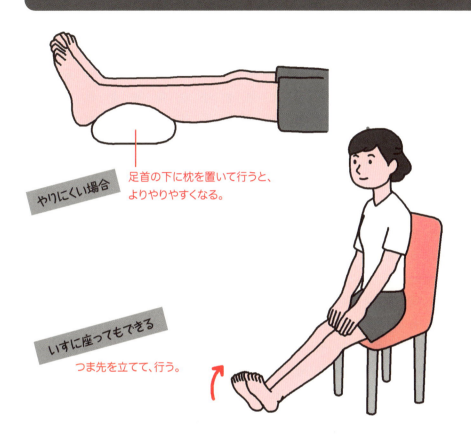

ひざの裏側を伸ばす

1 あお向けになり、両脚を伸ばす。

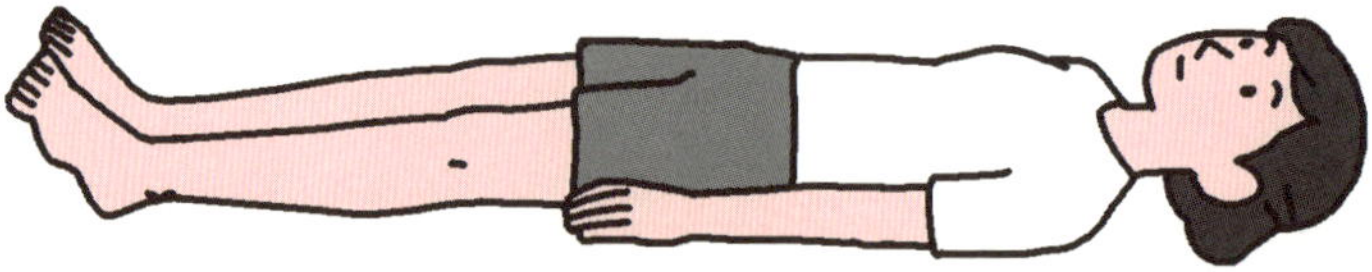

2 両脚のかかとを床につけたまま、両足首をゆっくり、力いっぱい手前に反らし、5秒キープする。

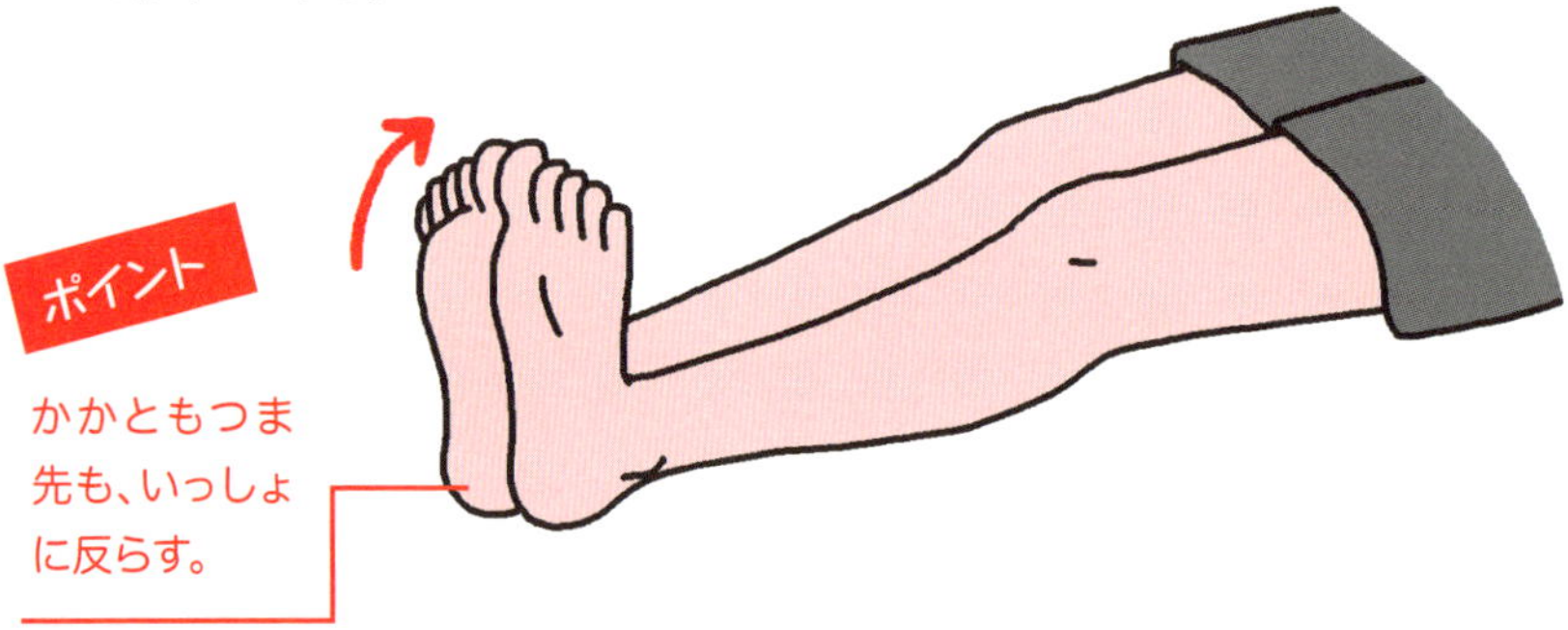
ポイント
かかともつま先も、いっしょに反らす。

3 両足首をゆっくり、力いっぱい向こう側（床側）に曲げ、5秒キープする。いすに座って行ってもよい。

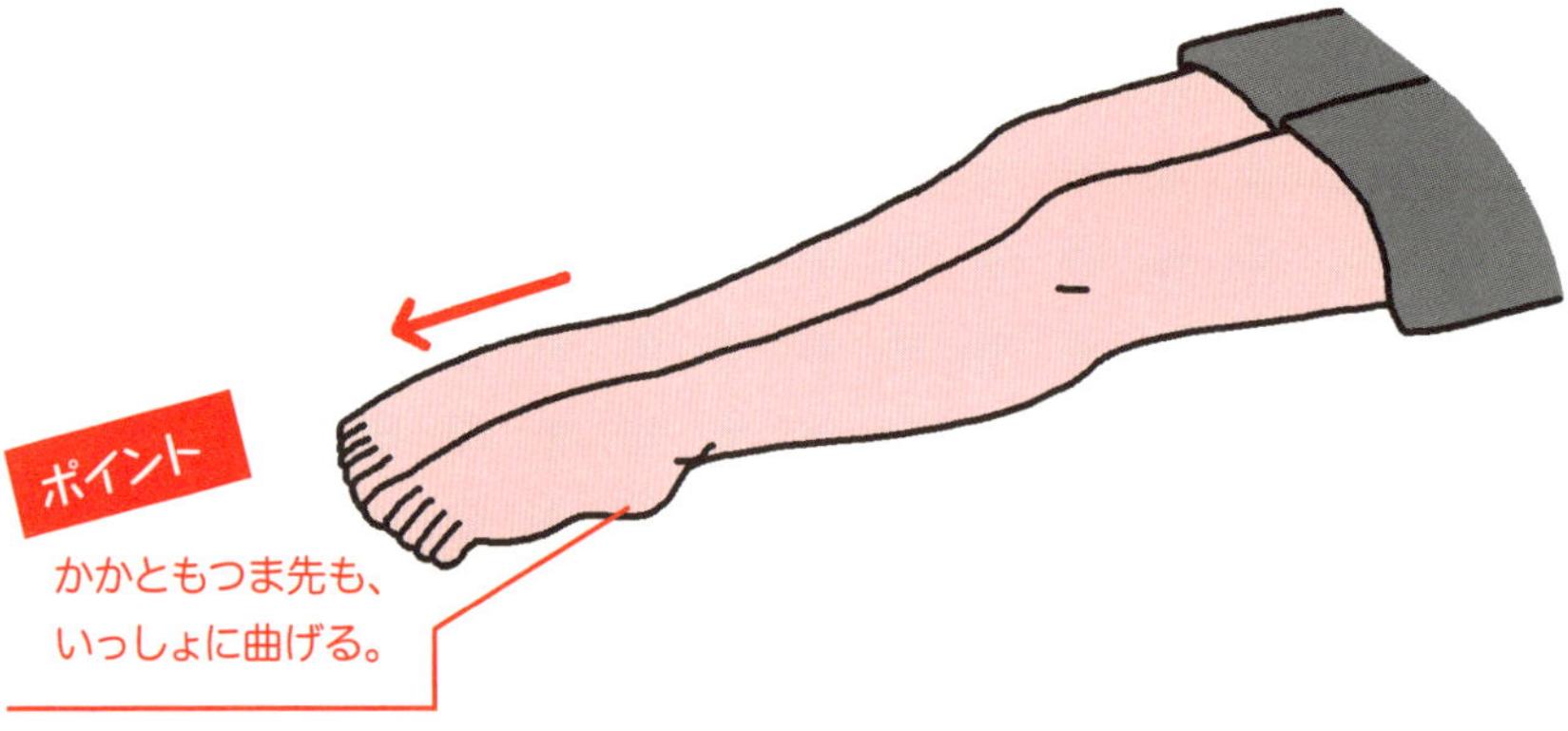
ポイント
かかともつま先も、いっしょに曲げる。

ひざの痛みをとる共通のストレッチ② お皿のストレッチ

ひざ関節の炎症が長く続いていたり、老化によってひざ関節やお皿の周囲の組織が変化して硬くなってくると、お皿の動きが悪くなります。すると、ひざ関節がスムーズに動かなくなり、曲げたり、伸ばしたりするたびに痛みや違和感が出るように。このような場合では、特にひざの前側が痛くなります。また脚の形や、ねじれの強さによっても、お皿がスムーズに動かなくなることがあります。

お皿のストレッチは、**お皿をゆっくりと動かすことで、こわばったお皿の周囲の組織をほぐし、柔軟性を回復させる効果**があります。

お皿のストレッチ

まず、お皿の位置を確認する→P76

1 痛い方の脚を伸ばす。

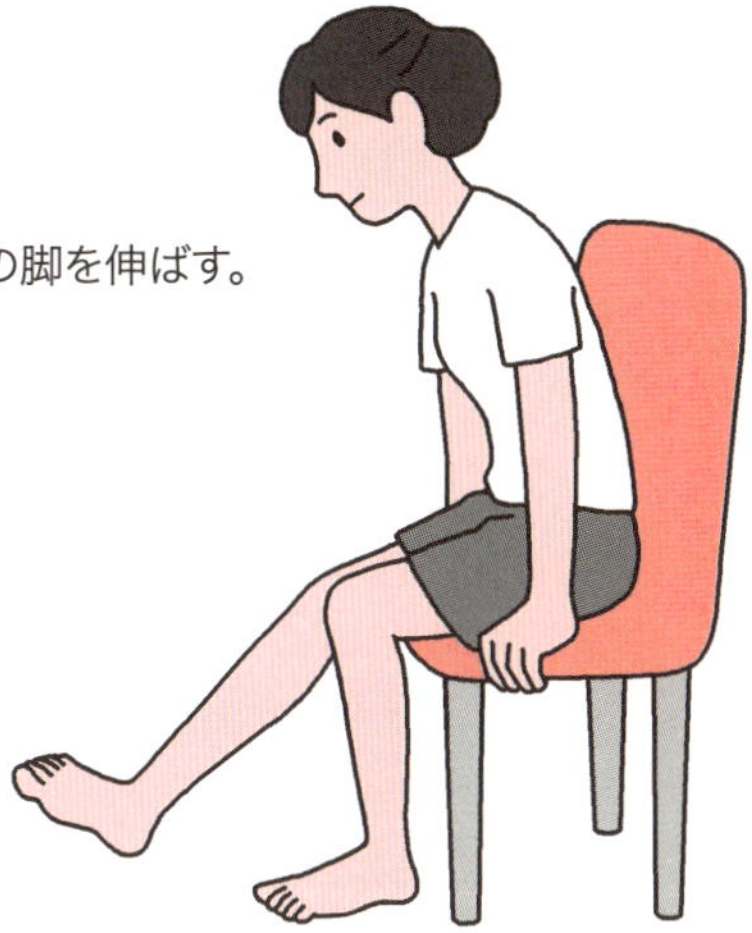

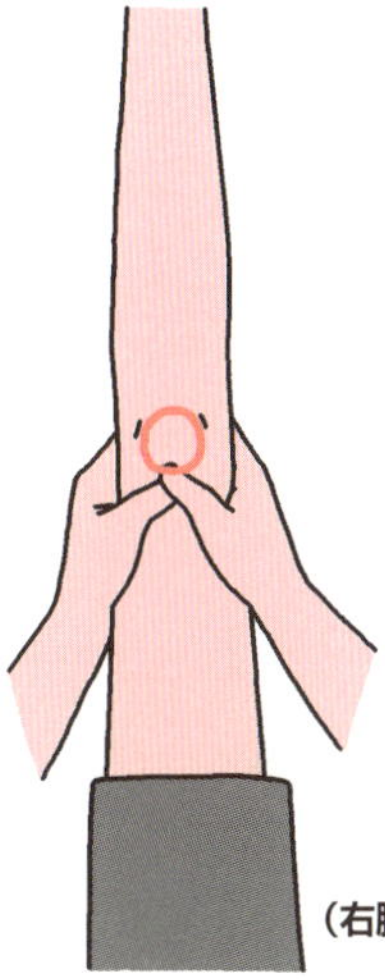

2 両手の親指のつめ部分を重ね、お皿の上中央部の縁に置く。そして少し強めに5秒程度上から垂直に押して、お皿が下に動くのを確認する。これを5回くり返す。そのとき、両手のほかの指は太ももの裏側に当てて支える。

3 両手の親指のつめ部分を重ね、お皿の内側中央の縁に当てる。そして少し強めに5秒程度押し、お皿が動くのを確認する。これを5回くり返す。そのほかの両手の指は、お皿の外側に当てて支える。

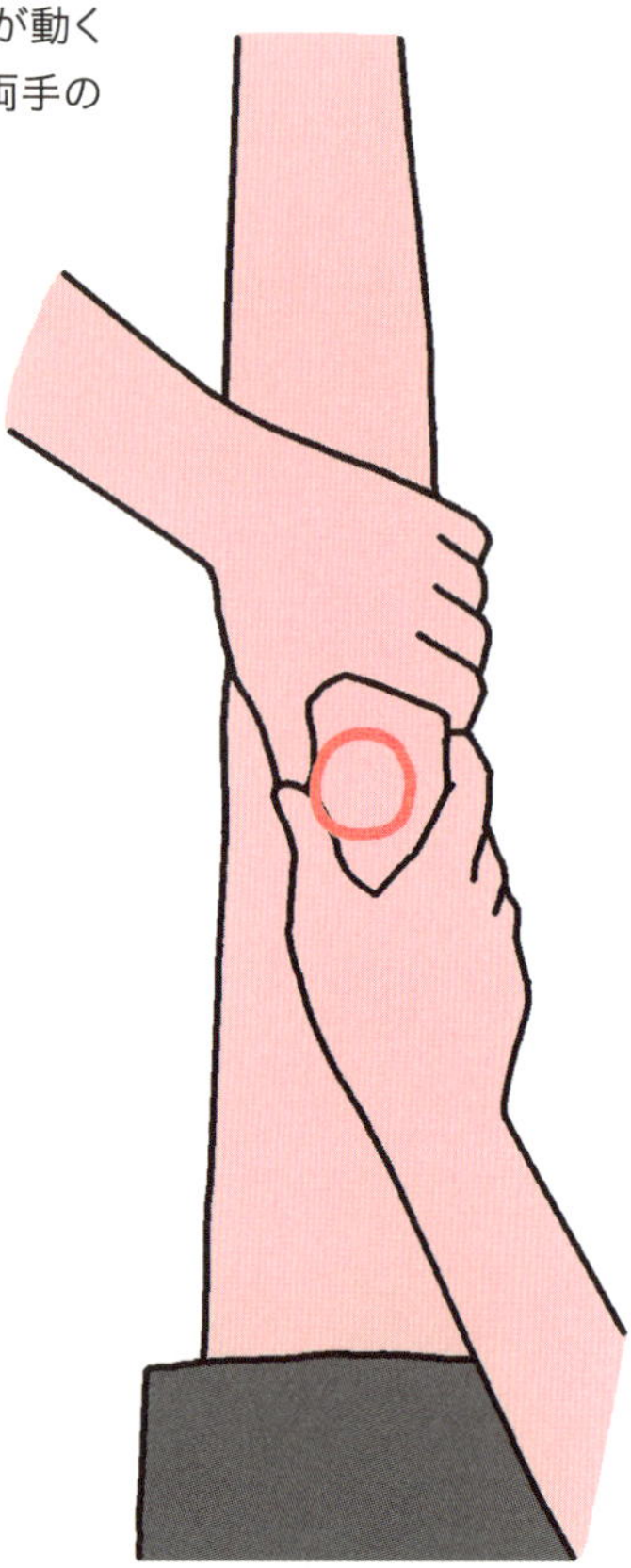

4 両手の親指のつめ部分を重ね、お皿の外側中央の縁に当てる。少し強めに5秒程度押し、お皿が動くのを確認する。これを5回くり返す。そのほかの両手の指は、お皿の内側に当てて支える。

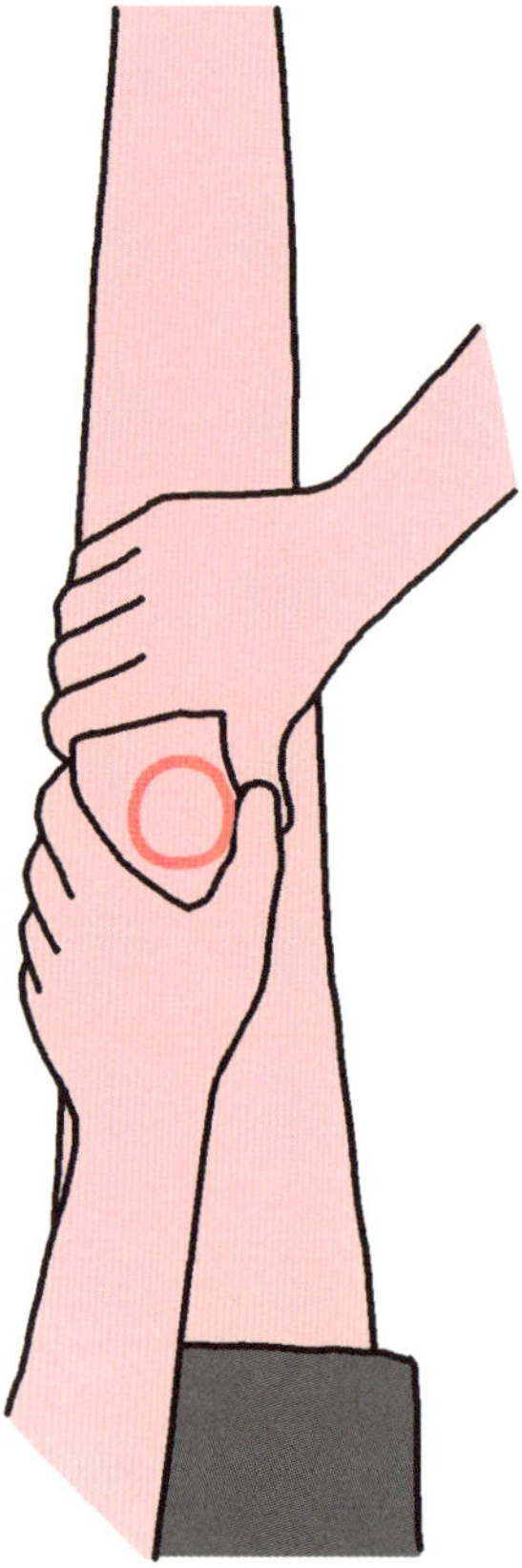

NG! 関節が腫れたり、熱をもっているときは控えめにし、あまり強く押しすぎないように！

5 両手の親指のつめ部分を重ね、お皿の下側中央の縁に当てる。ひざの上方向に向け、少し強めに5秒程度押す。お皿は動かなくてもよい。5回くり返す。そのほかの両手の指は、ふくらはぎの側面から裏側に当てて支える。

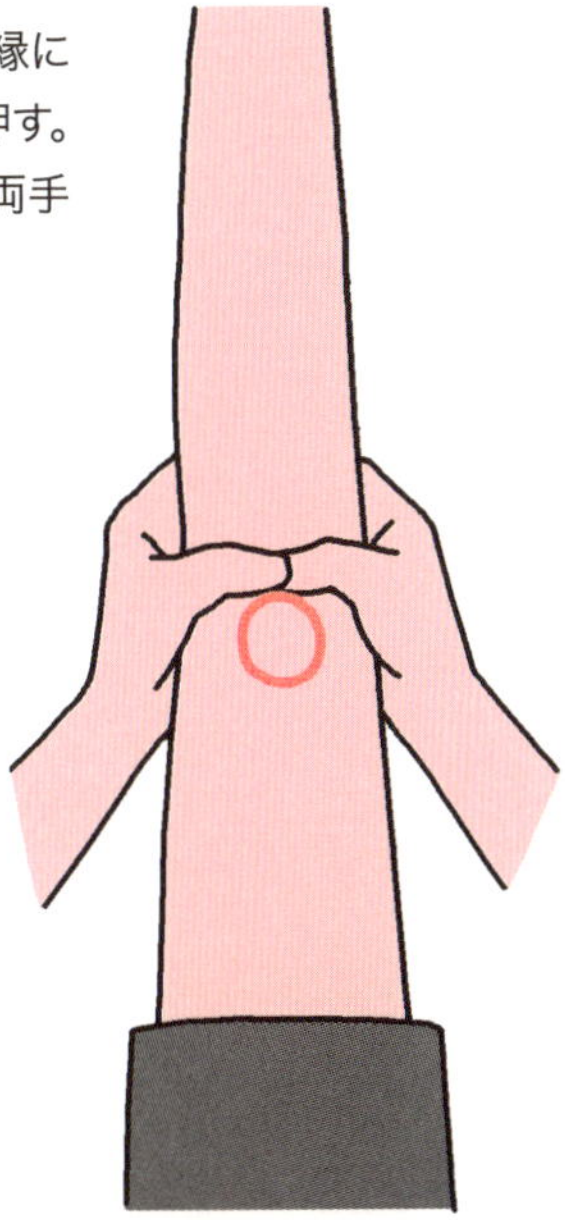

6 ポイントを決める。お皿の下部中央をA、下部中央と内側中央の中間をB、下部中央と外側中央の中間をCとする。

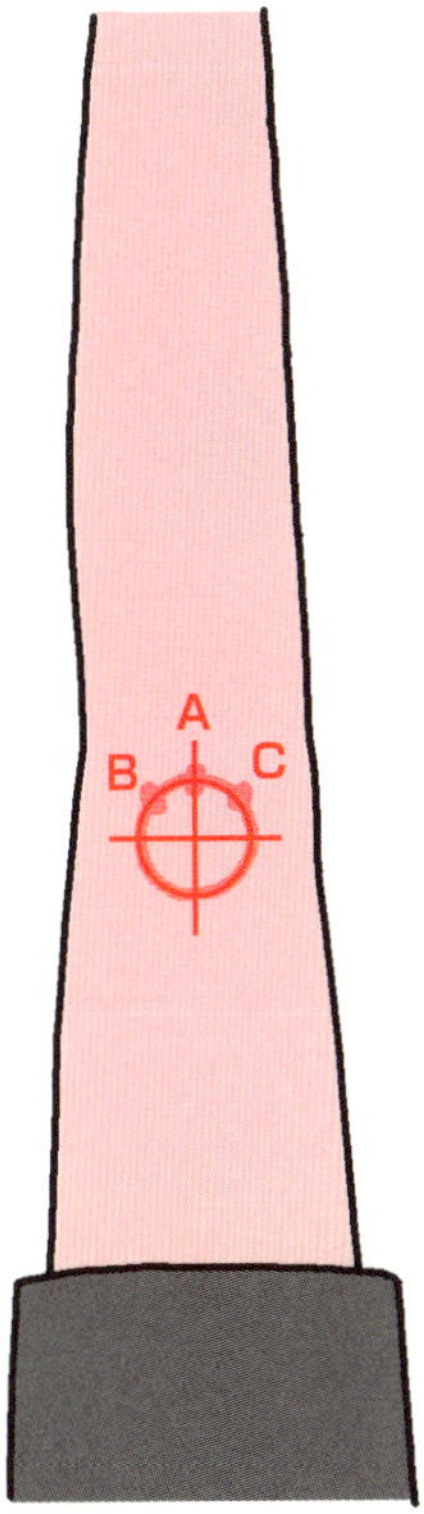

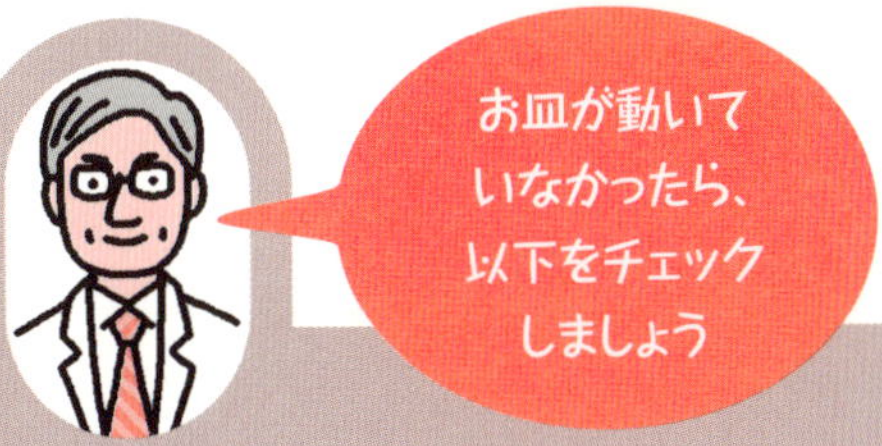
お皿が動いていなかったら、以下をチェックしましょう

1 お皿の上端と下端に指がぴったりと当たっている?

……指とお皿の間に隙間があるとお皿は動きません。

2 上から垂直に押している?

……お皿の縁を指で動かすのではありません。

3 少し痛いぐらいの強さで押している?

……押して痛みがあると心配になりますが、少し痛いぐらいの強さで押すのがポイントです。

お皿のストレッチ（続き）

7 両手の親指のつめ部分を重ね、Bの部分に当てる。親指の腹をお皿の中央に向け、少し強めに5秒程度押す。これを5回くり返す。そのほかの両手の指は、ふくらはぎの裏に当てて支える。

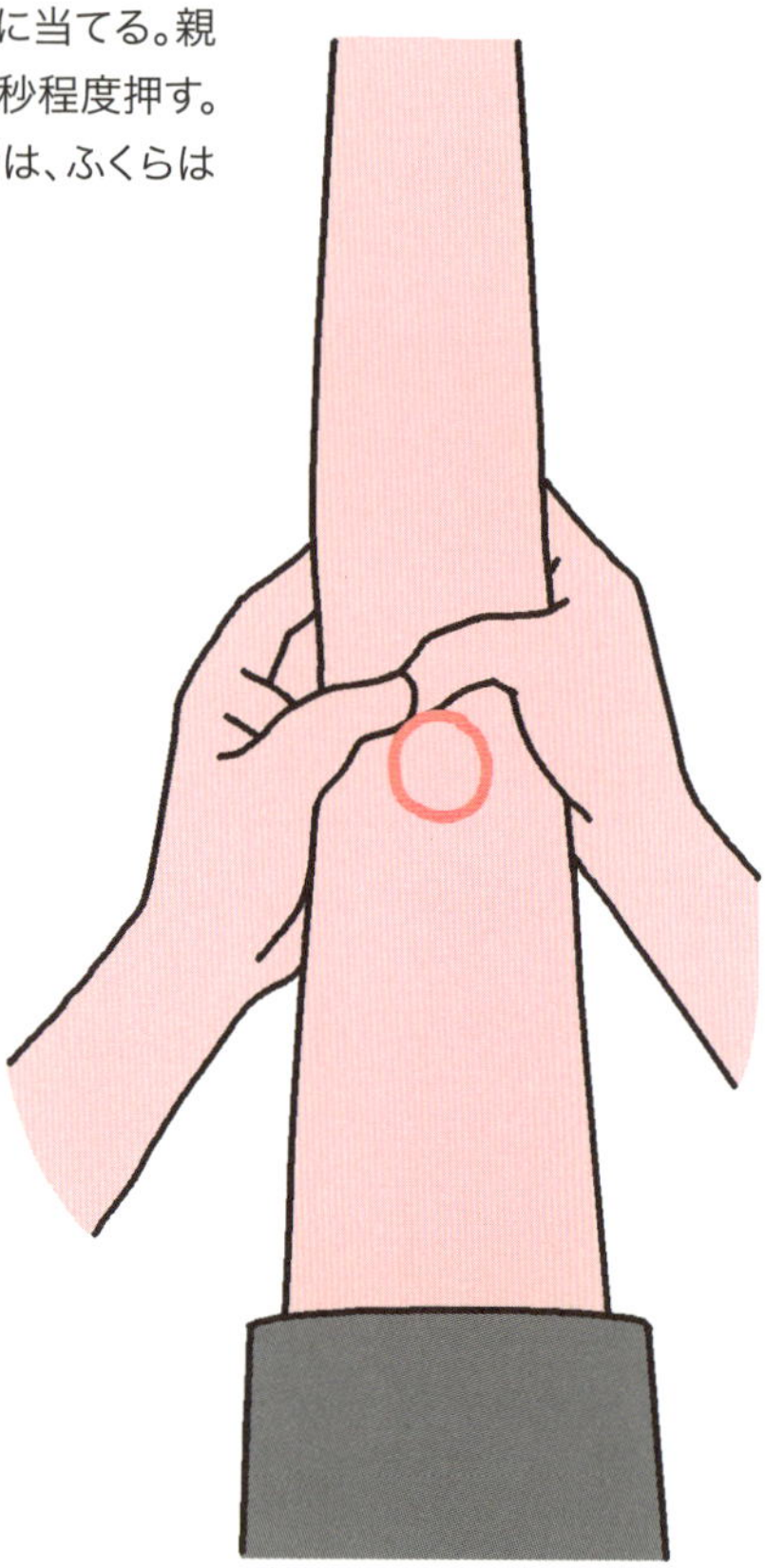

8 両手の親指のつめ部分を重ね、Cの部分に当てる。親指の腹をお皿の中央に向けて、少し強めに5秒程度押す。お皿が外側に動くのを確認し、5回くり返す。そのほかの両手の指は、ふくらはぎの裏に当てて支える。

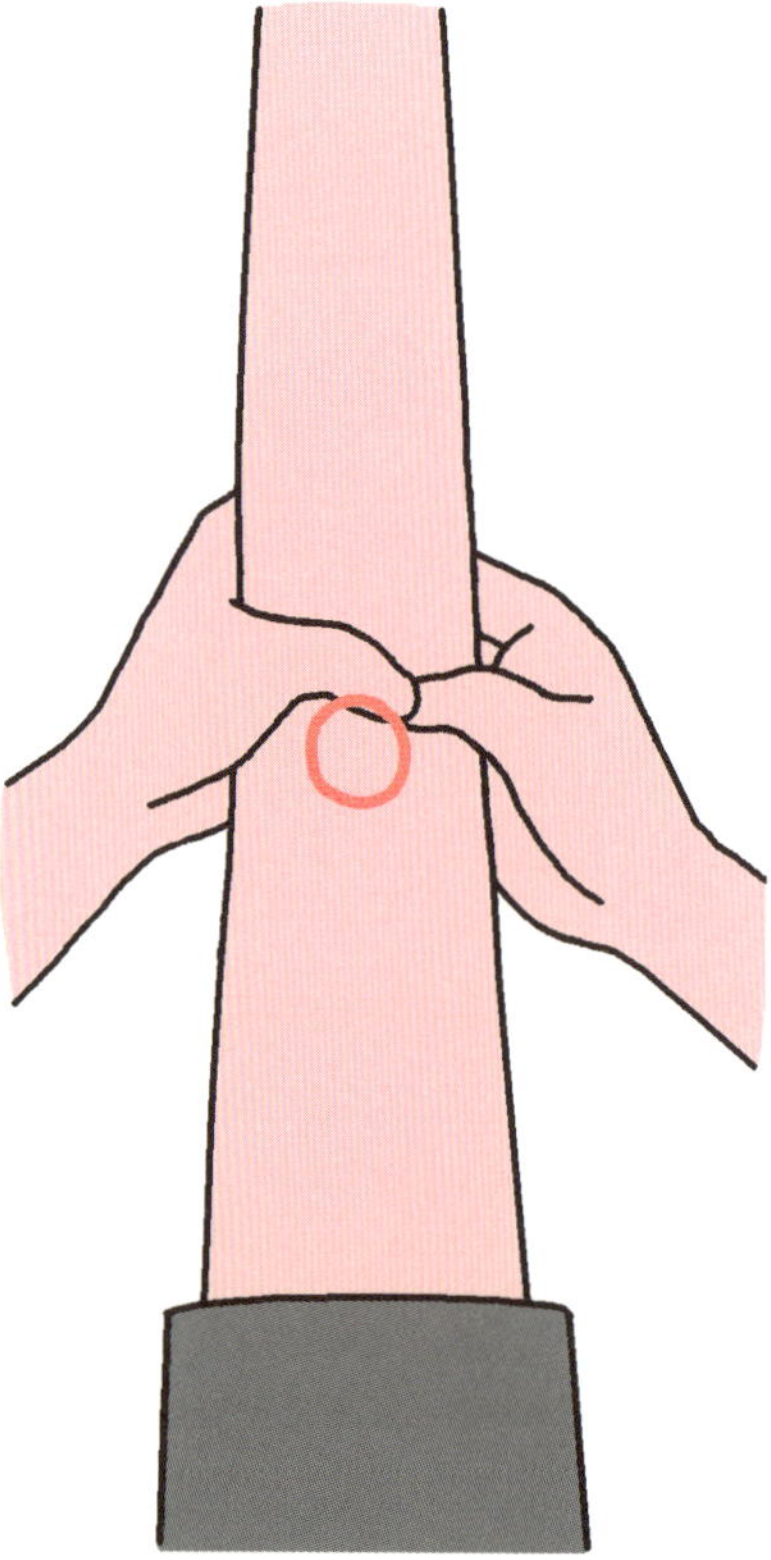

CHECK!

- お皿が動いているかどうかを確認しながら行う（外側は硬く、動きが出にくい傾向がある）。
- P94〜113のひざの痛みをとるストレッチといっしょに行う。
- 1〜8を1セットとして、1日2〜3回行う。

ひざ伸ばしストレッチ

ひざの真上から押す

1 低めのいすに座り、痛みがある方の脚を伸ばして、できるだけ力を抜く。低めのいすがないときは、できるだけ浅く腰掛ける。

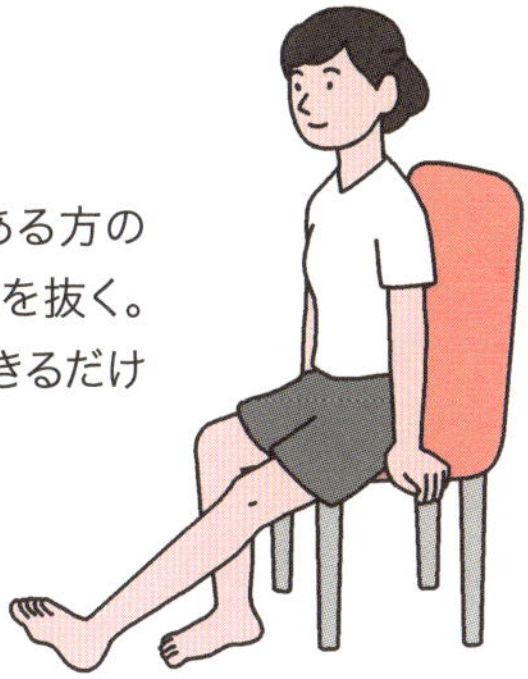

2 右脚なら左手、左脚なら右手でひざのお皿を真上から包む。体重をかけながら、お皿の面に対して垂直に5秒程度強めに押す。このとき、つま先は立てる。力を抜いて休み、5〜10回くり返す。押すときは、はずみをつけない。

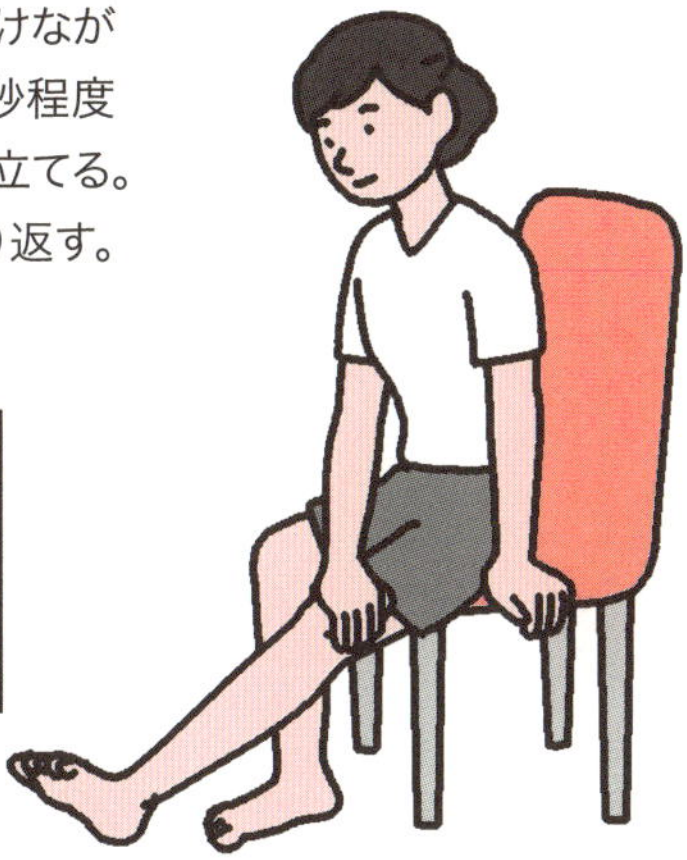

NG! ひざの関節が腫れているときや、熱をもっているときは行わない。

ひざの痛みをとる共通のストレッチ③ ひざ伸ばしストレッチ

ひざの裏側の痛みは、ひざの曲げ伸ばしに関係する太もも裏の屈《くつ》筋《きん》と、ふくらはぎの腓腹筋《ひふくきん》が硬くなっていることが原因だと考えられます。内側《ないそく》屈筋は太もものうしろ内側にある複数の筋肉群で、ひざを曲げるとき下腿《かたい》（ひざ〜足首までの部分）を内側にねじる働きを担っています。外側の屈筋である大腿二頭筋《だいたいにとうきん》は、下腿を外側にねじる働きを担っています。腓腹筋もひざを曲げるときに働きます。ひざが痛くて曲げ伸ばしを十分にしなくなると、これらの筋肉が硬くなって関節の動きが悪くなり、柔軟性が損なわれます。

ひざ伸ばしストレッチ（続き）

ひざの内側から押す

3 痛む脚の足先を少し外側に倒す。このとき、できるだけ力を抜く。

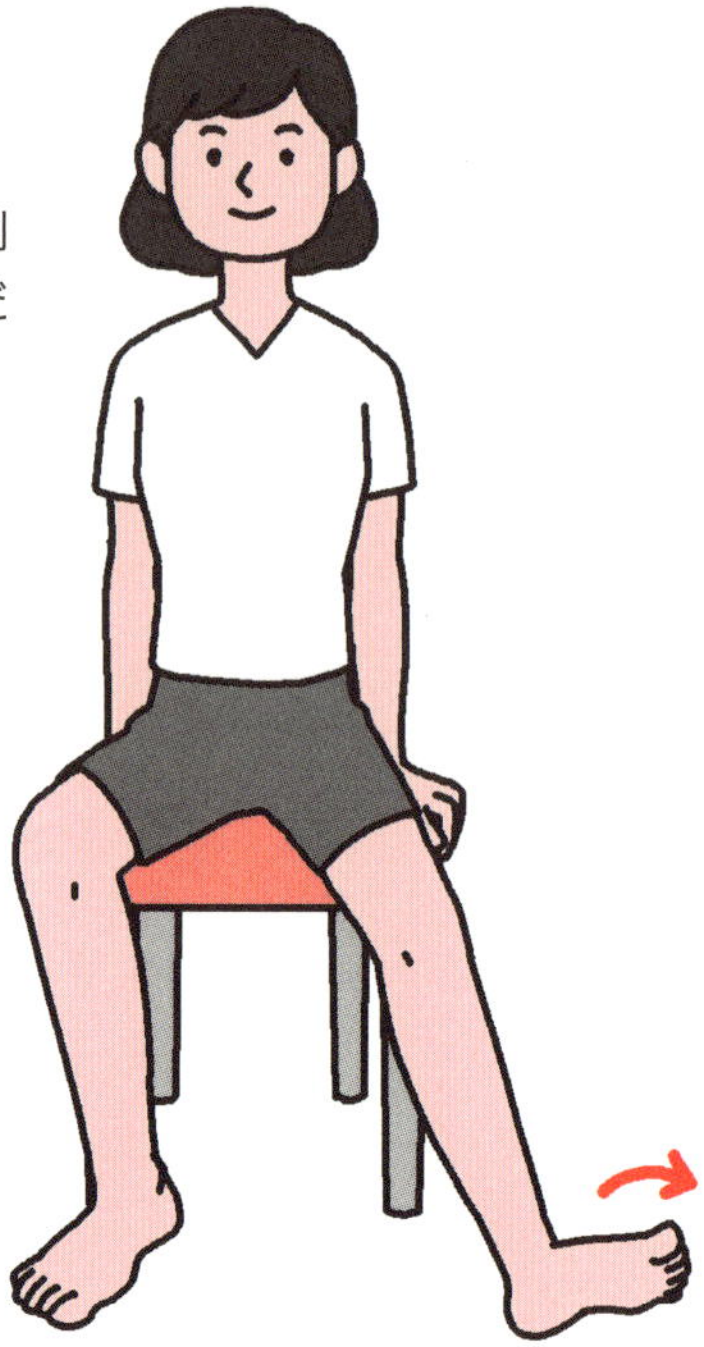

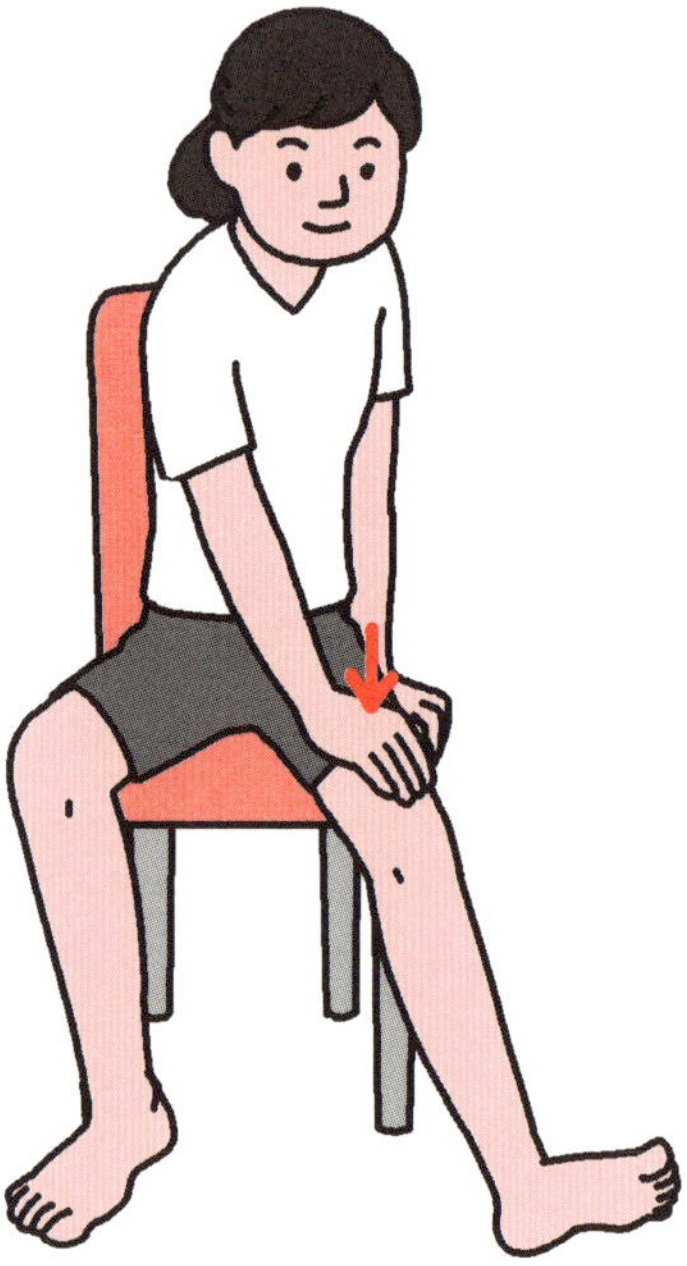

4 右脚なら左手、左脚なら右手でひざのお皿を内側から包む。体重をかけながら、ひざの内側から外側へ5秒程度強めに押す。力を抜いて休み、5〜10回くり返す。

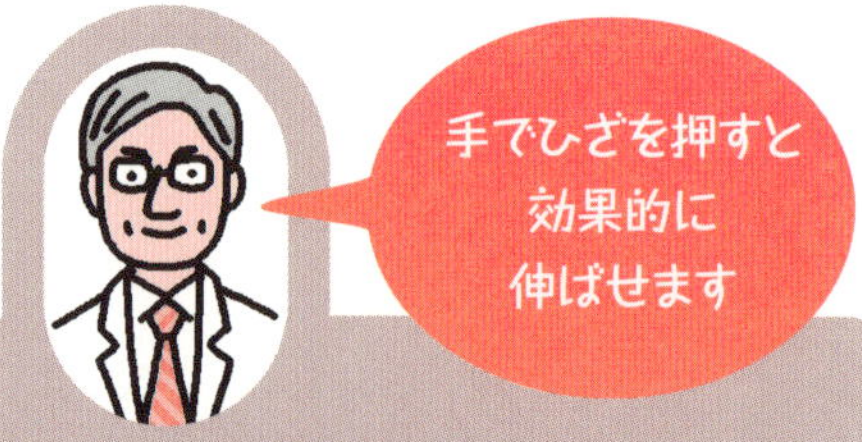

ひざを伸ばせなくなると、さらに筋肉が縮んで関節の動きが悪くなります。手でひざを押してしっかりとひざの裏側を伸ばすことが大切です。

この項にある、手で押すときのポイントをマスターし、太ももの裏やふくらはぎの筋肉を意識して、しっかり伸ばすことを意識しながら行いましょう。

ひざの外側から押す

5 今度は、その脚を少し内側に倒す。できるだけ力は抜く。

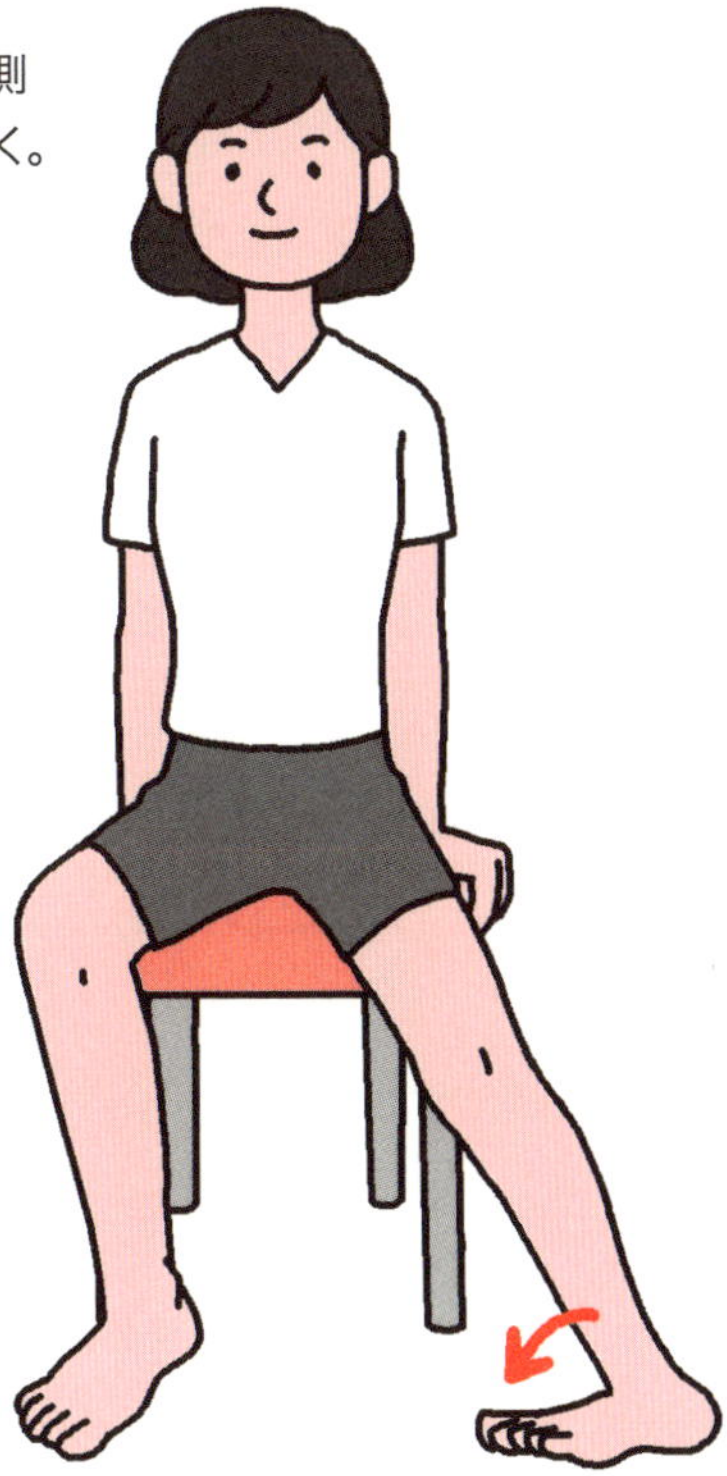

6 右脚なら左手、左脚なら右手でひざのお皿を外側から包む。体重をかけながら、ひざの外側から内側へ5秒程度強めに押す。力を抜いて休み、5～10回くり返す。もう片方の脚も同様に、**1**～**6**のストレッチを行う。

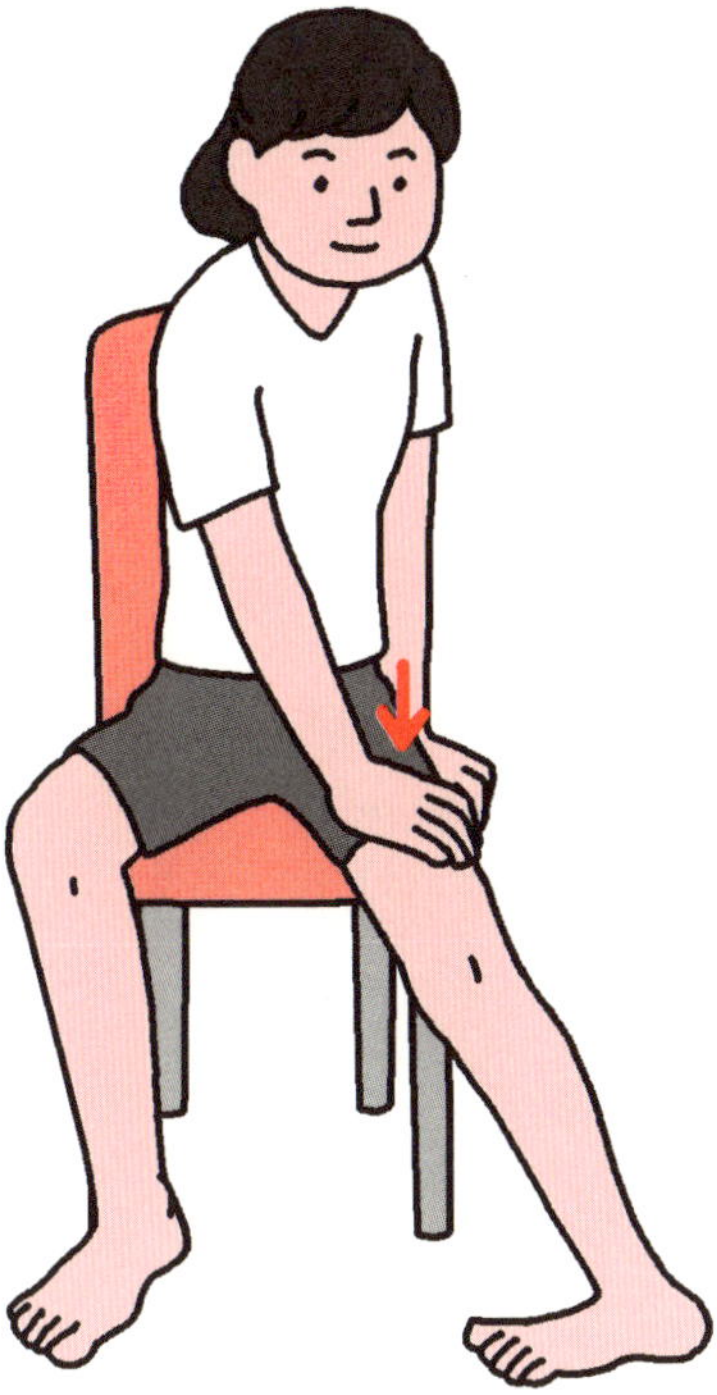

CHECK!

●1～6を1セットとして、1日朝晩1～2セット行う。

もものストレッチ

もものストレッチ

前かがみの姿勢になりやすい高齢者には、特におすすめ。

1 うつぶせに寝る。

NG! ひざの関節が腫れているとき、熱をもっているときは、慎重に行う。

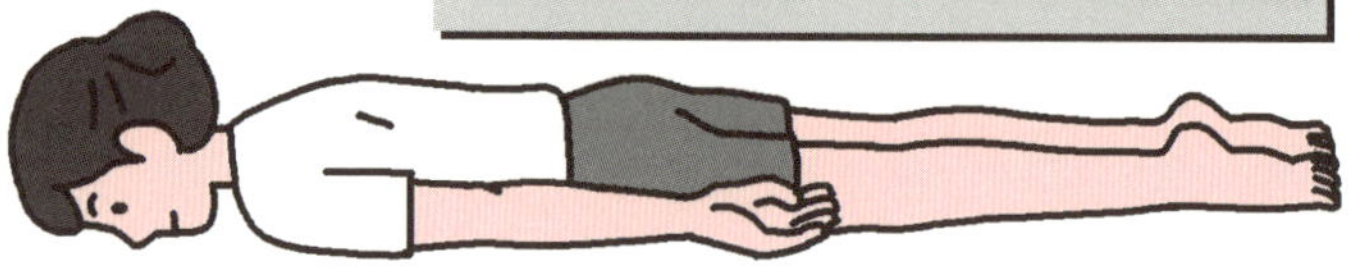

2 右手で右足を、左手で左足を持ち、かかとをおしりに引き寄せるように、ひざをゆっくり大きく曲げる。そのまま10秒くらいキープしたあと、足を離す。5回を1セットとして、1日に2～3セット行う。片脚ずつ行ってもよい。

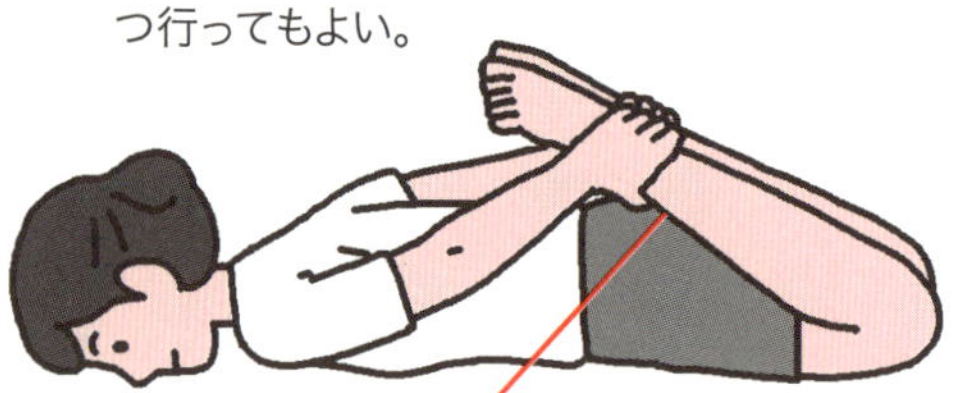

ポイント

かかととおしりが10センチ以上離れている人は、太ももの筋肉が硬くなっているので、少しでも近づけるように続ける。また左右で差がある場合は、差をなくすようにする。

硬くなっている筋肉を伸ばす

ひざの前側に痛みがある場合は、ひざを伸ばすしくみに不具合が生じていると考えられます。

歩くために足を前に踏み出すときは、まず太ももの大腿《だいたい》四《し》頭筋《とうきん》が収縮し、ひざのお皿、お皿と脛骨《けいこつ》をつないでいる膝蓋腱《しつがいけん》、そして膝蓋腱と脛骨のつなぎ目が順次引っぱり上げられ、脛骨が引き上げられます。続いて、ひざを完全に伸ばし切ったところで体重を移動させると、脚を前に踏み出せるしくみになっています。

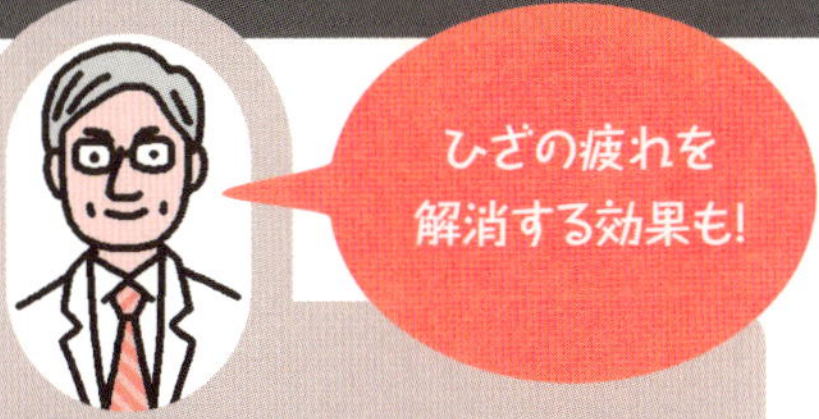

ももののストレッチは、ひざの疲れをとる効果もあるので、仕事や家事の合間にこまめに行うとよいでしょう。座りっぱなしの姿勢や立ち仕事などで足が疲れたなと感じたときに、ぜひ実践してみましょう。

ポイントは、背筋を伸ばして、体が左右にねじれないように注意すること。太ももの筋肉をぐーんと伸ばすように意識して行います。

立って行うときは

立って行うときは、片脚ずつ行い、体がねじれないようにする。転倒しないように、反対の手をいすや壁などに添えて支えにする。

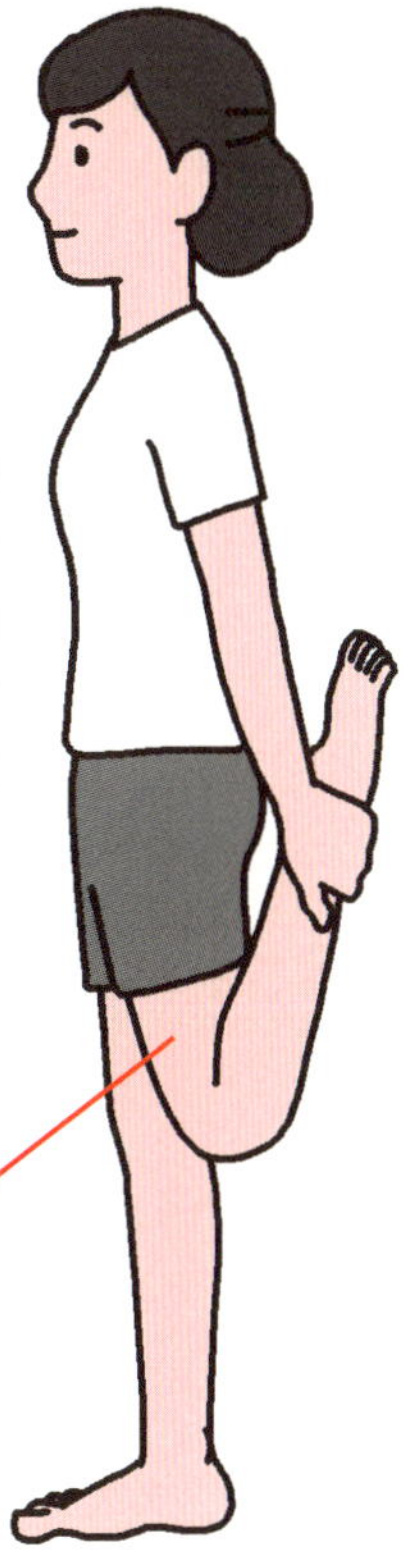

ポイント

ひざの疲労を解消する効果あり。立ち仕事の人も座り仕事の人も、休憩時間に行うと疲れがたまりにくい。

CHECK!

●1～2を1セットとして、1日朝晩1～2セット行う。

この動きがスムーズに行われるには、ひざ関節の周囲の組織が柔軟かつ、組織のつなぎ目がしっかりしていなくてはなりません。

しかし、ひざに炎症があったり、老化による影響で周辺組織が硬くなっていると、ひざを伸ばせなくなります。すると関節の柔軟性が損なわれ、動きが悪くなり、血行不良で痛みも強まります。

この状態を改善するには、大腿四頭筋を伸ばすストレッチが有効。**筋肉がほぐれて、ひざ関節が十分に伸びれば、痛みもとれてきます。**

より効果的にストレッチするコツは、かかとをできるだけおしりに引きつけること。かかととおしりが完全につかなくても、太ももの筋肉がしっかり伸びていることを意識できれば、効果があります。

ひざの痛みをとるストレッチ①

ひざの前側の痛みをやわらげる

ひざの前側で痛む場所

痛みの原因となる場所
（右脚を前から見たところ）

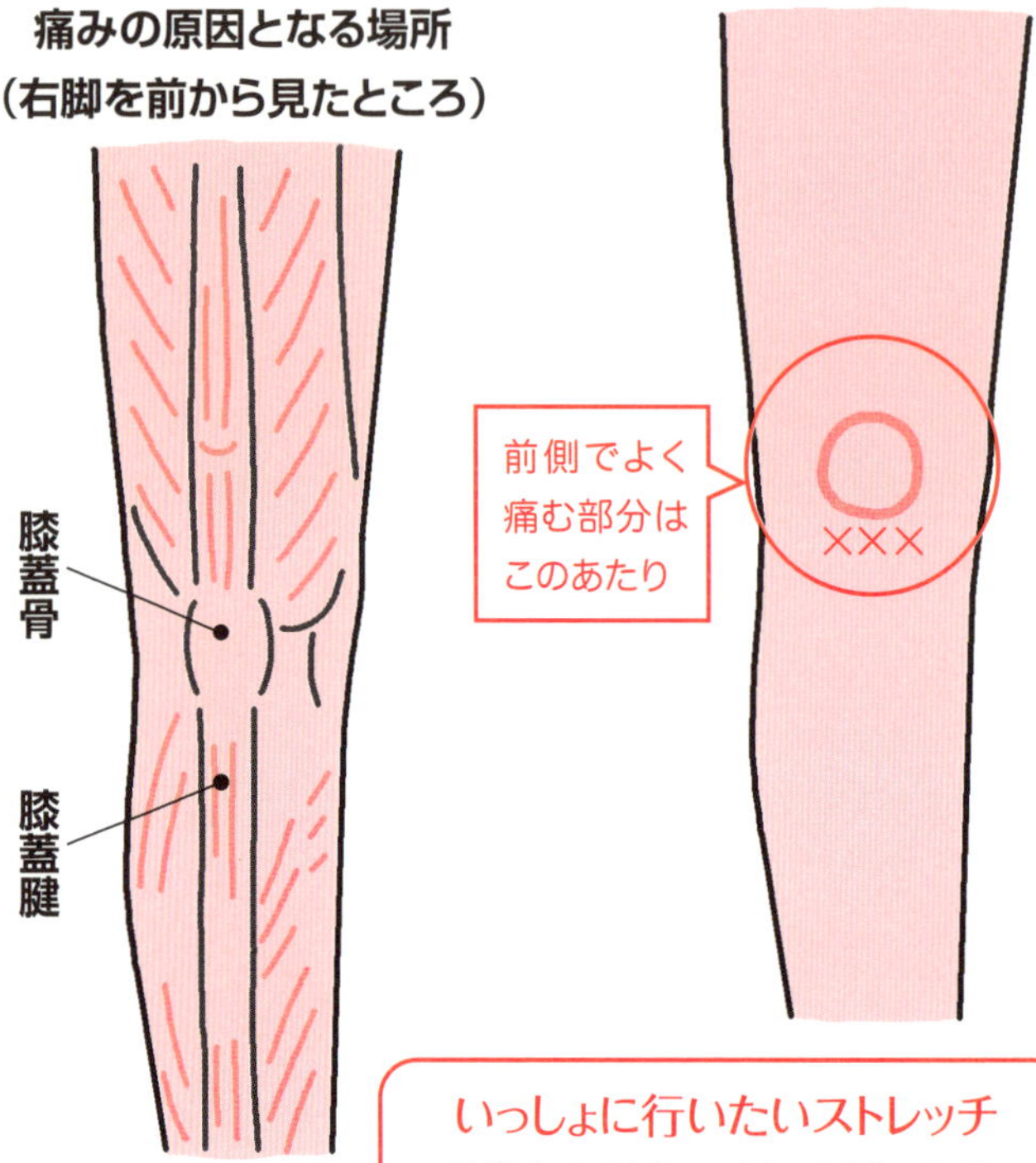

いっしょに行いたいストレッチ

●基本のストレッチ（→P82〜84）
●ひざ伸ばしストレッチ（→P89〜91）

ひざの曲げ伸ばしで つなぎ目に負荷がかかる

ひざの前側に痛みがあるときは、ひざの曲げ伸ばしのしくみに何らかの不具合があると考えられます。

筋肉や骨、腱《けん》などの性質が違うものが連携して動くことは、どうしてもつなぎ目の部分に負荷がかかりやすくなります。

そこに老化による骨の変形や、O脚やX脚によるゆがみが加わると、余計に負担がかかって膝蓋骨《しつがいこつ》と膝蓋腱のつなぎ目を傷め、ひざが痛くなるのです。

ひざの前側の痛みをやわらげるストレッチ

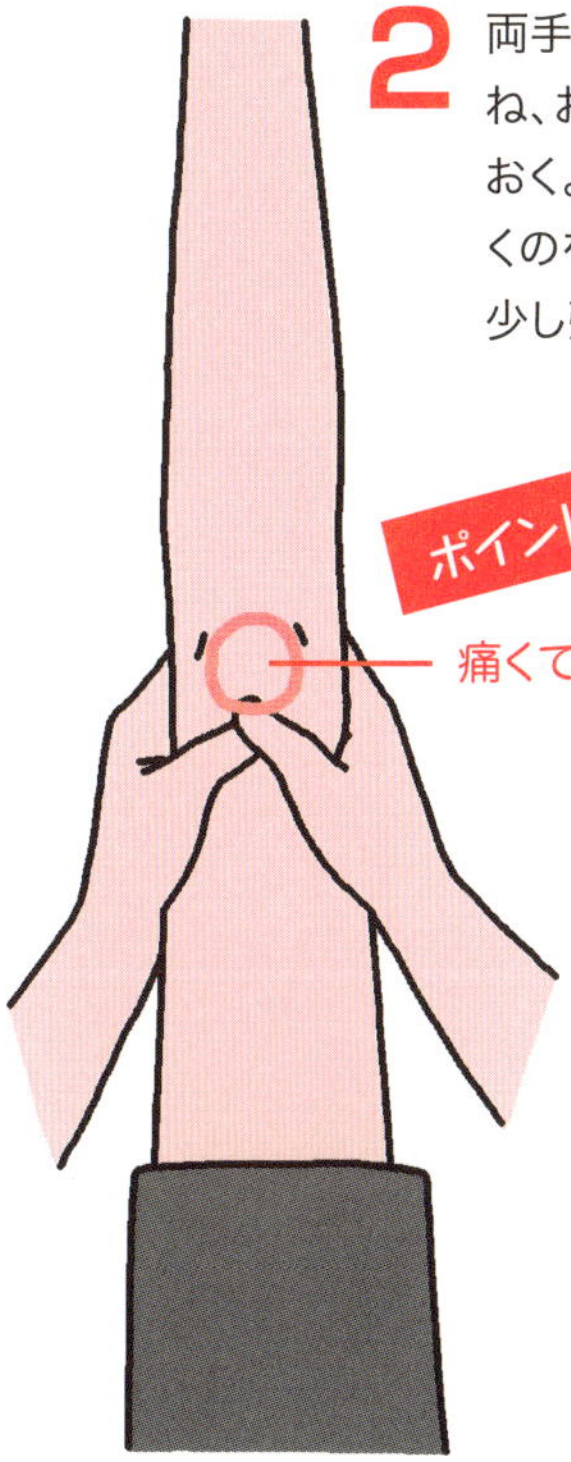

2 両手の親指のつめ部分を重ね、お皿の上中央部の縁におく。下側に向け、お皿が動くのを確認し、親指の腹で、少し強めに5秒程度押す。

ポイント
痛くても、力を抜いておくこと。

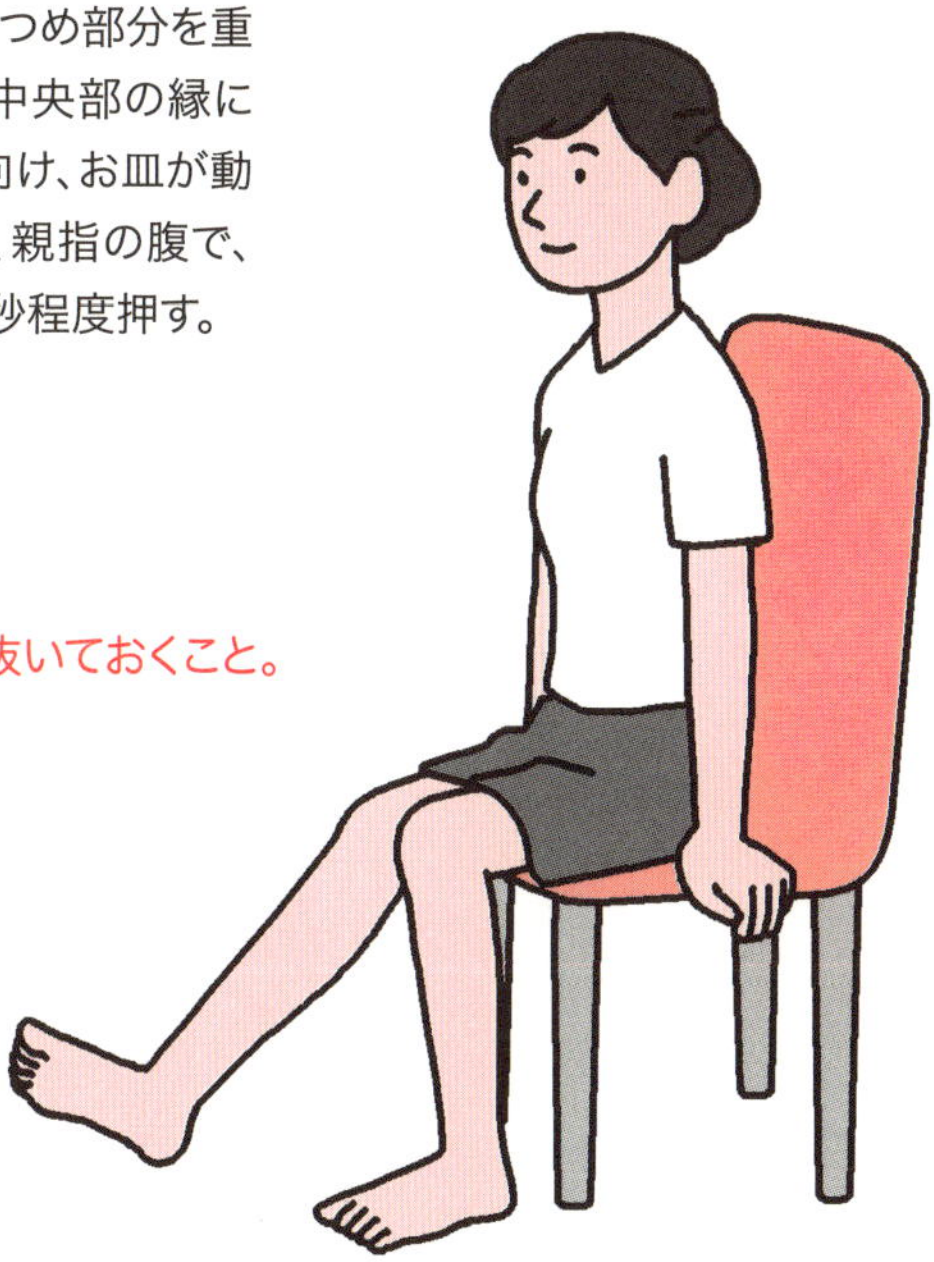

1 痛い方の脚を投げ出すように前に伸ばす。できるだけ力を抜く。

ひざ前側のどの部分が痛いかを見極めてから

このストレッチは、**行う前にまずひざの前側のどこが痛いのか、正確に把握する**ことが大切です。伸展《しんてん》機構《きこう》に何らかの異常があってひざの前側が痛い場合は、ひざのお皿の周囲と、膝蓋腱の周囲に痛むポイントが集中しています。

自分ではこのあたりが痛いとわかっているつもりでも、指で押しながら探ってみると、痛みのポイントがずれていることがよくあります。

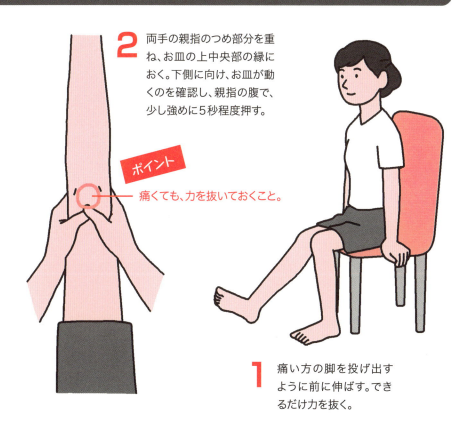

効果的にストレッチを行うには、正確なポイントに働きかけなければ効果を期待できません。

お皿を下側、左右に動かして、どこが痛いかを把握します。お皿

3 両手の親指のつめ部分を重ね、お皿の内側中央の縁に当てる。外側に向け、少し強めに5秒程度押す。

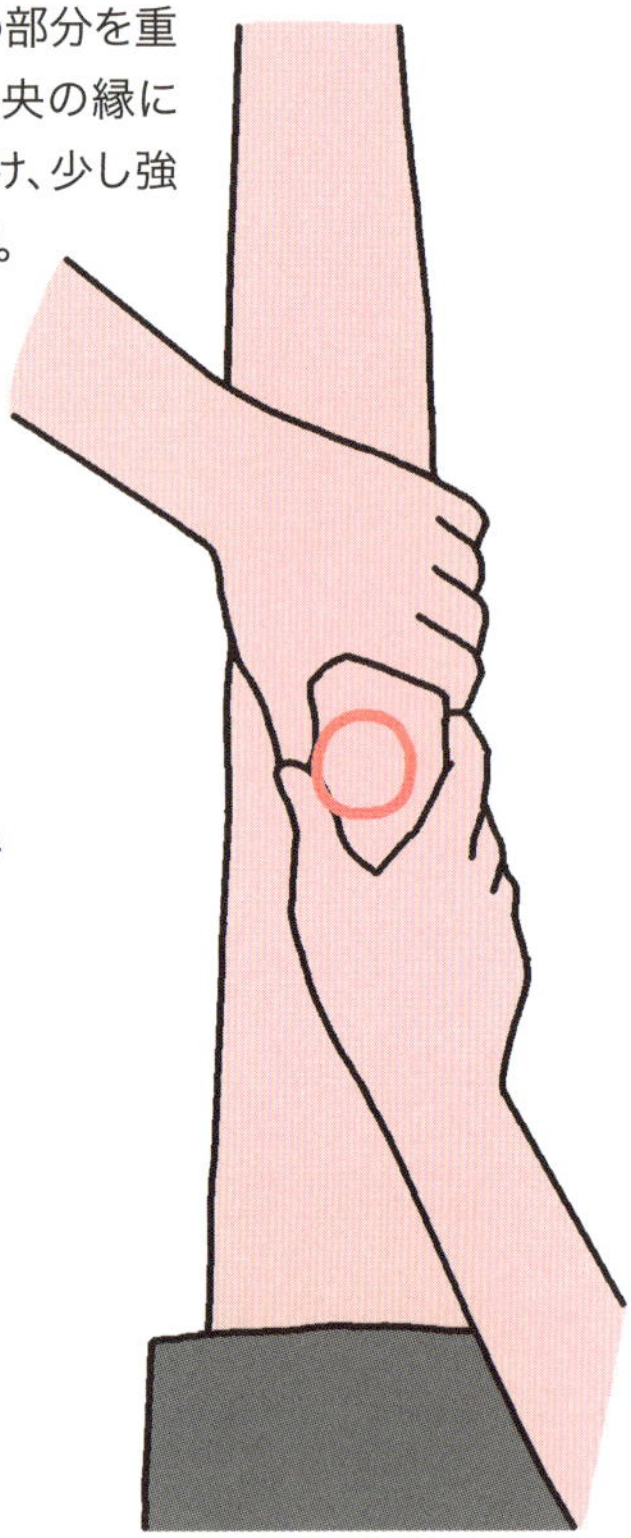

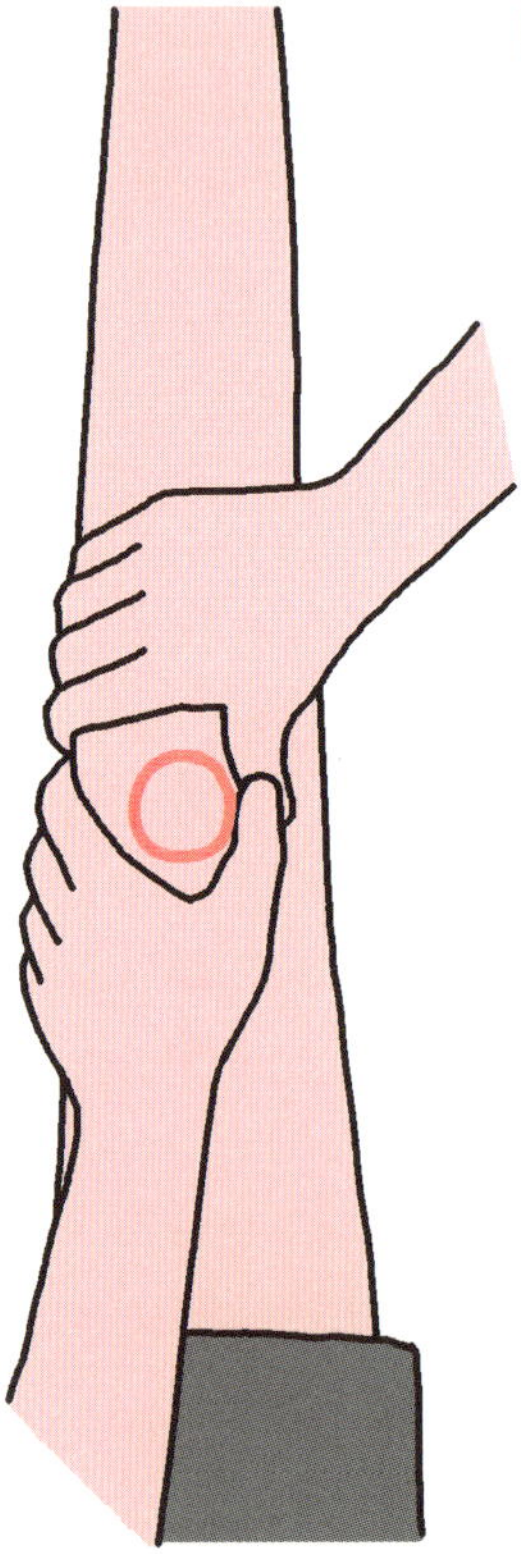

4 両手の親指のつめ部分を重ね、お皿の外側中央の縁に当てる。内側に向け、少し強めに5秒程度押す。

5 お皿の下側の縁にA・B・Cの3つのポイントを決める。ひざの前側が痛い場合は、この3つのポイントのどこかが痛いということに。

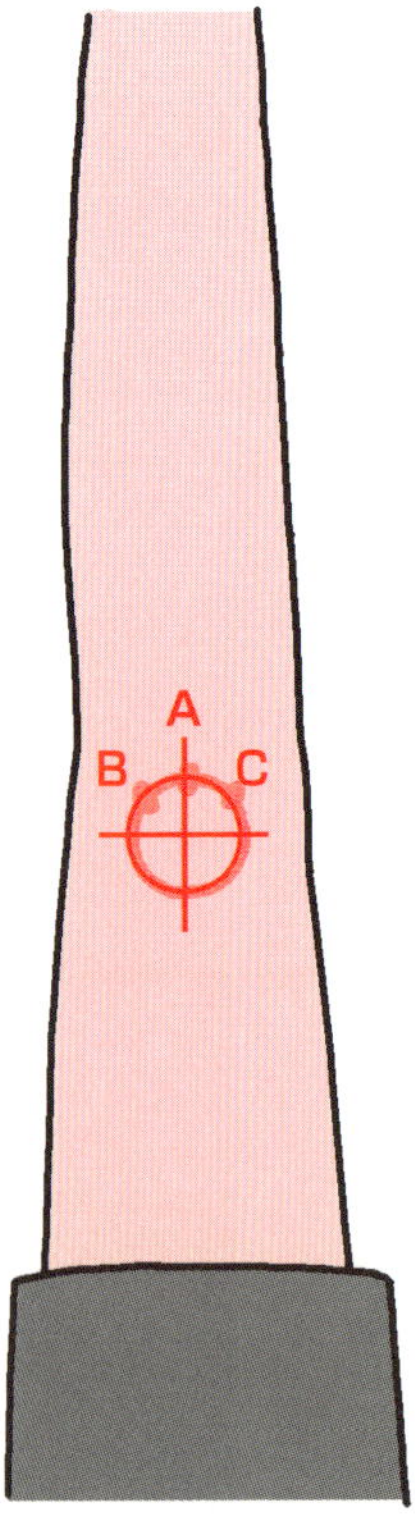

の下側（ひざの前側）に目印をつけ、そこをそれぞれ親指の腹で強く押します。痛ければ、そのあたりが痛みのポイント。そこを押し続けることで、痛みがやわらいでいきます。

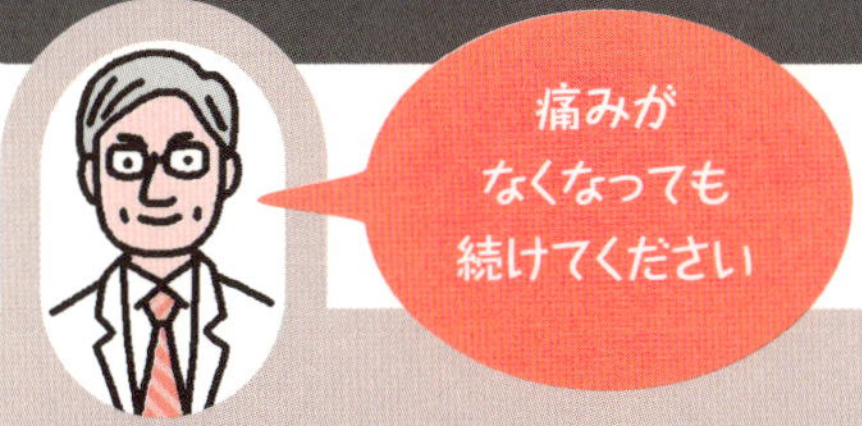

ひざのストレッチを行うと、徐々に痛みがとれてきます。しかし、もう痛くないからといってストレッチをやめてしまうのはよくありません。

ひざの痛みの原因である関節や周囲の組織の障害は、ストレッチで完全に元通りに治るものではありません。関節の障害とは、長くつき合っていくものだと考えてください。

したがって、痛みがなくなったあともストレッチは継続していきましょう。これが痛みのない生活を送るためのポイントです。

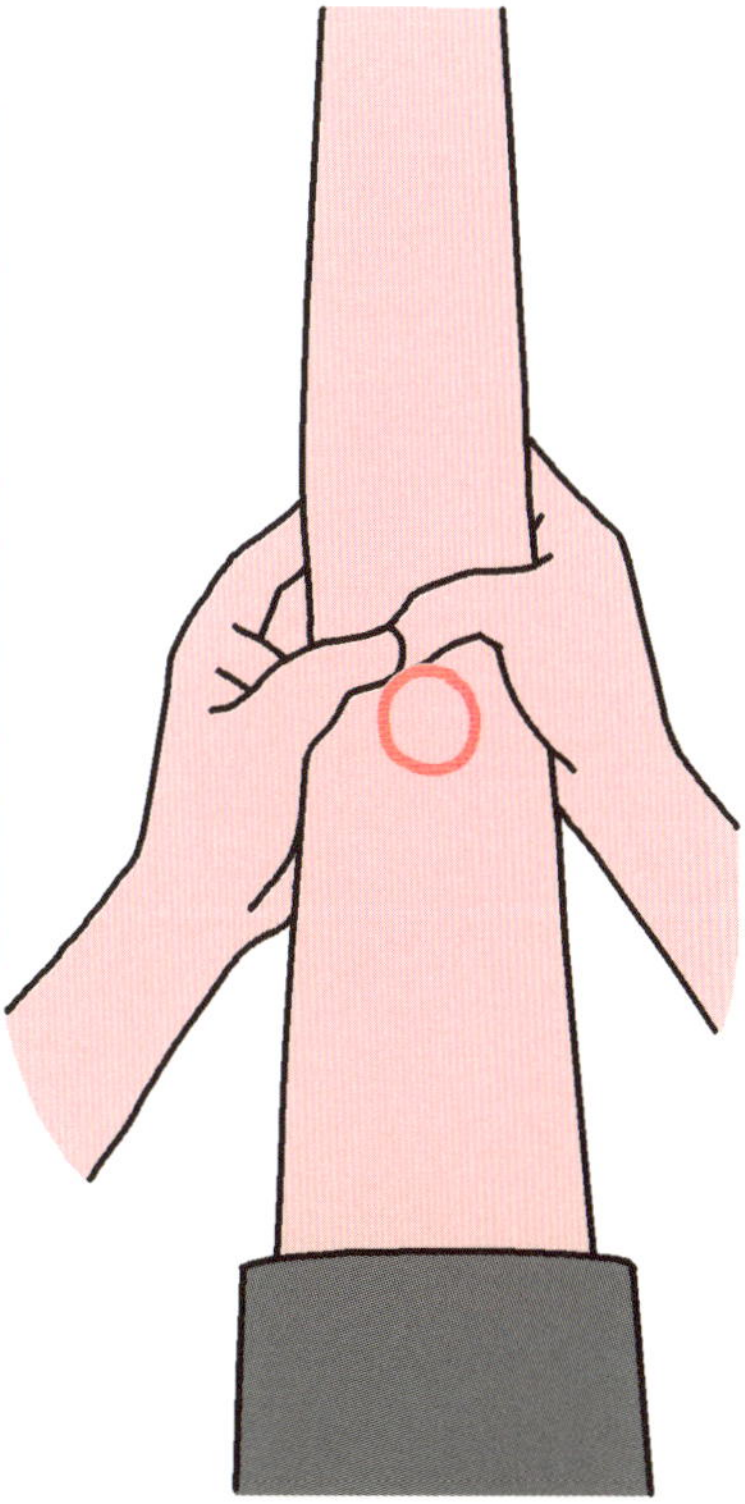

6 両手の親指のつめ部分を重ね、Bの部分に当てる。お皿の中央に向け、少し強めに5秒程度押す。押して痛ければ、ここが痛みの部位。

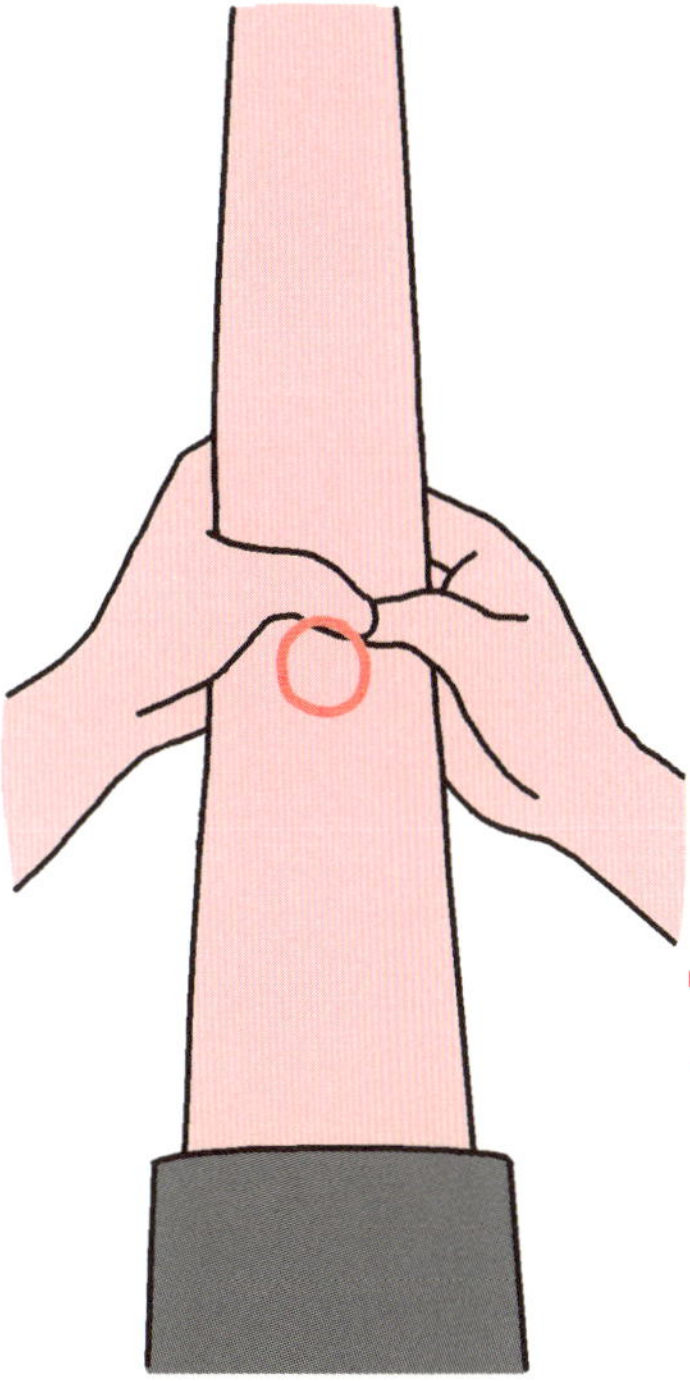

7 両手の親指のつめ部分を重ね、Cの部分に当てる。お皿の中央に向けて、少し強めに5秒程度押す。押して痛ければ、ここが痛みの部位。このストレッチを続けることで、ひざの前側の痛みはやわらぐ。このストレッチを両脚とも行う。

膝蓋腱を探してストレッチする

まず、膝蓋腱を探す

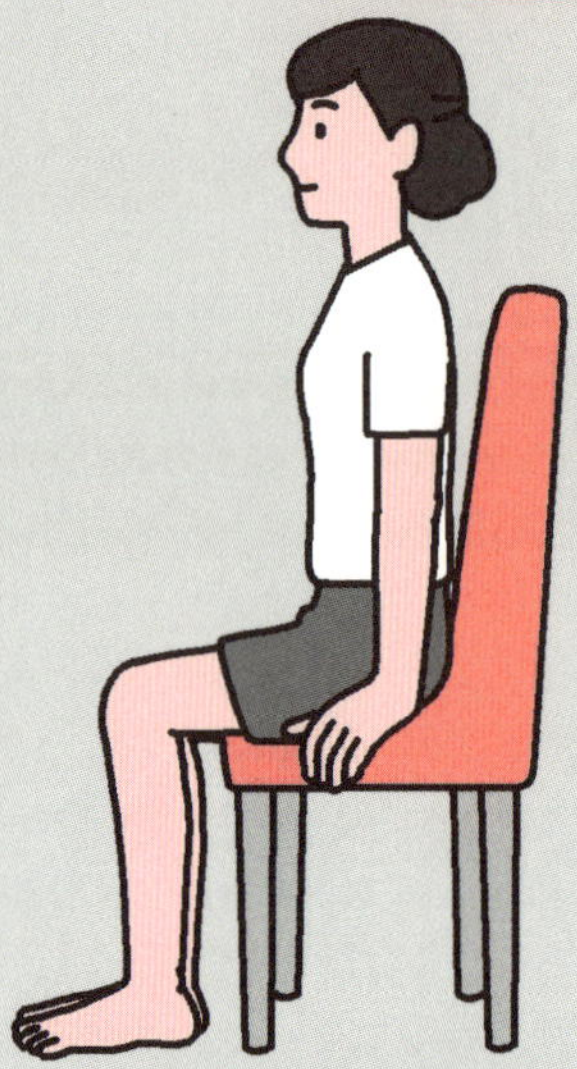

1 いすに座り、ひざを直角に曲げる。お皿の下に出っ張りができる。膝蓋腱は、これとお皿のへこんだ部分にタテに走っている。

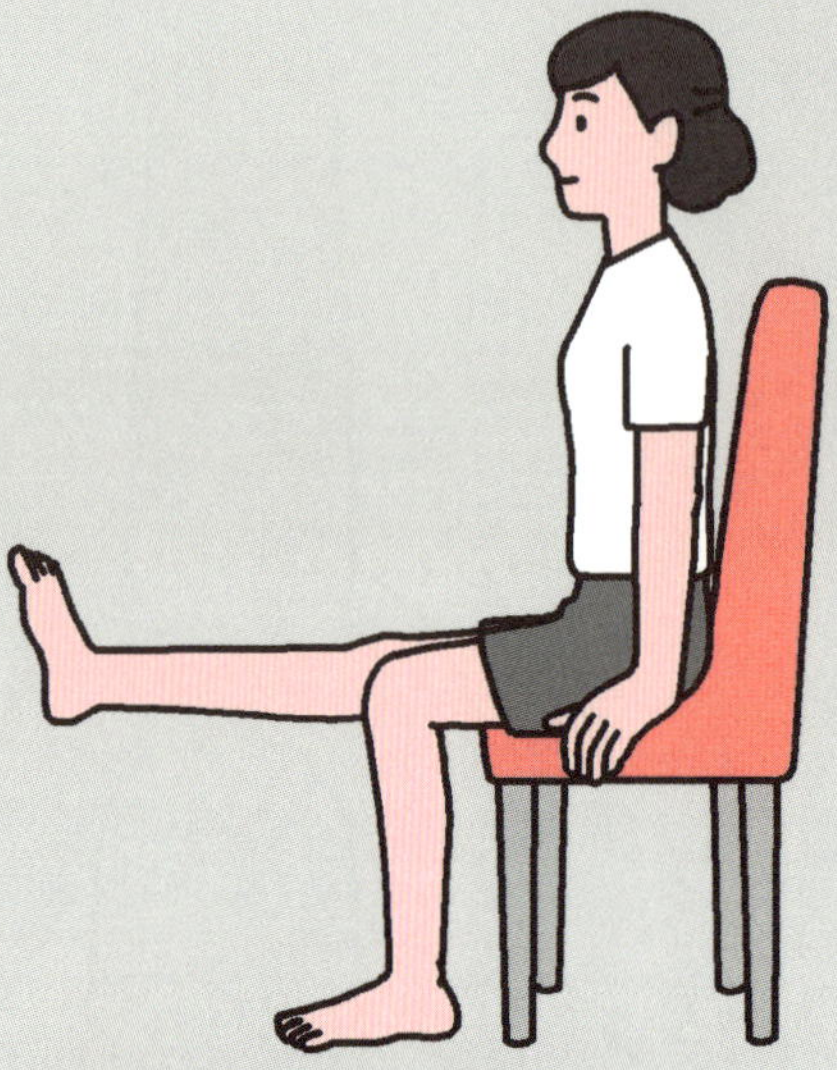

2 ひざを直角に曲げた状態から、ひざを伸ばして力を入れると、膝蓋腱が浮き出てくる。

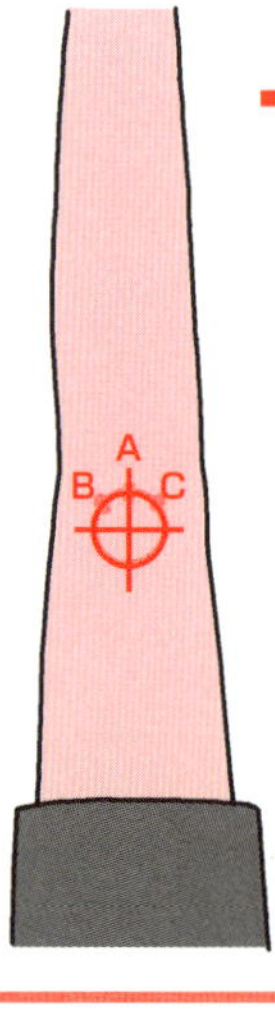

1 ポイントを決める。お皿の下部中央をA、Aとお皿内側中央の中間をB、Aとお皿外側中央の中間をCとする。

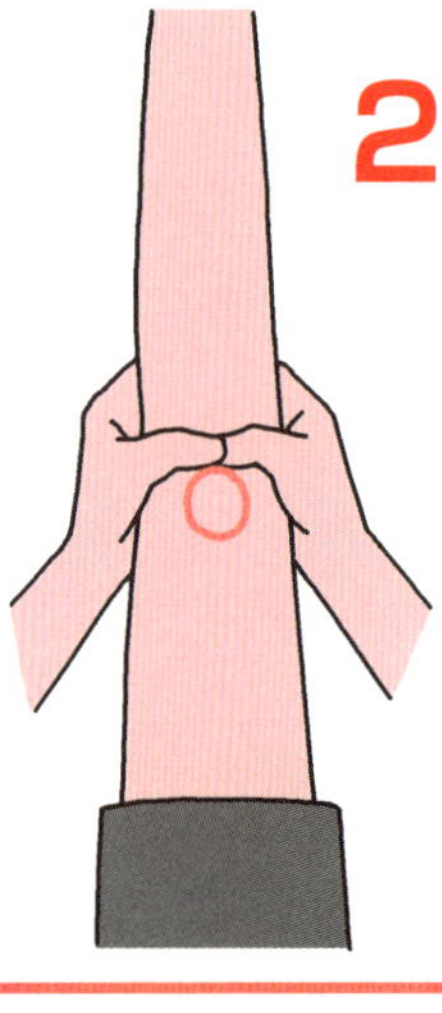

2 両手の親指のつめ部分を重ねて、Aに当てる。そのほかの指はふくらはぎの裏に当てて支える。Aを両手の親指でお皿に向かって1秒くらい押す。

3 指を1センチくらいずらして、その下を1秒くらい押す。次に指を1センチほど下へずらして1秒程度押す。

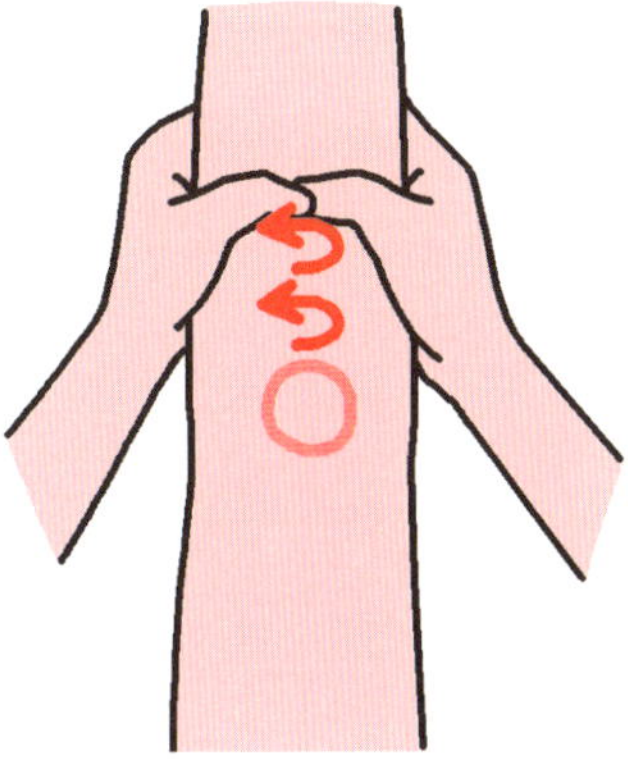

4 Aと同様に、Bも両手の親指のつめ部分を重ねて、1秒程度押す。1センチほど下げて1秒間押し、さらに1センチ下げて1秒間押す。

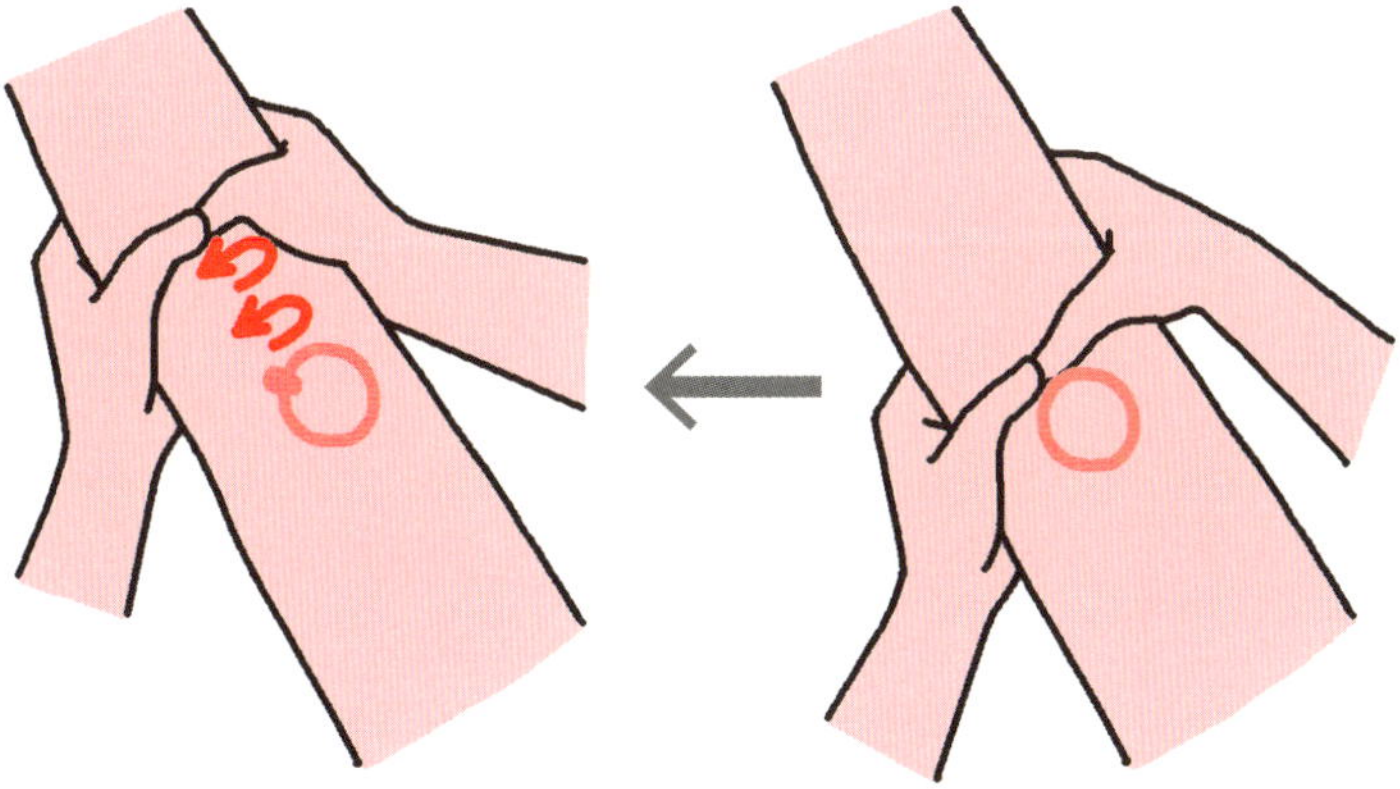

5 CもA、Bと同様に押す。両脚とも行う。

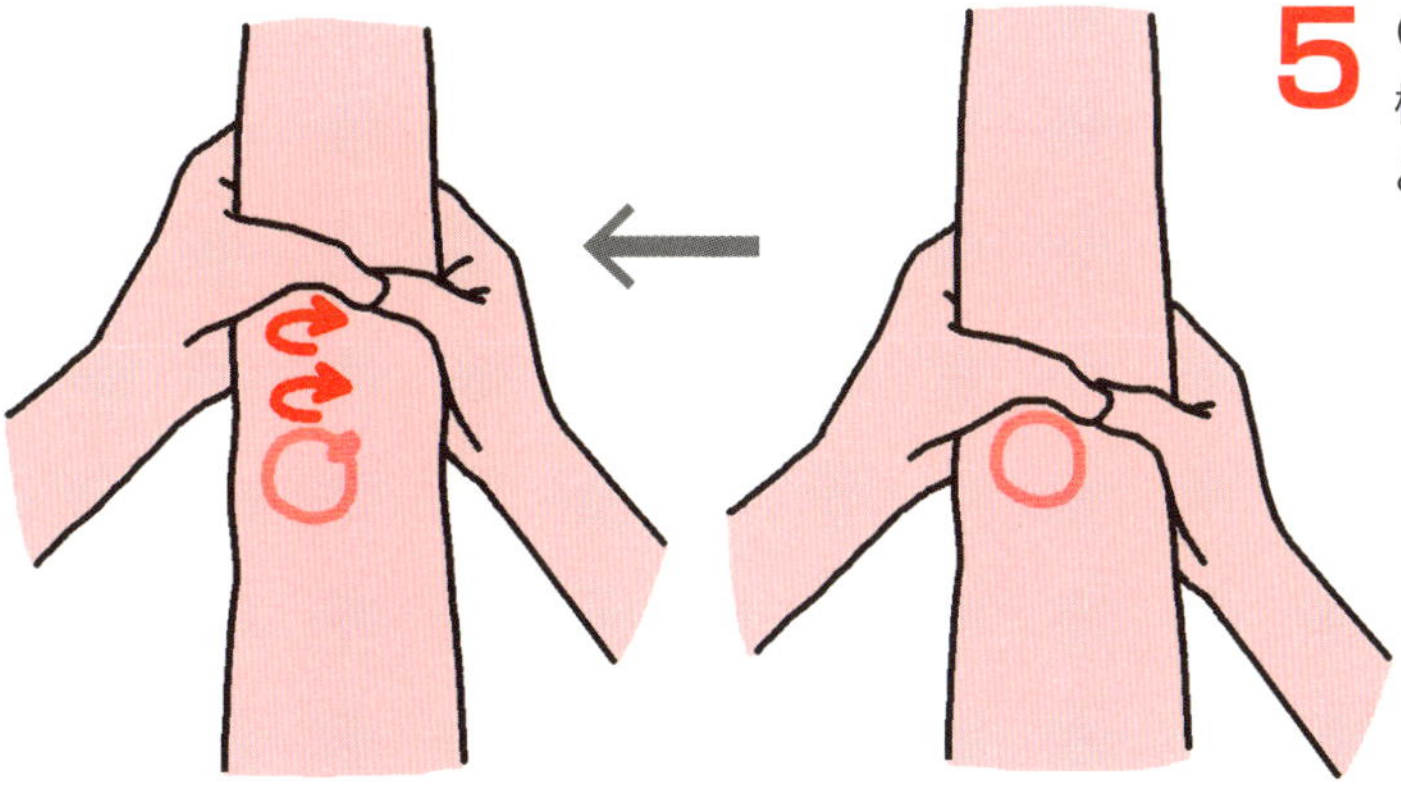

ひざの裏側の痛みをやわらげる

ひざの裏側で痛む場所

痛みの原因となる筋肉

（右脚をうしろから見たところ）

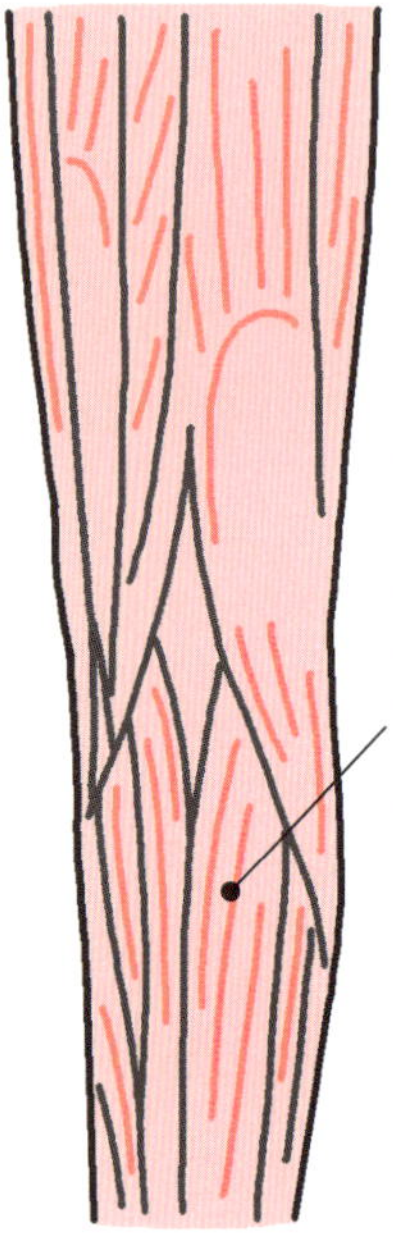
腓腹筋外側頭
腓腹筋の外側の部分。
疲労する要因は、伸展機構の機能の低下。

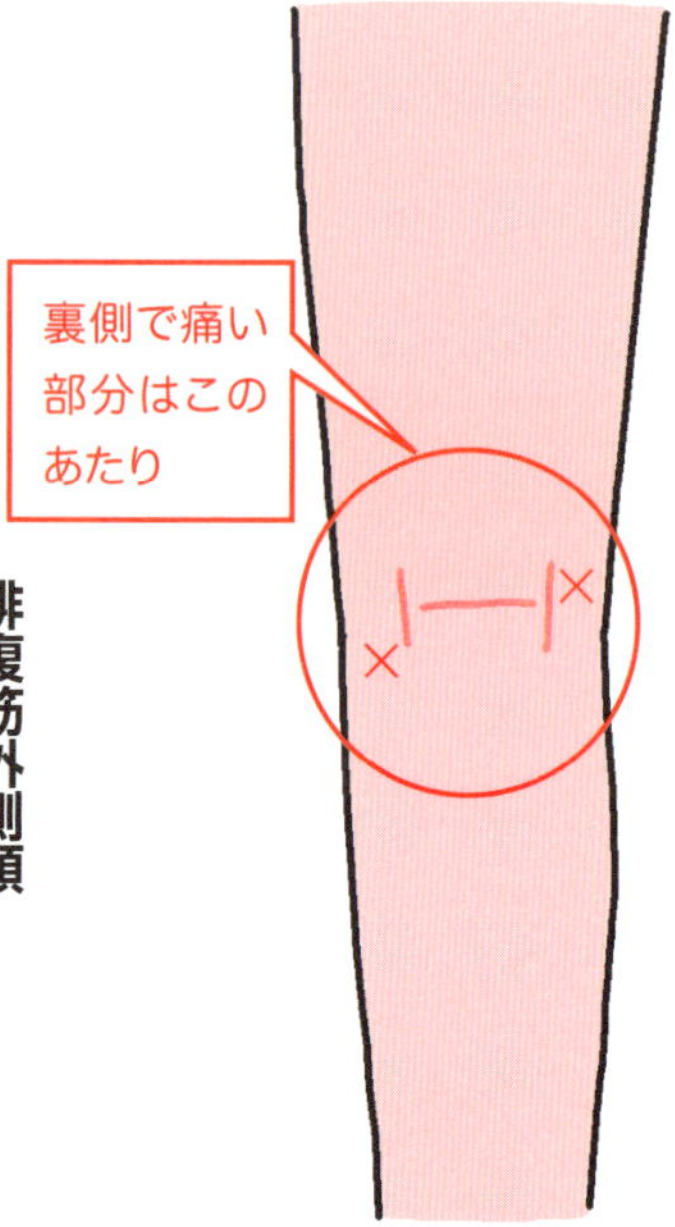
裏側で痛い
部分はこの
あたり

いっしょに行いたいストレッチ

●基本のストレッチ（→P82〜84）
●お皿のストレッチ（→P85〜88）
●もものストレッチ（→P92〜93）

腓腹筋の疲れによって痛くなる

ひざの痛みを訴える人のなかによく見られる、ひざの裏側が痛いというケースの多くは、すねのうしろ側にある腓腹筋外側頭《ひふくきんがいそくとう》という部分の疲労によるものです。

腓腹筋はふくらはぎの主要な筋肉で、かかとの骨から、アキレス腱《けん》を介してひざの裏側までつながっています。

主に足首の関節の動きに重要な役割を担っていますが、ひざを曲げる働きにも関わっています。

ひざの曲げ伸ばしをする伸展《しんてん》機《き》

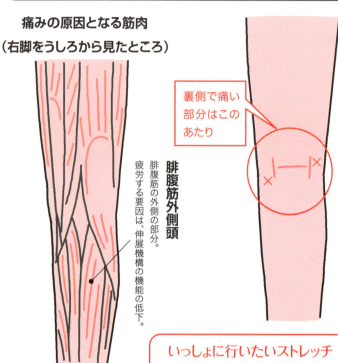

ひざ裏の痛みが外側か内側かを確認する

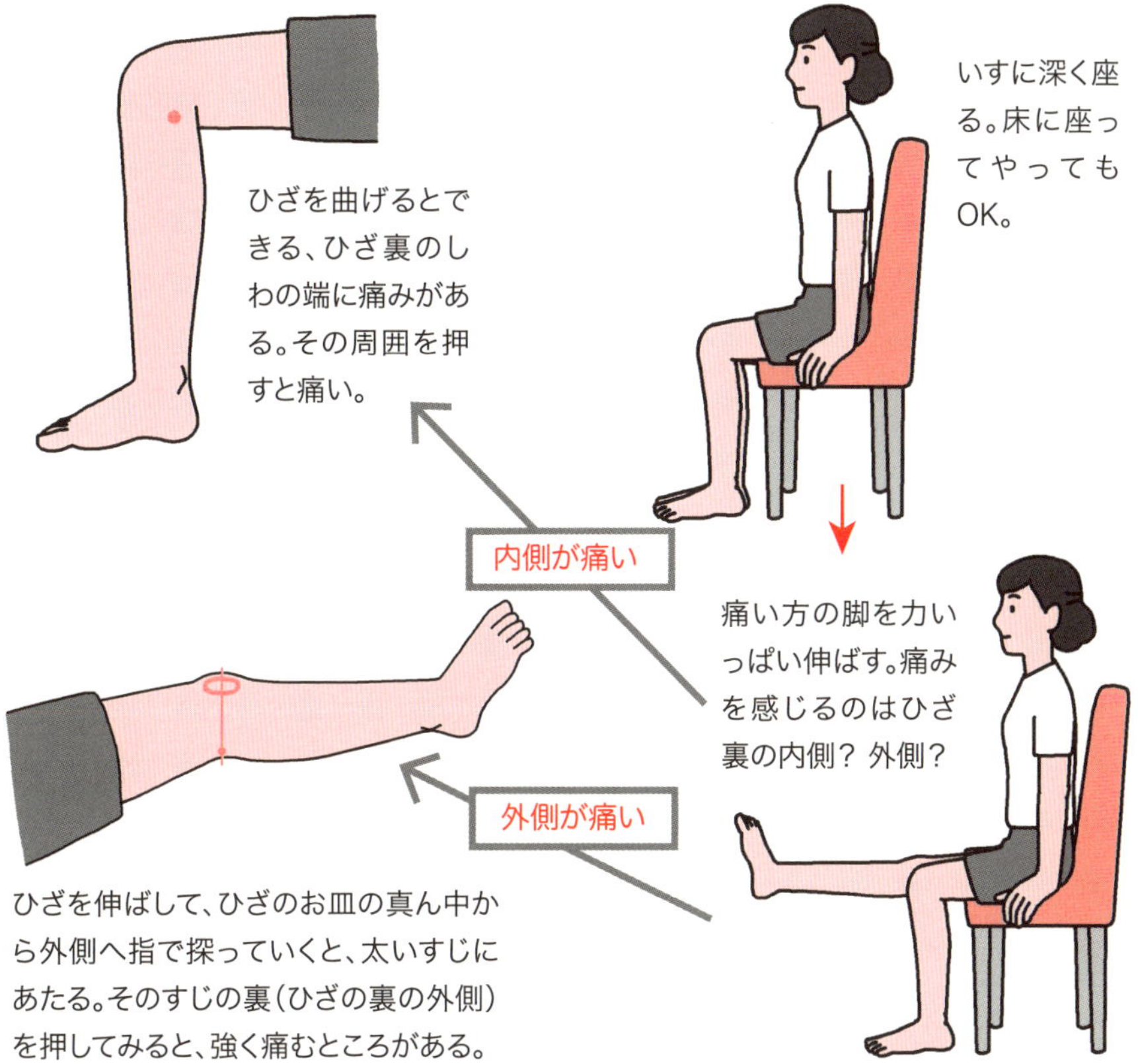
いすに深く座る。床に座ってやってもOK。
痛い方の脚を力いっぱい伸ばす。痛みを感じるのはひざ裏の内側？ 外側？
内側が痛い
ひざを曲げるとできる、ひざ裏のしわの端に痛みがある。その周囲を押すと痛い。
外側が痛い
ひざを伸ばして、ひざのお皿の真ん中から外側へ指で探っていくと、太いすじにあたる。そのすじの裏（ひざの裏の外側）を押してみると、強く痛むところがある。

構《こう》には、太ももの大腿《だいたい》四《し》頭筋《とうきん》やひざのお皿、腱など、主に脚の前側が関係しています。したがって、伸展機構の機能低下があると、主にひざの前側が痛くなるのですが、このときうしろ側も痛むことがあるのです。

なぜなら、痛みを避けようとする働きによって、前の筋肉の弱さをうしろ側の腓腹筋がカバーして無理がかかるからです。

そこで、腓腹筋の痛みをやわらげるストレッチが必要になります。まずは、これまでと同様、痛むポイントを探ります。

ひざの裏側といっても、脚の内側が痛いのか、外側が痛いのかによってストレッチの方法は異なります。上図の要領で、どちら側が痛いのか確認しましょう。

ひざの裏外側のストレッチ

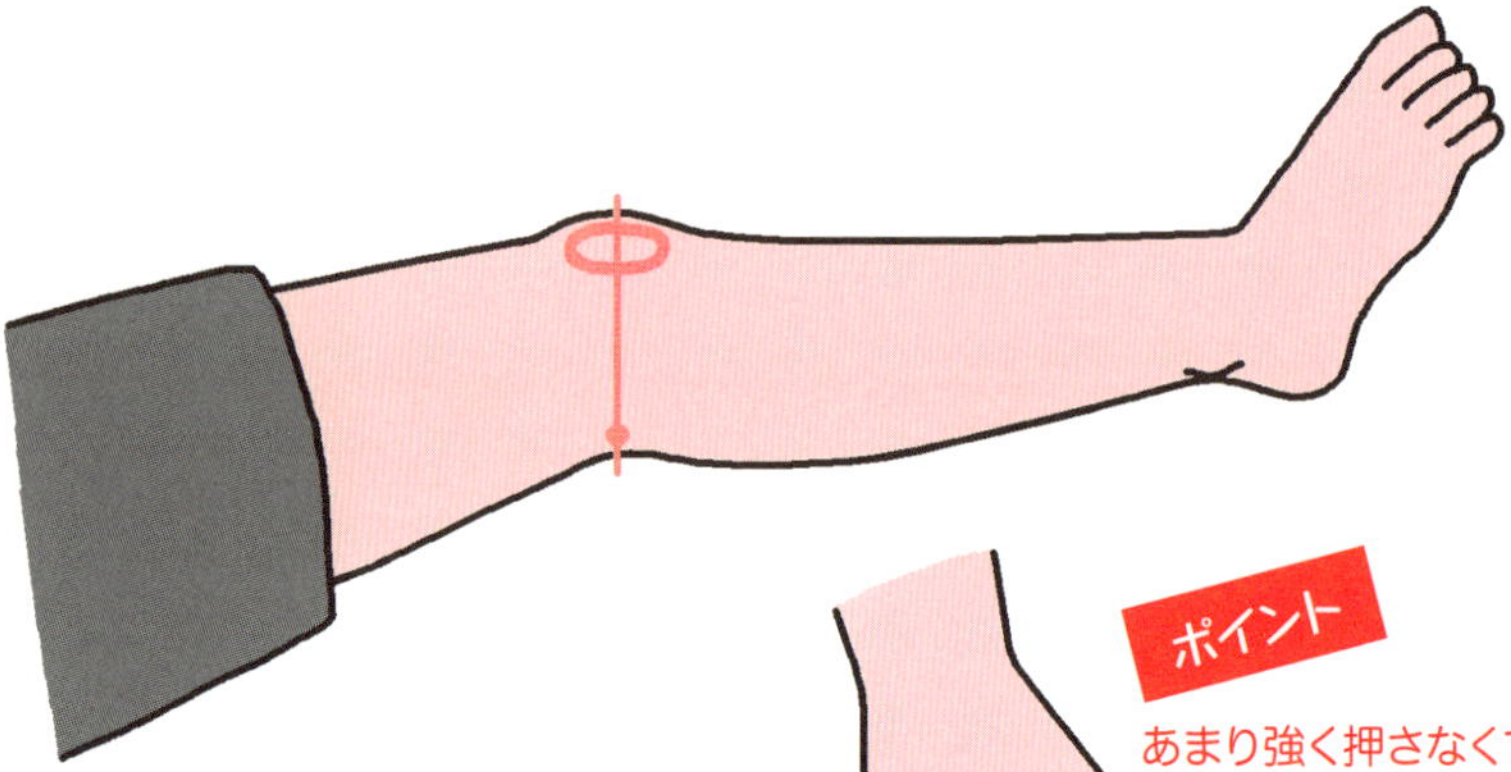

1 いすに座って（床に腰を下ろしても可）、痛い方の脚のひざを伸ばす。

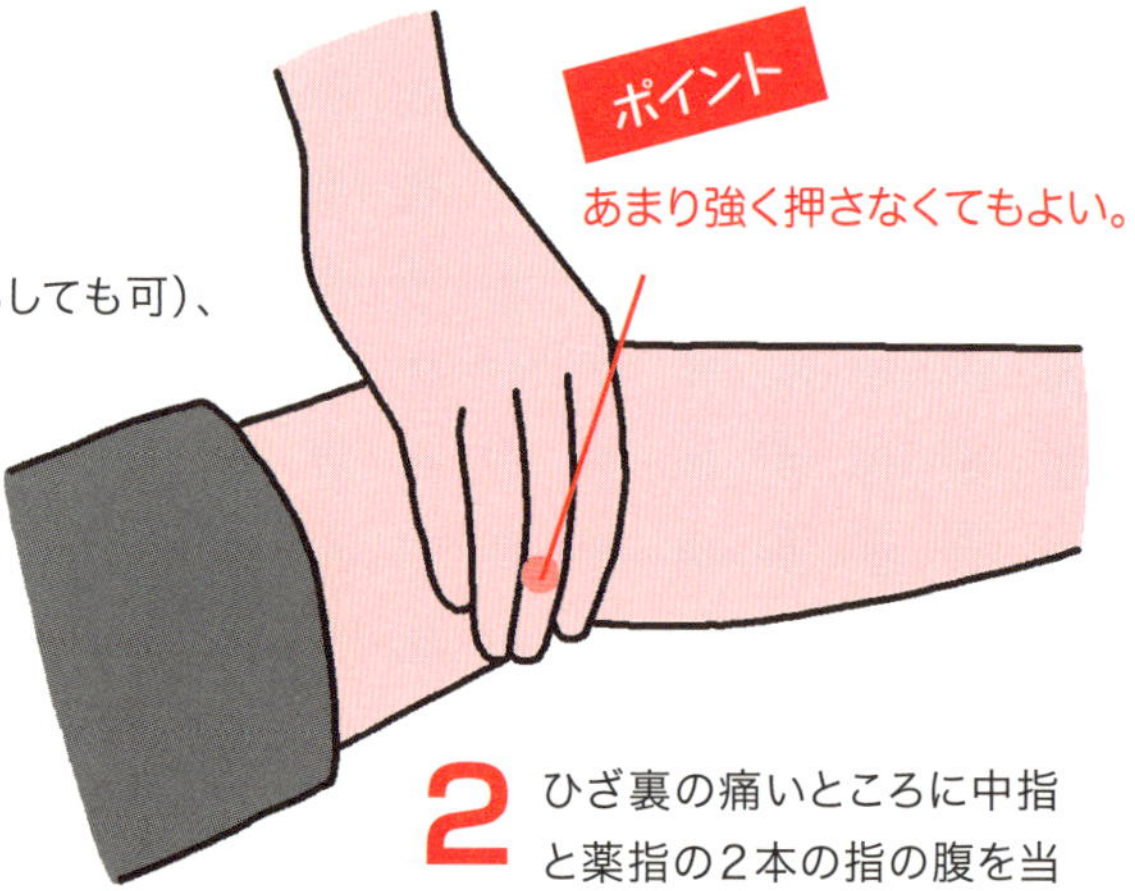
ポイント
あまり強く押さなくてもよい。

2 ひざ裏の痛いところに中指と薬指の２本の指の腹を当てる。その指で痛いところを５秒程度押すようになでる。これを１～５分程度くり返す。やりすぎないようにする。

ストレッチをして
痛かったら
有効です

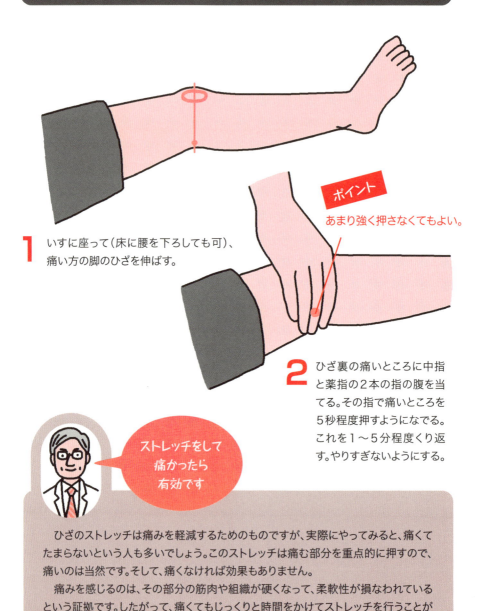

ひざのストレッチは痛みを軽減するためのものですが、実際にやってみると、痛くてたまらないという人も多いでしょう。このストレッチは痛む部分を重点的に押すので、痛いのは当然です。そして、痛くなければ効果もありません。

痛みを感じるのは、その部分の筋肉や組織が硬くなって、柔軟性が損なわれているという証拠です。したがって、痛くてもじっくりと時間をかけてストレッチを行うことが必要なのです。

ひざの裏内側のストレッチ

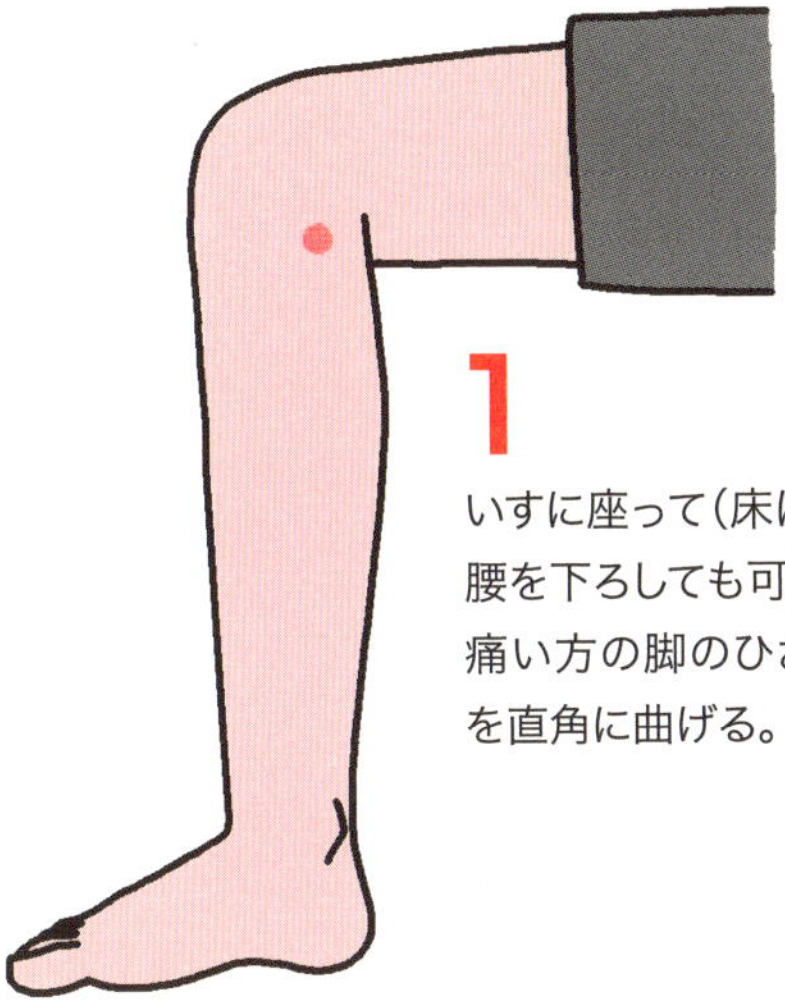

1
いすに座って（床に腰を下ろしても可）、痛い方の脚のひざを直角に曲げる。

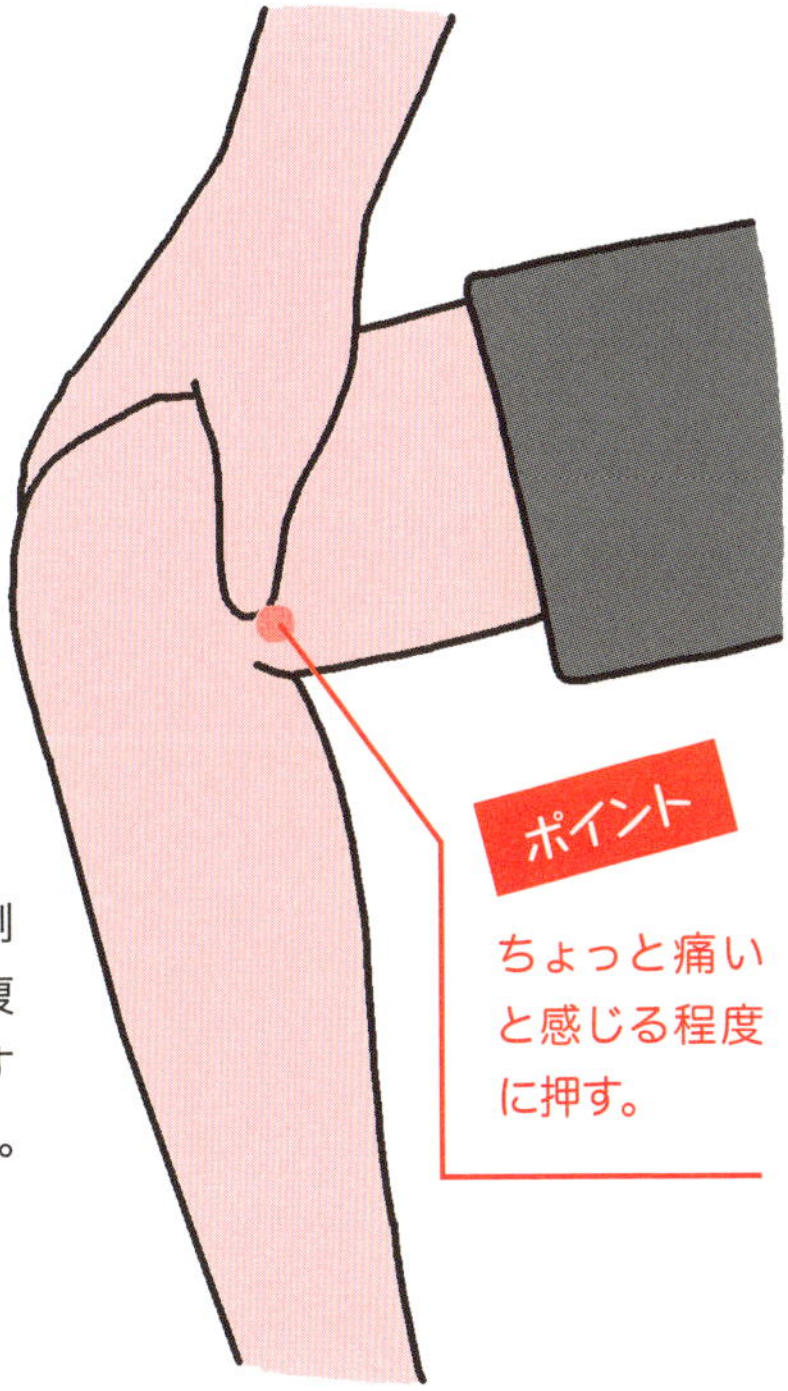
ポイント
ちょっと痛いと感じる程度に押す。

2
そのままの状態で、内側の痛いところに親指の腹を当て、強めに押しもみする。1～5分ほどくり返す。

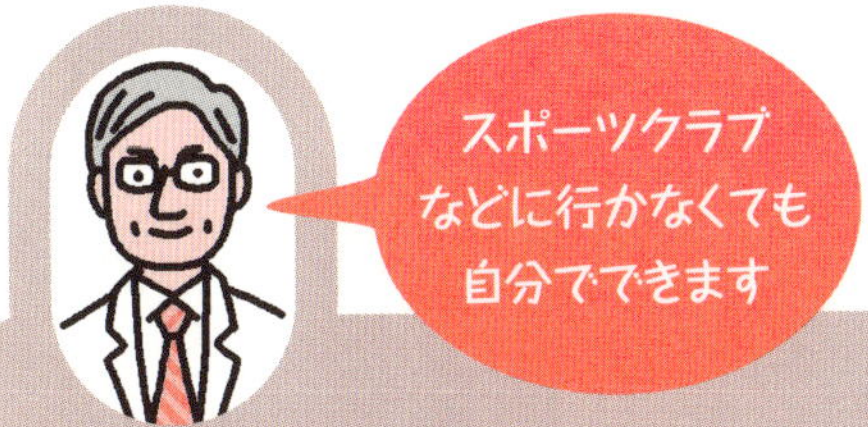
スポーツクラブなどに行かなくても自分でできます

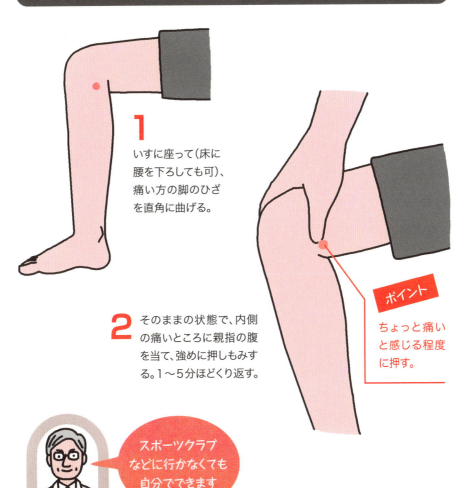

ひざ痛に悩む人は、「運動不足による筋力低下が原因だから」と、スポーツジムでのトレーニングを思い立つことも多いようです。しかし、ひざが痛い状態で無理なトレーニングを行うのは禁物です。

むしろ、この本で紹介しているストレッチの方が、無理をせずに痛みをとることができます。ストレッチといっても、指圧やマッサージに近い方法なので、家庭でも職場でも手軽にできるうえ、継続させやすいというメリットもあります。

ひざの内側の痛みをやわらげる

ひざの内側で痛む場所

痛みの原因になる筋肉の部位

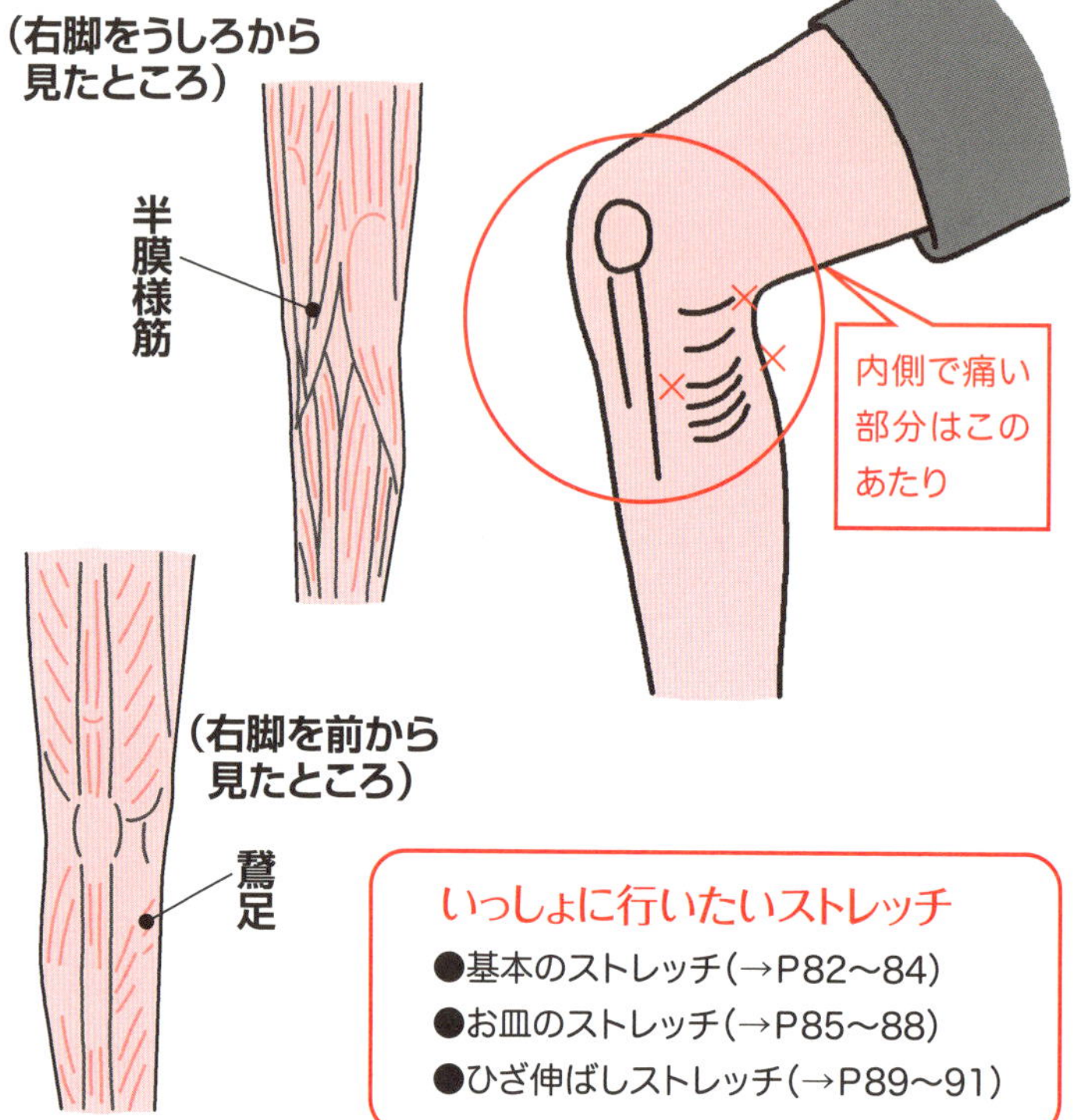
（右脚をうしろから見たところ）
半膜様筋
（右脚を前から見たところ）
鵞足
内側で痛い部分はこのあたり

いっしょに行いたいストレッチ

- ●基本のストレッチ（→P82〜84）
- ●お皿のストレッチ（→P85〜88）
- ●ひざ伸ばしストレッチ（→P89〜91）

軟骨がすり減り O脚が進むと痛む

変形性ひざ関節症では、O脚の人でひざの内側に痛みが出ることがよくあります。これは、日常的にひざの内側の軟骨へ余計な負荷がかかりやすい脚の形であるため、軟骨がすり減ってしまうのです。軟骨は太ももの骨とすねの骨のつなぎ目の表面を覆っており、弾力性があってクッションの役割をしています。

この軟骨がすり減ることでさらにO脚が進行して痛みが増したり、ひざの変形も進むという悪循

関節の隙間を探す

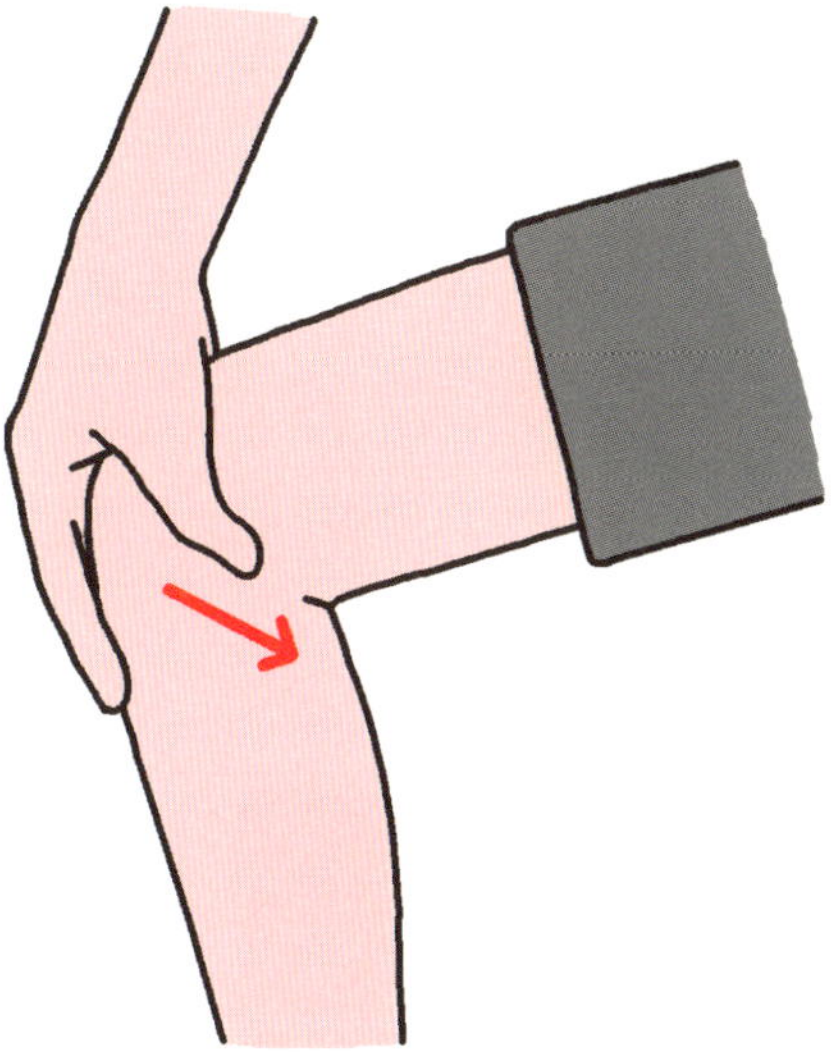

1 ひざを直角に曲げる。お皿の下部の高さで、お皿の内側のいちばん端からひざのうしろに向かって触っていく。

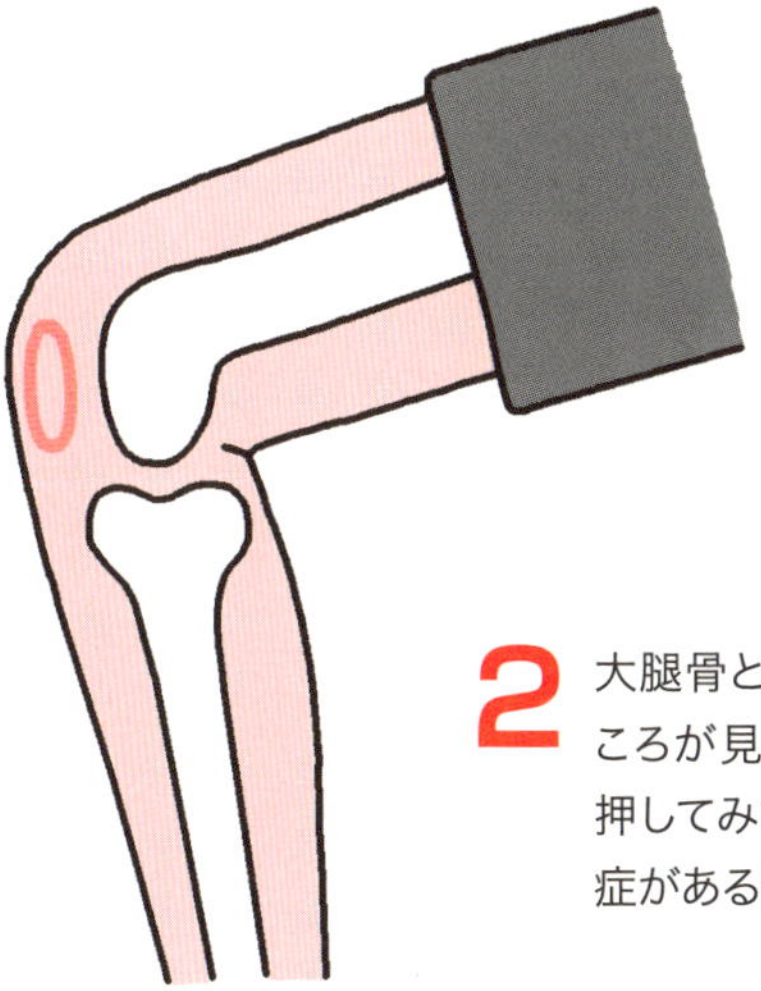

2 大腿骨と脛骨の間に、少しへこんだところが見つかる。ここが関節の隙間。押してみて、痛かったら関節の中に炎症がある証拠。

環に陥ります。**進行すると、ひざの動きが悪くなって、歩くのも困難**になります。

ひざ関節内側の隙間下が痛いときにおすすめ

関節の軟骨がすり減ってひざの変形が進むと、ひざの内側の関節と関節の隙間に、重苦しい感じの痛みが出ることがあります。

関節が腫れていたり、熱をもっていなければ、やはりストレッチが有効です。この場合は基本のストレッチ（P82～）を行います。

炎症があるときはストレッチせず、炎症を鎮める

ひざの内側の痛みは、鵞足《がそく》や半《はん》膜様筋《まくようきん》（P106～）の痛みと、関節内の炎症の痛みを間違いやすいの

で要注意。まずはP105図のように、関節の隙間を探します。もし関節の隙間に痛みがあり熱をもっている場合は、ストレッチはひかえめにし、鎮痛剤などで炎症を鎮める必要があります。

O脚の人は半膜様筋に負担がかかる

鵞足とは、筋肉と骨をつないでいる腱《けん》の集まりで、鵞鳥《がちょう》の足の形に似ていることからこう呼ばれています。鵞足の位置は、太ももの裏側のひざを曲げる屈筋《くっきん》という筋肉群のうち、半腱様筋《はんけんようきん》、薄筋《はっきん》、縫工《ほうこう》筋《きん》という3つの筋肉が脛骨《けいこつ》の上部で集合している部分です。

一方の半膜様筋は、屈筋のなかで最も大きな筋肉。ひざ内側の隙間の、下側についています。

O脚の人は、半膜様筋に大きな負担がかかるため（P104）、痛くなりやすいのです。指でこの場所を押すと、硬くこわばっていることがあります。そこで、**ストレッチによって筋肉をほぐして**（P108〜）**柔軟性を回復すると、痛みがやわらいできます。**

内側の骨の痛みもあります。骨と筋肉が両方とも痛いというケースもありますから、ストレッチを行う前に、必ず痛む場所を確認しておきましょう。

炎症があった場合は基本のストレッチと薬で

一般に、鵞足や半膜様筋の痛みは強く、関節内の炎症では鈍い痛みが長引く傾向があります。ストレッチを行ってみると、鵞足や半膜様筋の痛みは比較的とりやすいのですが、一方の関節内の炎症による痛みはなかなか治まらないこともよくあります。その場合は、鎮痛剤を使用しながら、基本のストレッチを続けていきます。

O脚の人は内側＋ひざの前のストレッチも行う

O脚がある人は、ひざの内側のストレッチだけでなく、ひざの前側のストレッチ（P94〜）も併せて行うことが必要です。

さらに、関節の軟骨がそれ以上すり減らないように、肥満している人は体重を減らしたり、激しい運動を控えることも不可欠です。加えて、基本のストレッチで太ももの大腿四頭筋の筋力が衰えないようにすることも大切です。

鵞足ストレッチ

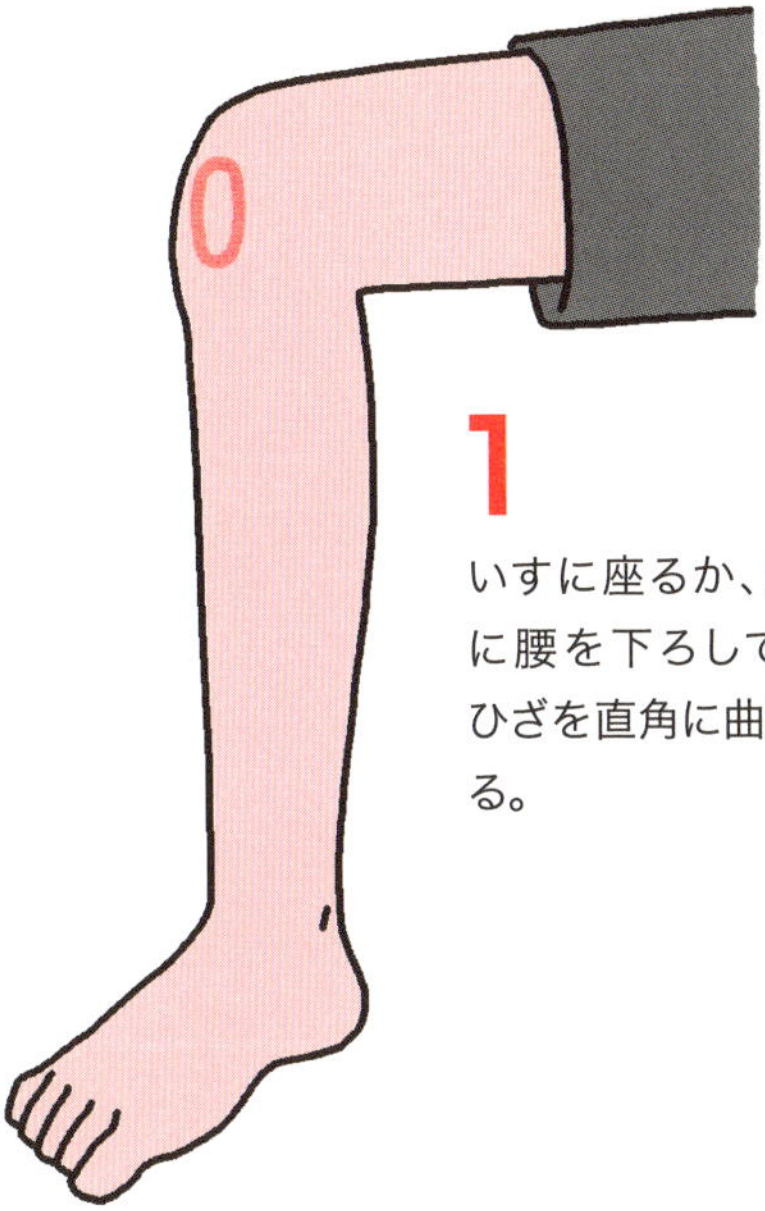

1

いすに座るか、床に腰を下ろして、ひざを直角に曲げる。

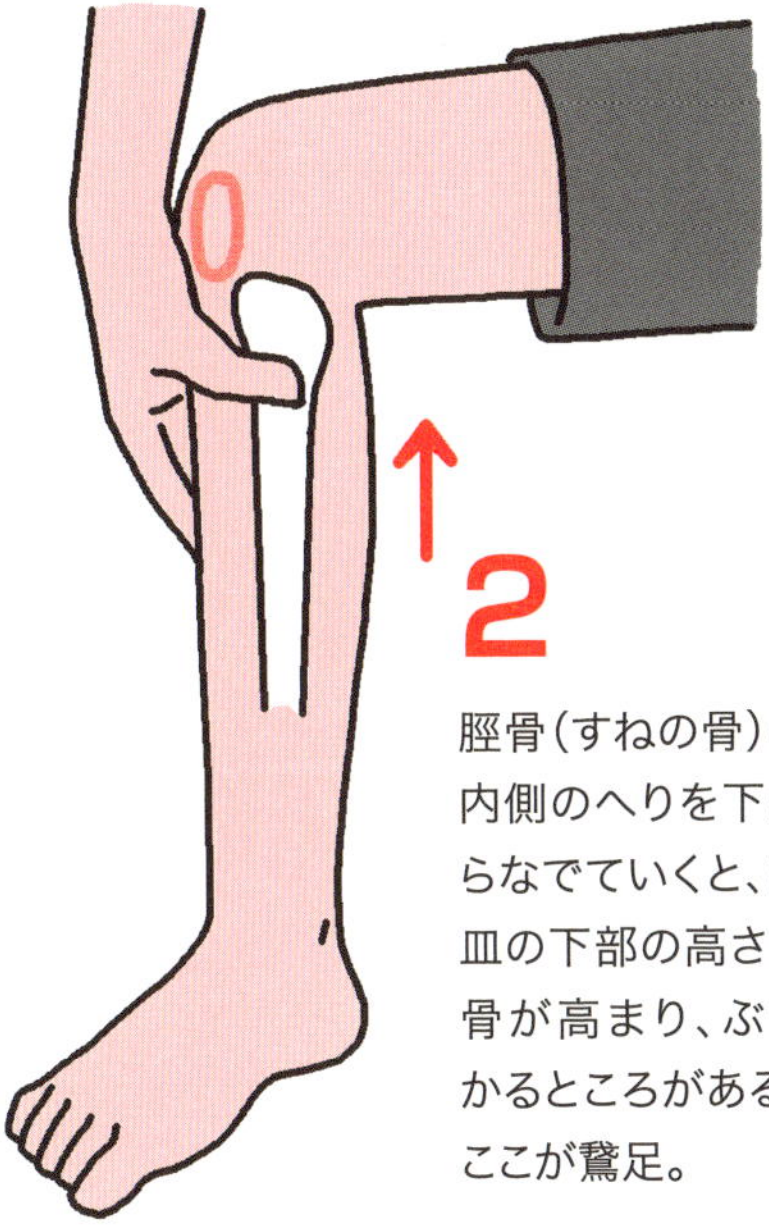

2

脛骨（すねの骨）の内側のへりを下からなでていくと、お皿の下部の高さで骨が高まり、ぶつかるところがある。ここが鵞足。

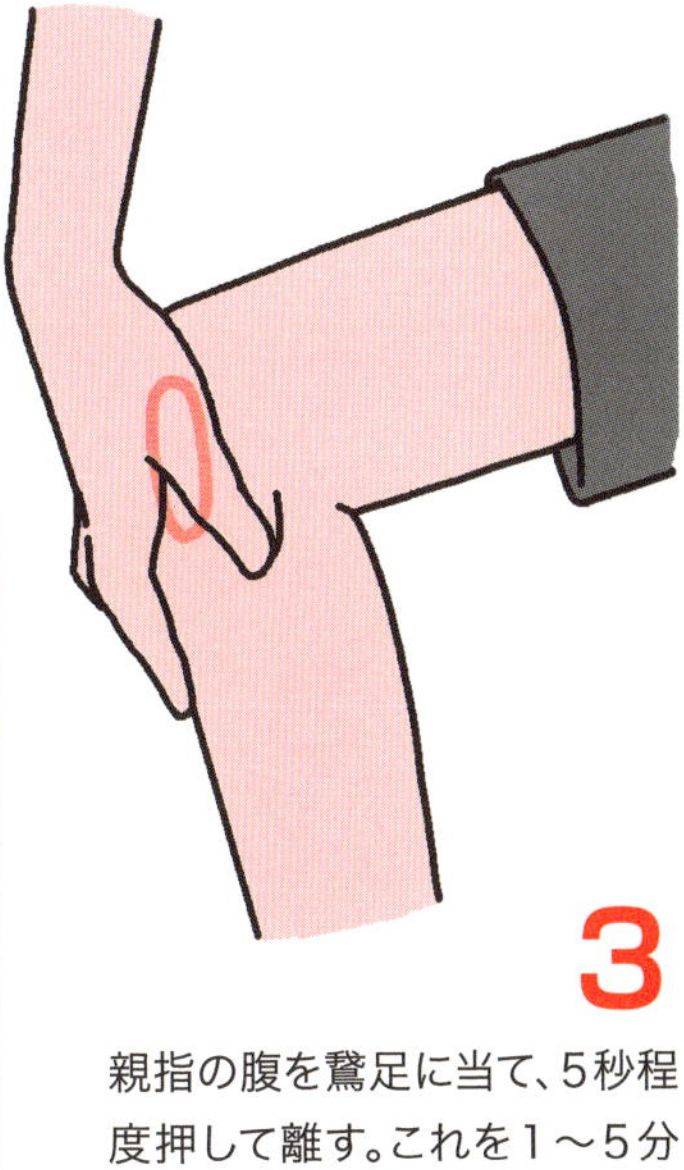

3

親指の腹を鵞足に当て、5秒程度押して離す。これを1～5分程度続ける。

先生、教えて！

ストレッチは毎日した方がいいですか？

ひざの痛みをとるには、ストレッチは毎日続けることが肝心です。毎日、朝晩1回ずつ行うことを習慣づけましょう。

関節が腫れたり、水がたまっているようなときには、ストレッチは控えて、薬で炎症を鎮めます。ただし、基本のストレッチだけは行います。その方が腫れなどが早く治まります。

半膜様筋ストレッチ

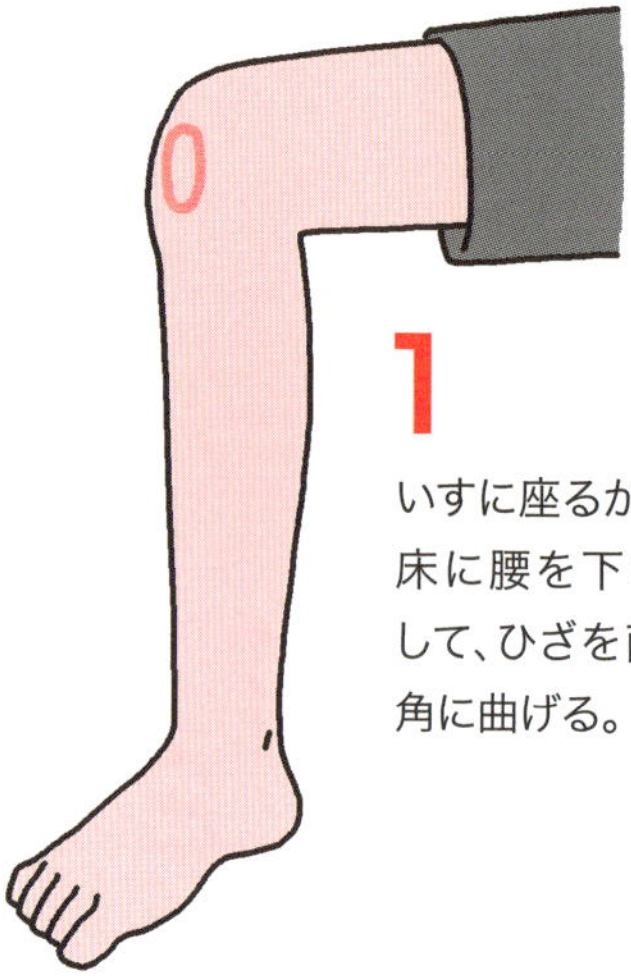

1

いすに座るか、
床に腰を下ろ
して、ひざを直
角に曲げる。

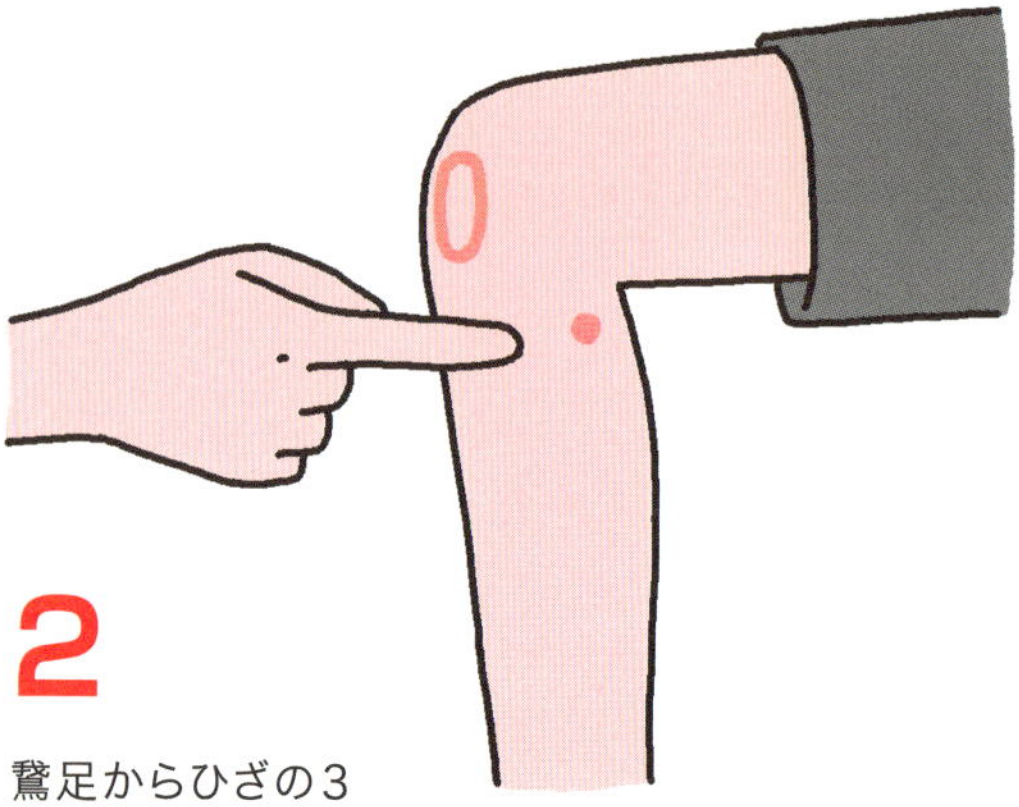

2

鵞足からひざの3
センチほどうしろ
の内側に回り込み、
そこから指幅1本
上がったあたりが
半膜様筋が骨につ
くところ。

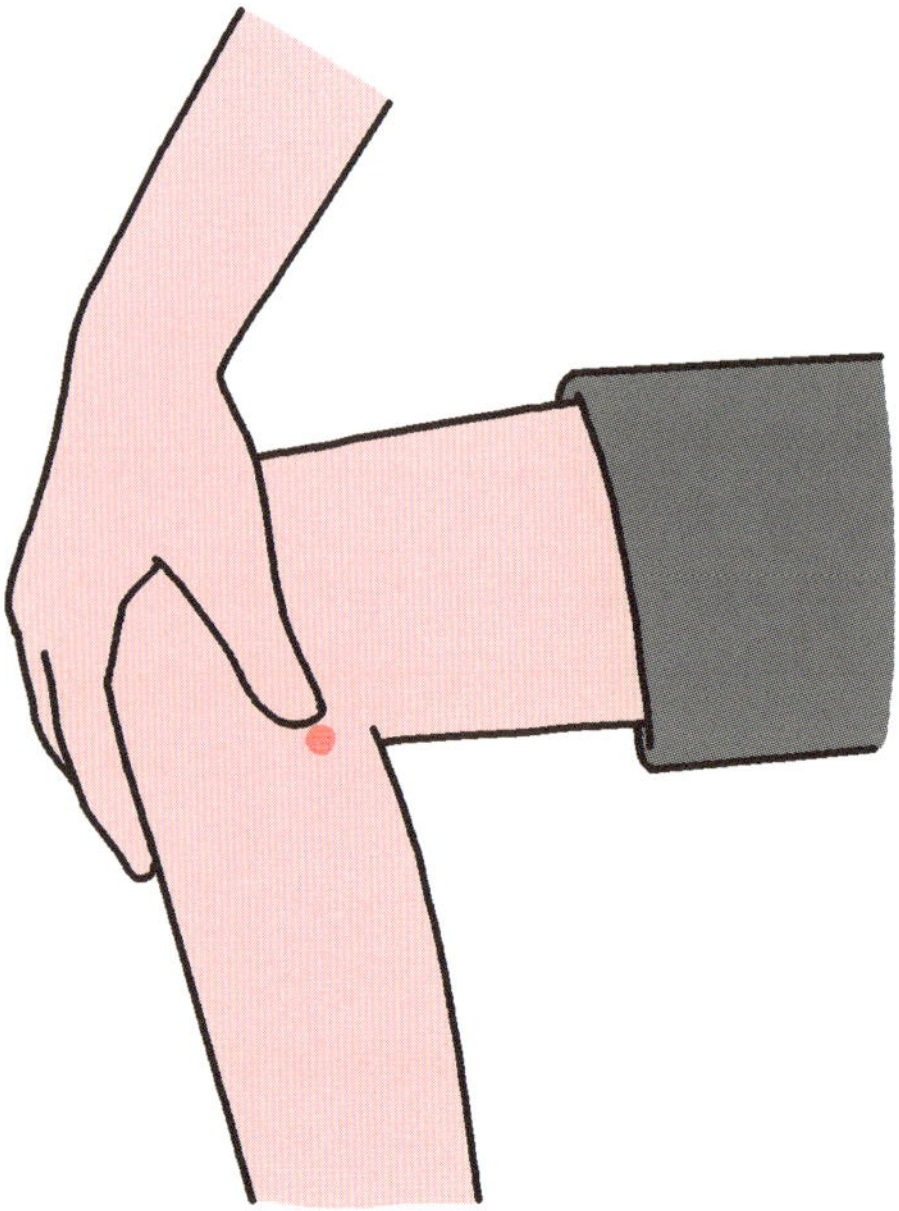

3

親指の腹を半膜様筋
の下端に当て、5秒
程度押して離す。これ
を1〜5分程度くり
返す。

ひざの痛みをとるストレッチ④
歩くとひざの内側が痛い

歩くときにひざの内側が痛いという人もよく見られます。この場合も、まずは、どのポイントが痛いか、正確に把握する必要があります。

歩行時にひざの内側が痛む人は、関節内側の隙間を押すと、そこに強い痛みを感じるポイントがあることがよくあります。

具体的には、指で押しながら探ってゆくと、ひざのお皿の内側の、斜めに2センチほど下側にある、脛骨《けいこつ》と大腿骨《だいたいこつ》のつなぎ目の隙間に、痛む部分があります。

上図のストレッチで、**関節周囲の筋肉や組織をほぐすと、痛みがやわらぎます。**

歩くとひざの内側が痛いときのストレッチ

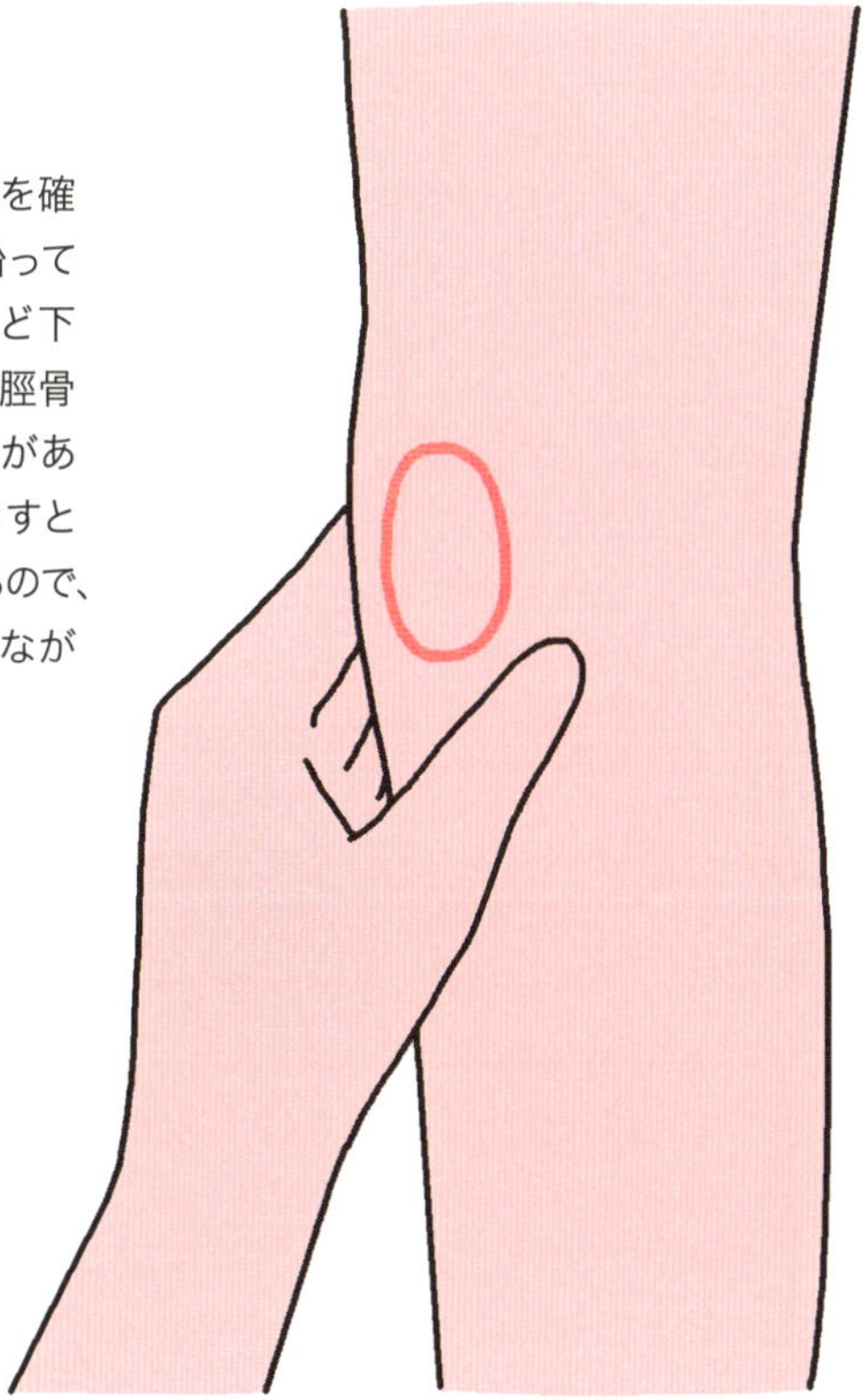

ひざのお皿の位置を確認し、すねの骨に沿って斜めに2センチほど下を探ると、大腿骨と脛骨のつなぎ目の隙間がある。その近くに、押すと痛むポイントがあるので、そこを親指で押しながらほぐす。

ひざの外側の痛みをやわらげる

ひざの外側が痛い場合は、**運動後の疲労によるものが多く、ひざから太ももの外側にかけて痛む**のが特徴です。外側広筋《がいそくこうきん》の疲労や、ひざ周囲での腸脛靭帯《ちょうけいじんたい》、外側側副靭《がいそくそくふく》帯が痛みを引き起こしています。

腸脛靭帯はひざの外側から太ももを支え、歩行時にひざが内側に引っ張られないようにしています。運動時にはバランスを保つため、負担がかかります。

外側側副靭帯は、ひざ関節の両側にある靭帯の1つで、大腿骨《だいたいこつ》と腓《ひ》骨をつなぐ役割があります。ひざの曲げ伸ばしをくり返すと疲労がたまり、痛みが起こります。

ひざの外側で痛む場所

痛みの原因になる筋肉の部位
（右脚をうしろからみたところ）

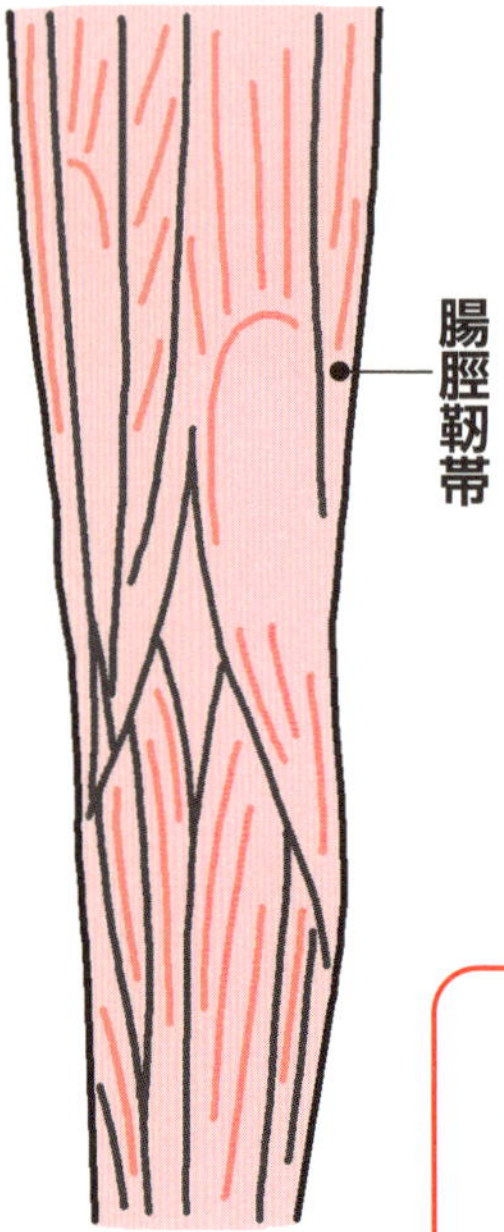
腸脛靭帯

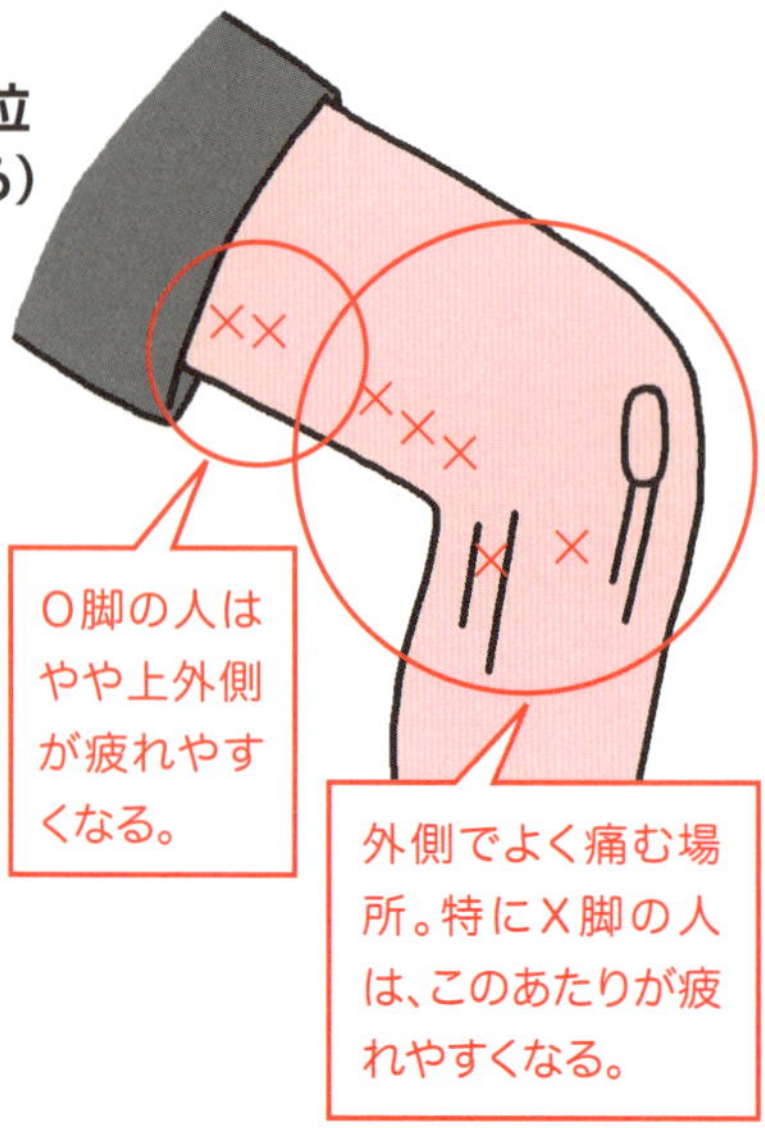
O脚の人はやや上外側が疲れやすくなる。
外側でよく痛む場所。特にX脚の人は、このあたりが疲れやすくなる。

いっしょに行いたいストレッチ

●基本のストレッチ（→P82〜84）
●お皿のストレッチ（→P85〜88）
●ひざ伸ばしストレッチ（→P89〜91）

外側側副靭帯のストレッチ

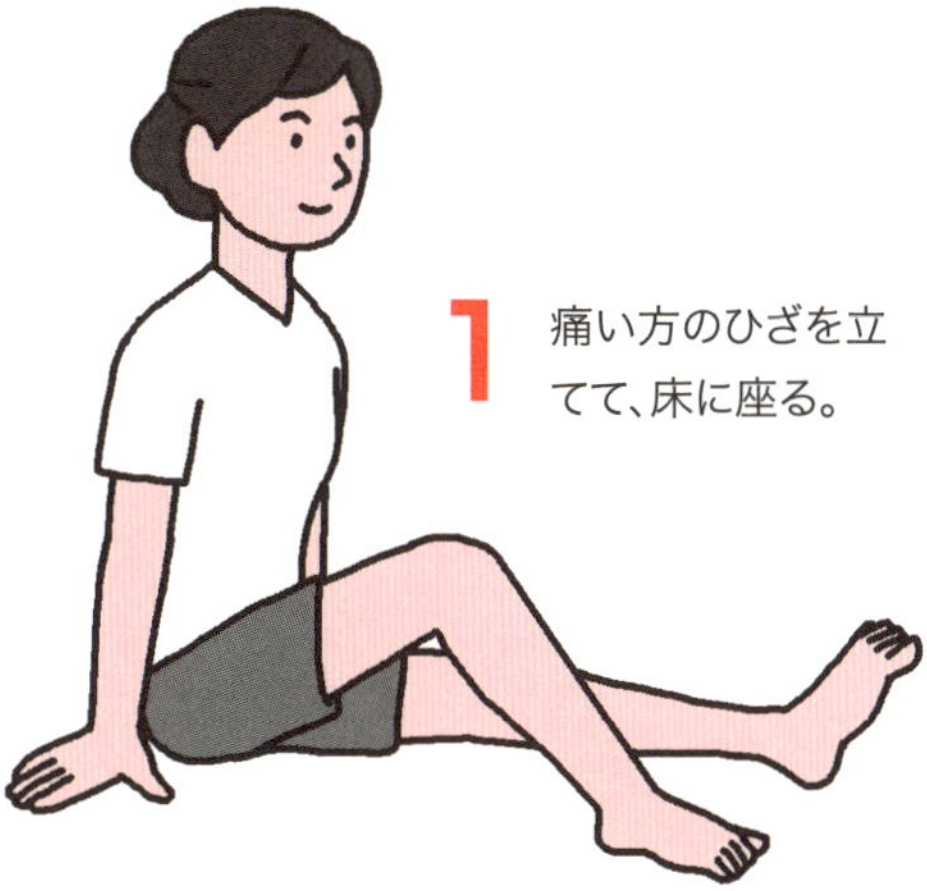

1 痛い方のひざを立てて、床に座る。

2 お皿の下側を外に向かってなでていくと、へこみが見つかる。そこに指を当てる。

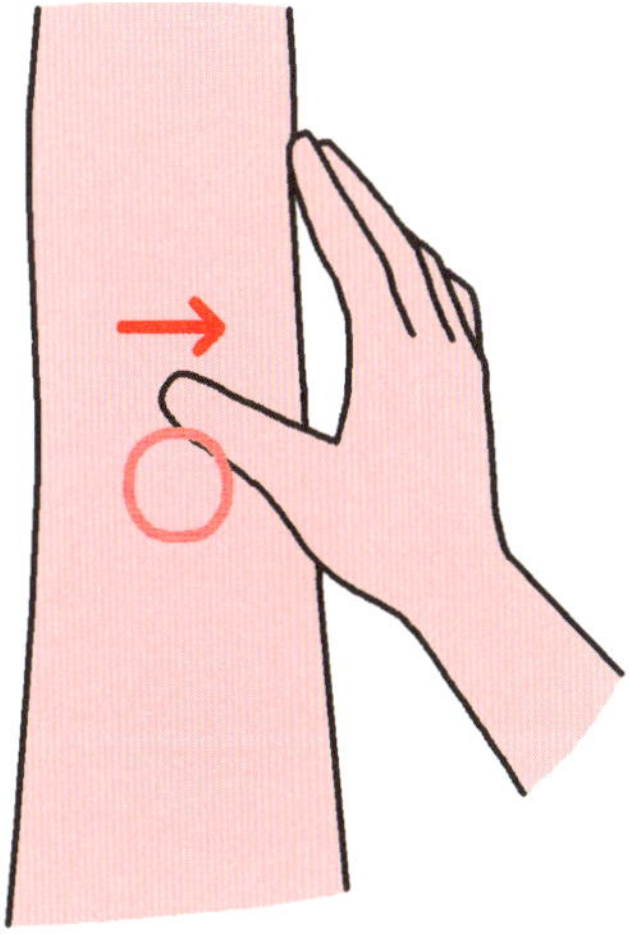

3 立てたひざを横に倒して、あぐらをかくような形にする。くぼみの少しうしろを押すと、突っ張ったすじがあるのがわかる（あぐらをかくとこのすじが出っ張る）。このすじが外側側副靭帯。

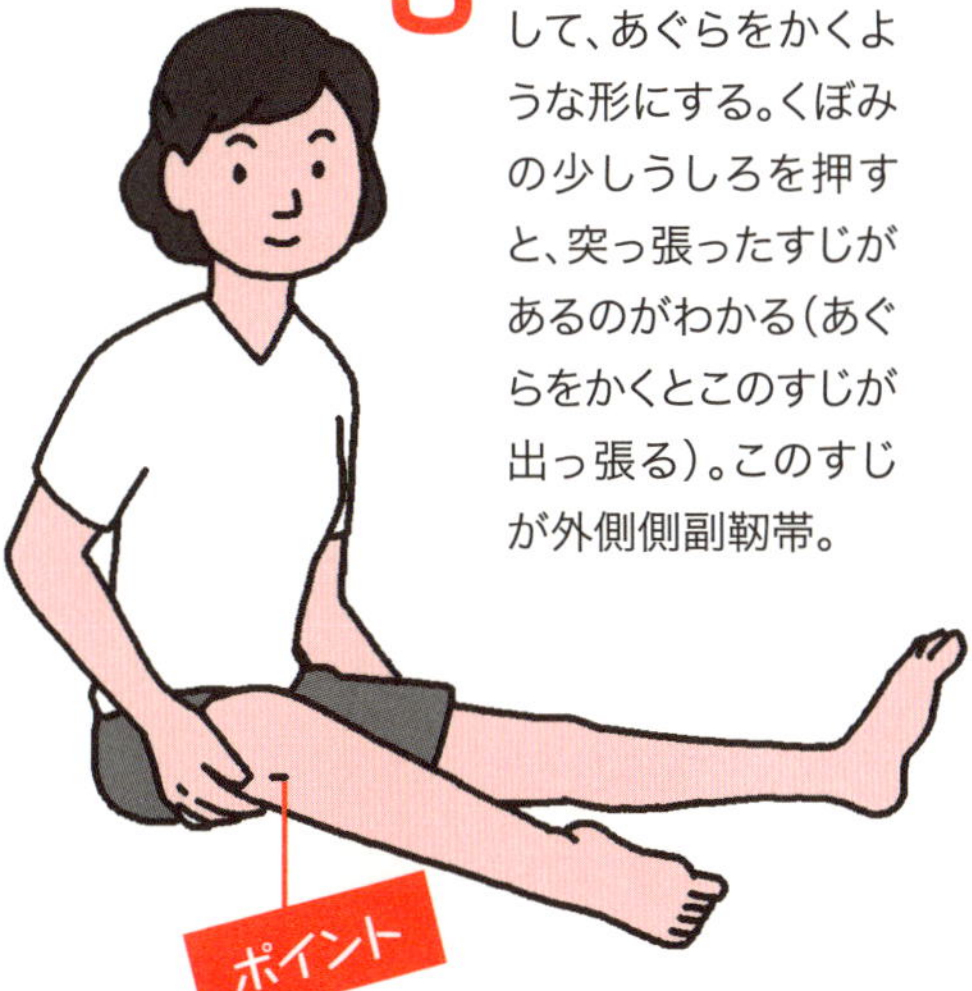

さがしにくいので、あせらずゆっくりみつける。

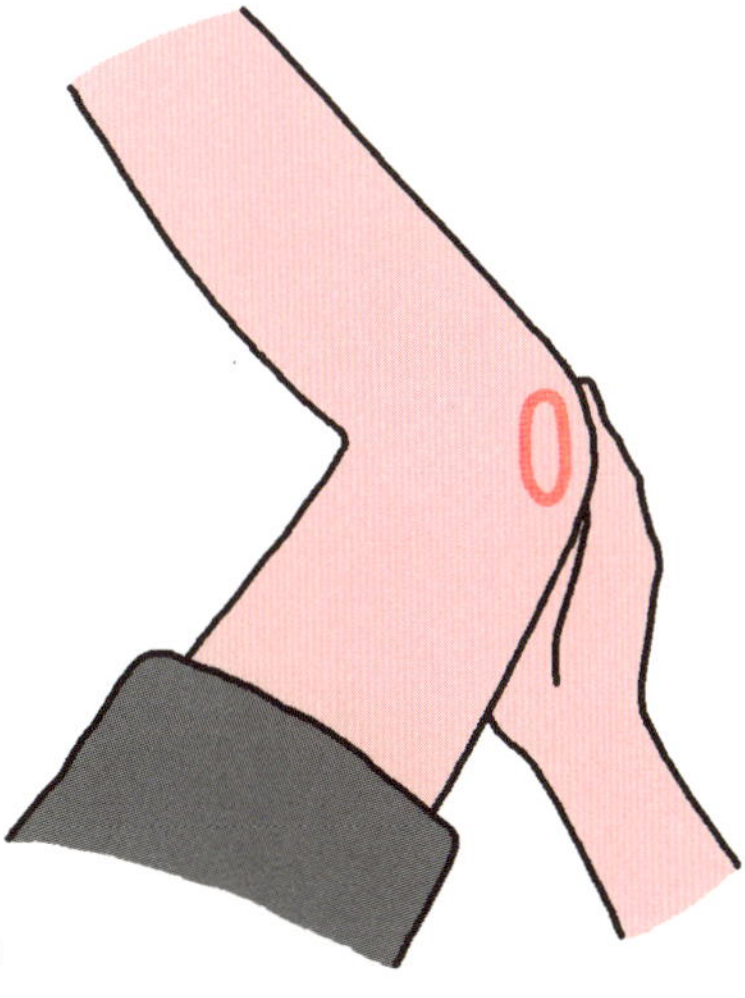

4 外側側副靭帯を親指の腹で押してみる。この突っ張ったすじだけが痛いなら、靭帯による痛み。そのときは、靭帯を親指の腹で強めに押す。これを1～5分程度続ける。

腸脛靭帯のストレッチ

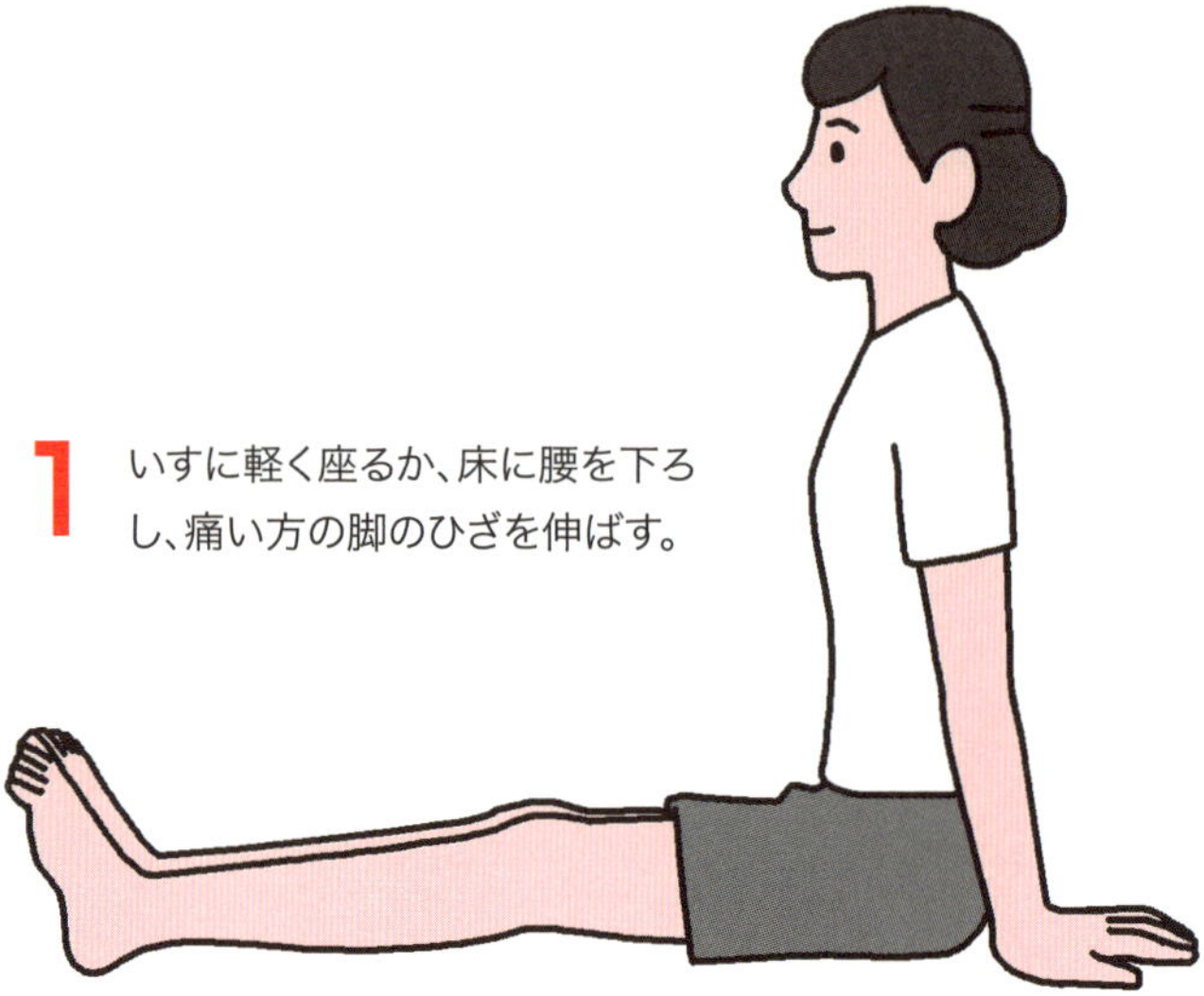

1 いすに軽く座るか、床に腰を下ろし、痛い方の脚のひざを伸ばす。

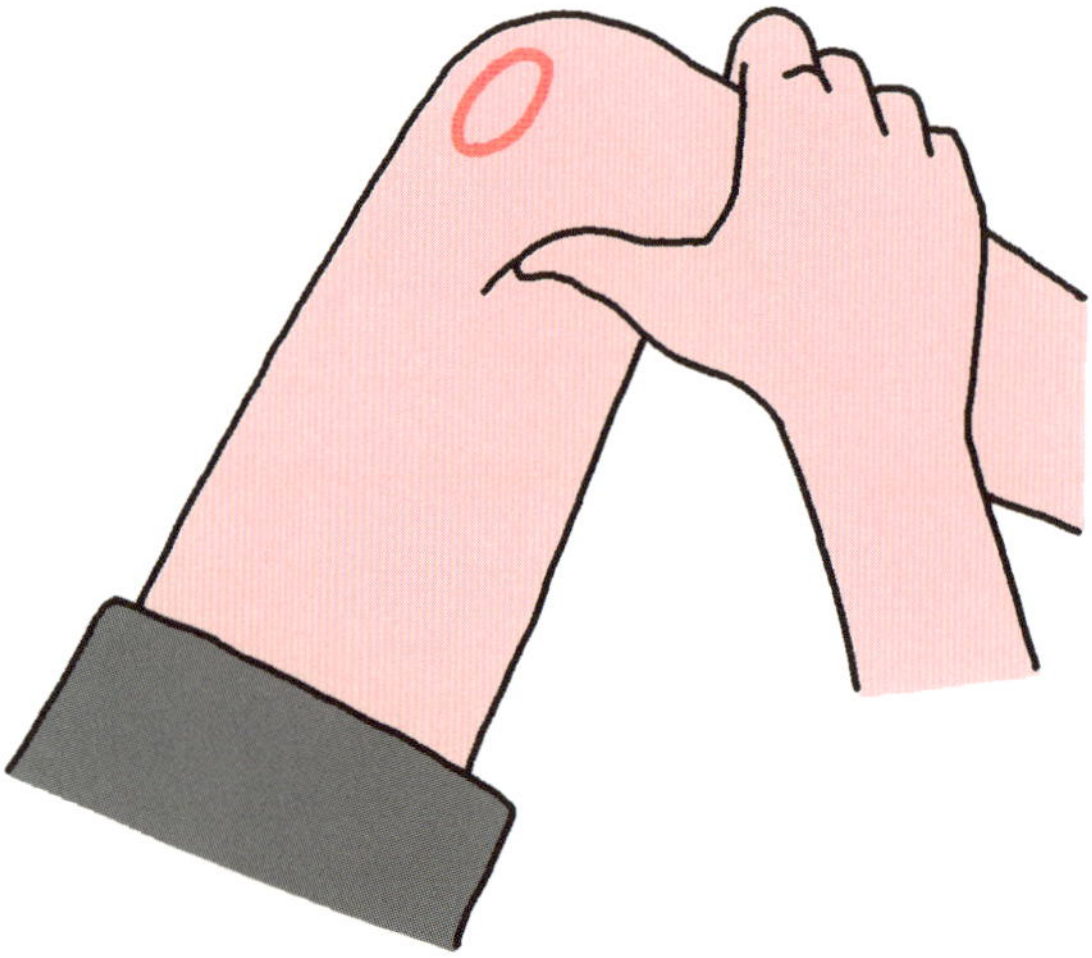

3 腸脛靭帯に親指の腹を当てて、強めに押しもむ。これを1～5分程度続ける。

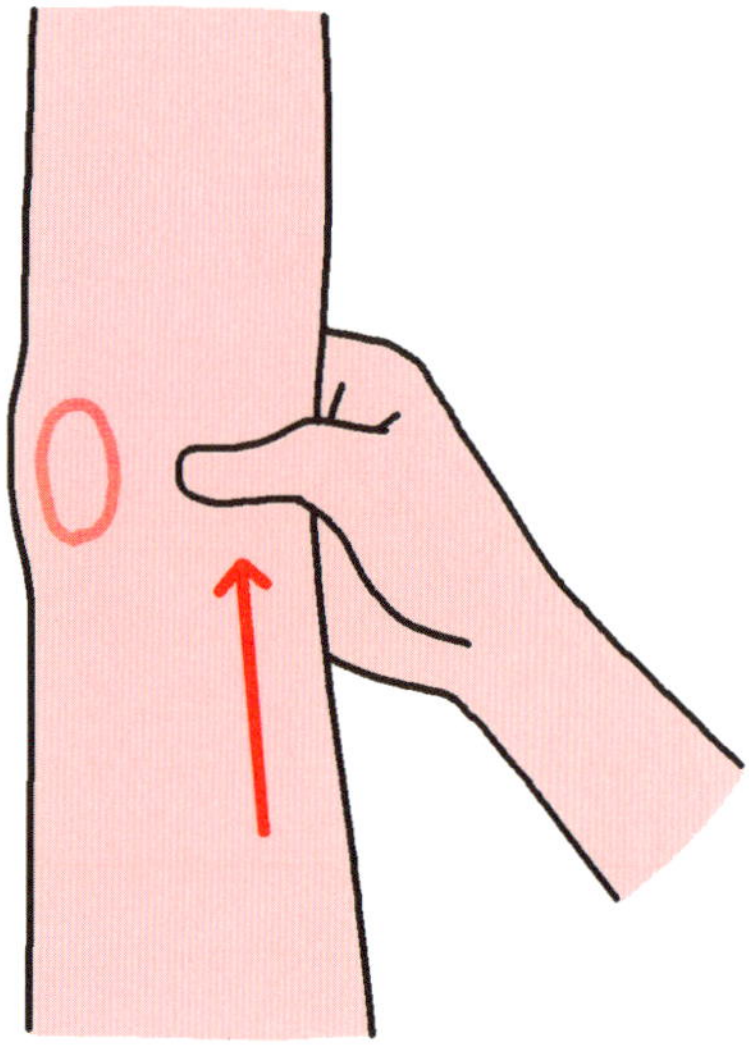

2 太ももの外側の側面中央からひざの方へ、太ももを押していく。ひざの側面近くで硬い骨にぶつかる。その周囲を押し、痛いところが腸脛靭帯。

ももの筋肉痛に効果的なストレッチ

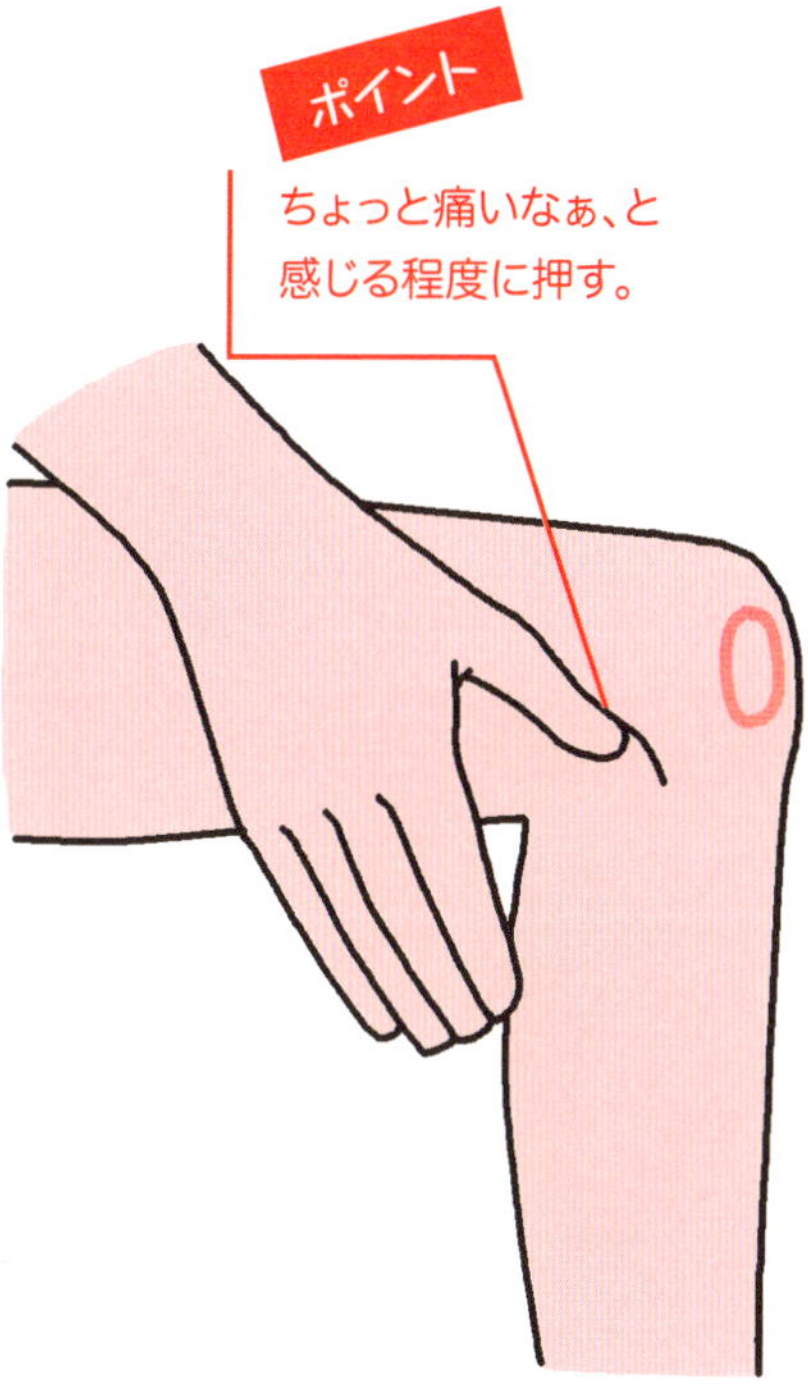

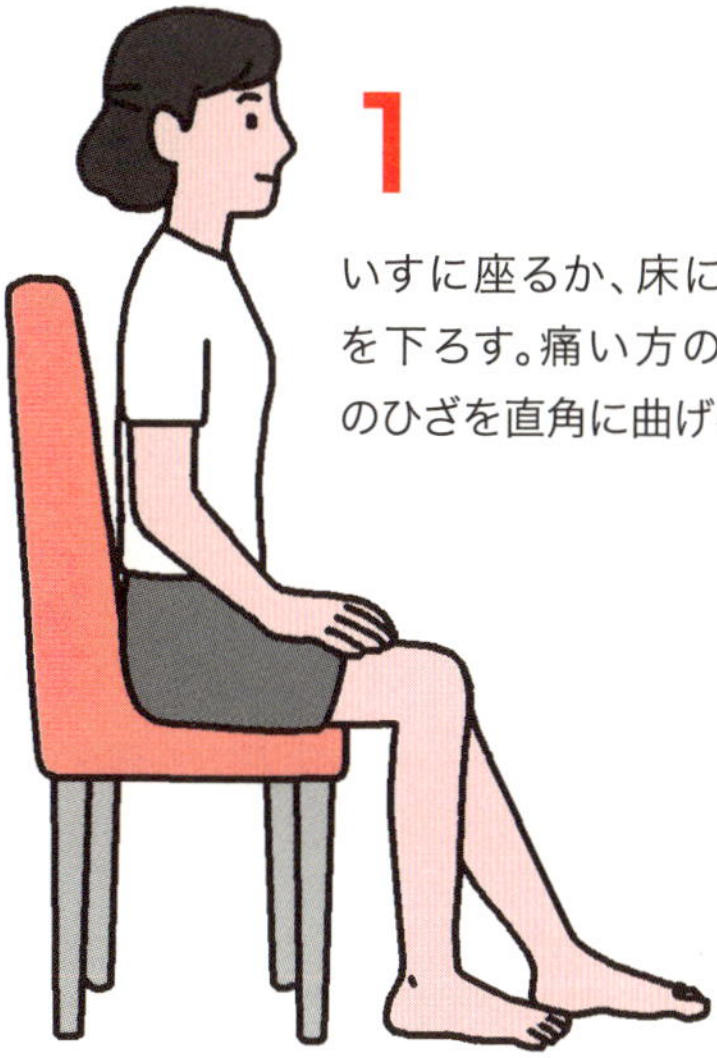

1 いすに座るか、床に腰を下ろす。痛い方の脚のひざを直角に曲げる。

2 外側の痛いところ（外側側副靭帯、または腸脛靭帯）に親指の腹を当て、強めに押しもむ。これを１～５分程度続ける。

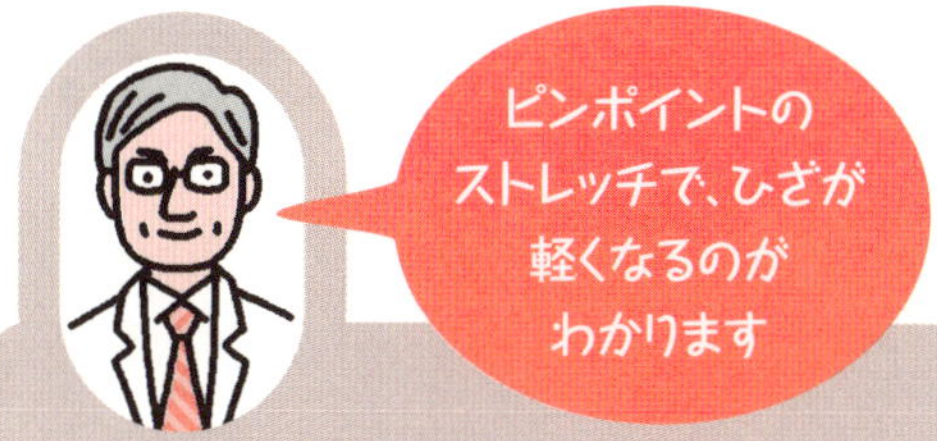
ピンポイントのストレッチで、ひざが軽くなるのがわかります

筋肉痛によるひざの外側の痛みには、上図のピンポイントストレッチが有効です。筋肉痛があるときは、痛くて触りたくないと思うかもしれませんが、疲労で硬くなった筋肉をほぐすことで、血行がよくなり、疲労物質の排出が促されて、痛みが早くとれます。ストレッチ後、ひざが軽くなるのを実感できます。

朝晩１回ずつ続けて行うと、軽症の人は１～２週間で痛みがとれます。基本のストレッチや、ひざのお皿のストレッチと組み合わせるとより効果的です。

股関節の痛みに効果的な基本のストレッチ

おしりを上げる

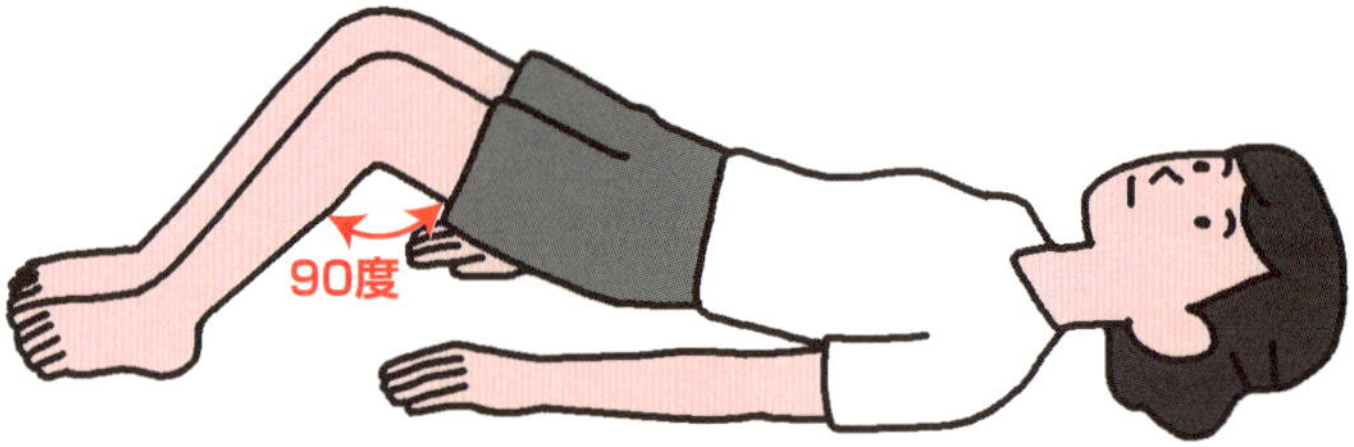

あお向けになり、両ひざを90度くらい曲げる。脚に力を入れて、ゆっくりとおしりを上げて浮かせる。この状態で５秒間キープする。10回を１セットとして１日２〜３セット行う。

ひざを抱える

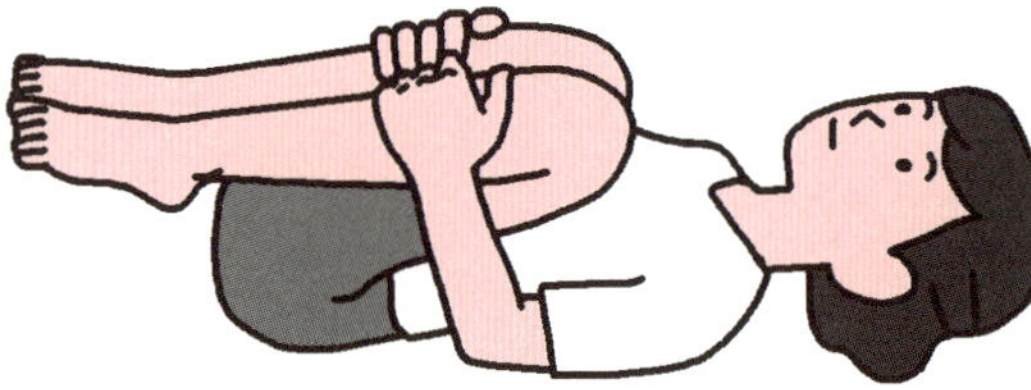

あお向けになる。ゆっくりとひざを抱え、10秒キープする。5回を１セットとして１日２〜３セット行う。

股関節は脚のつけ根にあり、臼《きゅう》蓋《がい》と、そのくぼみにぴったり収まる大腿骨頭《だいたいこっとう》とで構成されています。

股関節の痛みで最も心配されるのは、骨の形の異常により、関節の嚙み合わせが悪くなっているケース。この場合は手術が必要になることもあります。

そのため、股関節が痛いときはまず、専門医を受診して、エックス線検査で骨に異常がないかどうかを確認します。骨に異常がなく、股関節の動きにも引っかかりがないときは、**股関節周囲の筋肉を維持したり、動きをよくするためのストレッチが有効**です。

脚を壁に押しつける

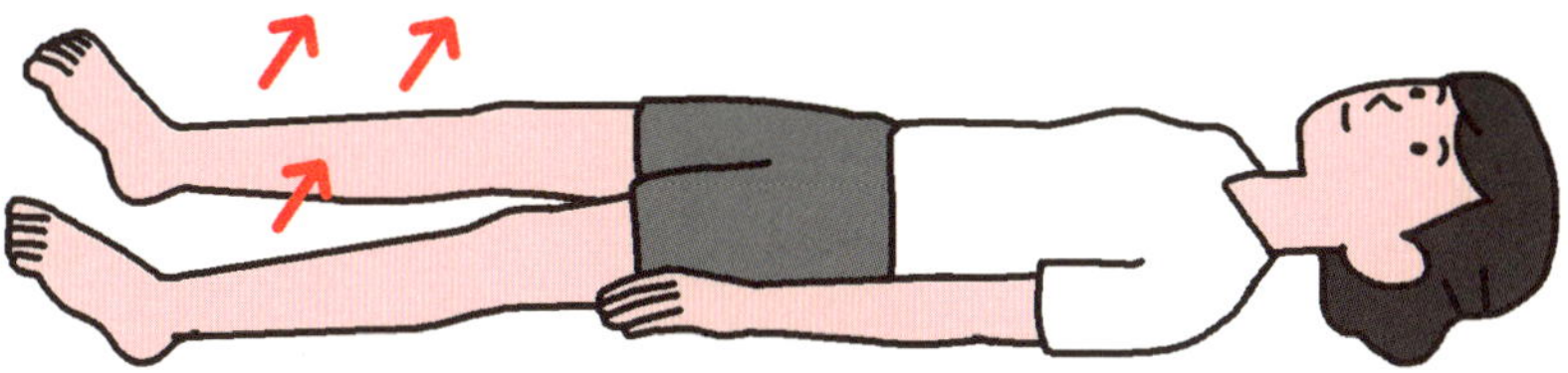

あお向けになる。片方の脚を壁に押しつけ、おしりに力を入れて５秒間キープ。10回を１セットとして１日２〜３セット行う。もう片方の足も同様に行う。

ゴムバンドを両脚にかける

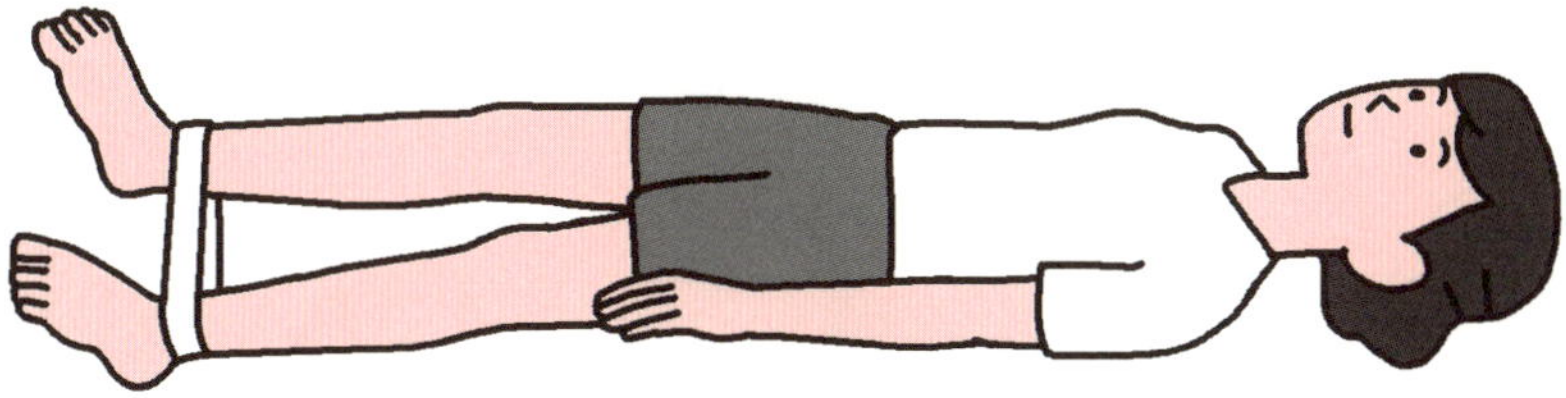

ゴムバンド（スポーツ用品店などで販売されている、トレーニング用のバンド）を両脚にかけ、あお向けになる。両脚を15〜20度くらいに開いた状態で、５秒キープする。10回を１セットとして１日２〜３セット行う。ただし、股関節の変形が強い人は避ける。

脚全体を回す

横になり、脚を開く。100回程度、脚全体を外側に回したり内側に回したりする。

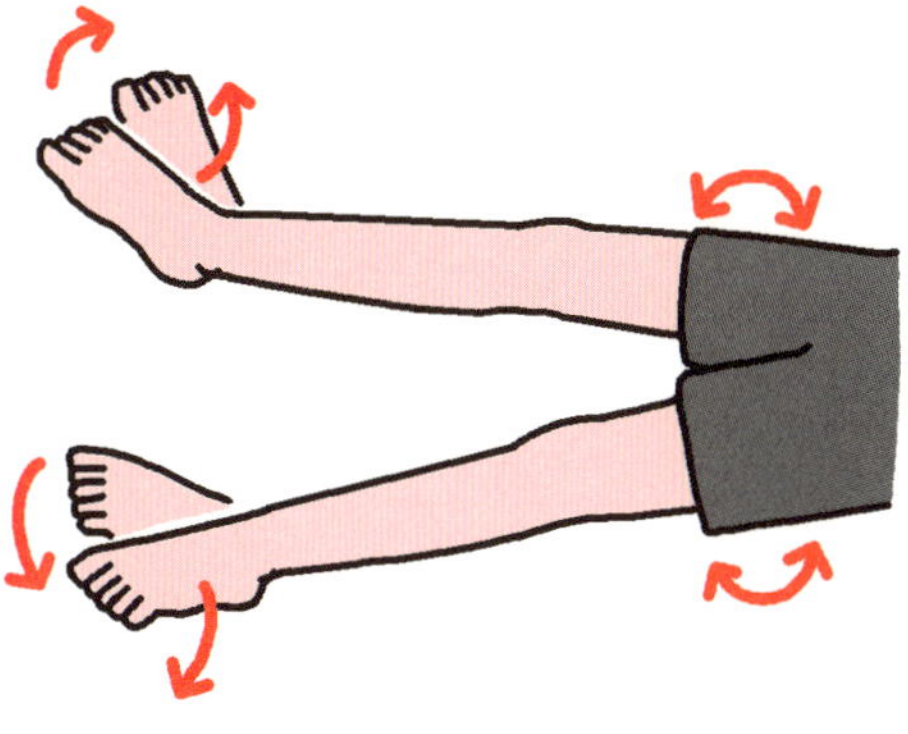

股関節の痛みに効果的な、筋肉をほぐすストレッチ

股関節の痛みをとるには、股関節周囲の筋肉や腱《けん》などの組織をほぐすことが大切です。

股関節は、脚を前後に出したり、曲げ伸ばしをしたり、回転させたりといった大きな動きを求められる関節。可動域《かどういき》を広く保つことがとても重要です。そのためには、上図のストレッチで**股関節周囲の筋肉をほぐし、動きをスムーズにします。**続けて行うと筋肉がほぐれて痛みが軽くなり、股関節の動きもよくなります。朝は布団の中で、夜は就寝前に、100回ずつ行うと効果的です。ただし股関節の変形が強い人にはすすめられません。

股関節のストレッチ

1 あお向けになり、両脚を開く。脚は体の中心から左右に30度以上は開くようにする。慣れるまでは開くと痛いこともあるが、ゆっくり行う。

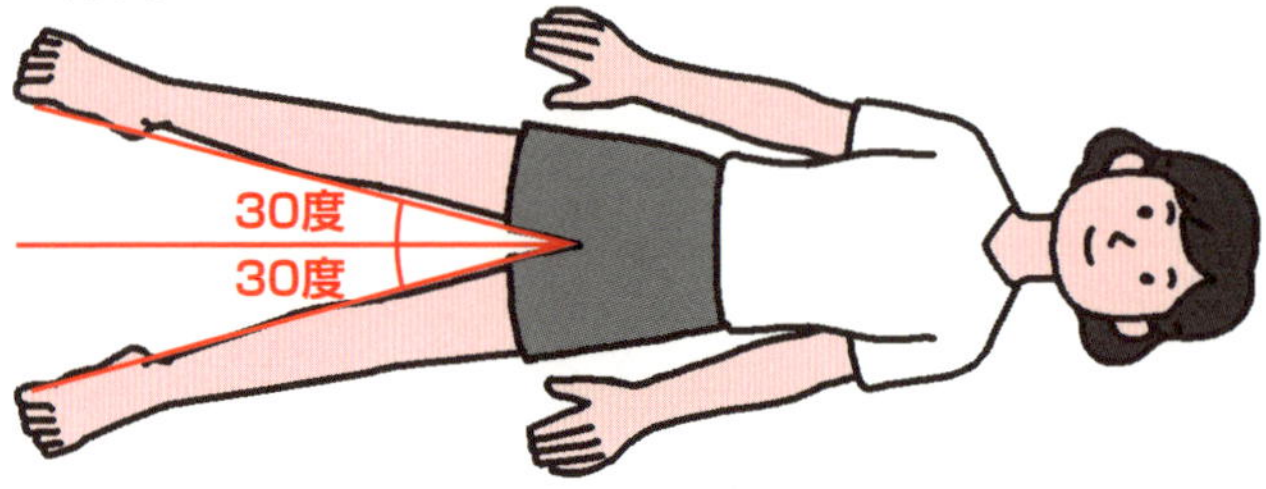

2 腰骨の出っ張りと恥骨を結んだ中間を手で押さえながら、脚を左右にブラブラと振るように動かす。

NG! このストレッチをして痛みが強くなった場合は、股関節の変形が進んでいることもあるため、やめる。

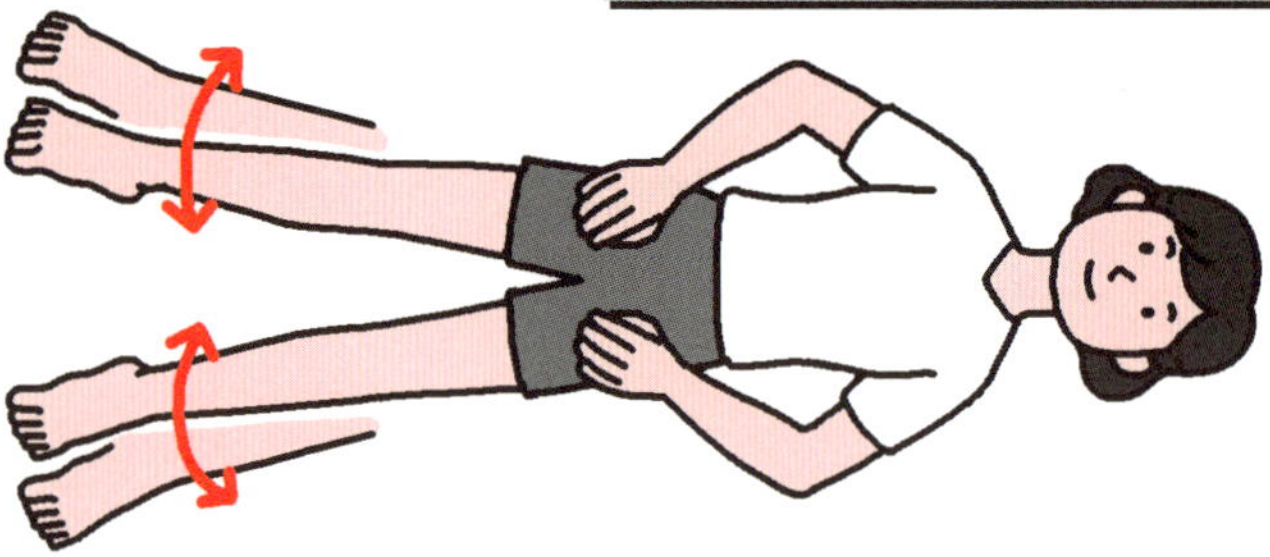

足首の痛みをとるストレッチ

足首のストレッチ

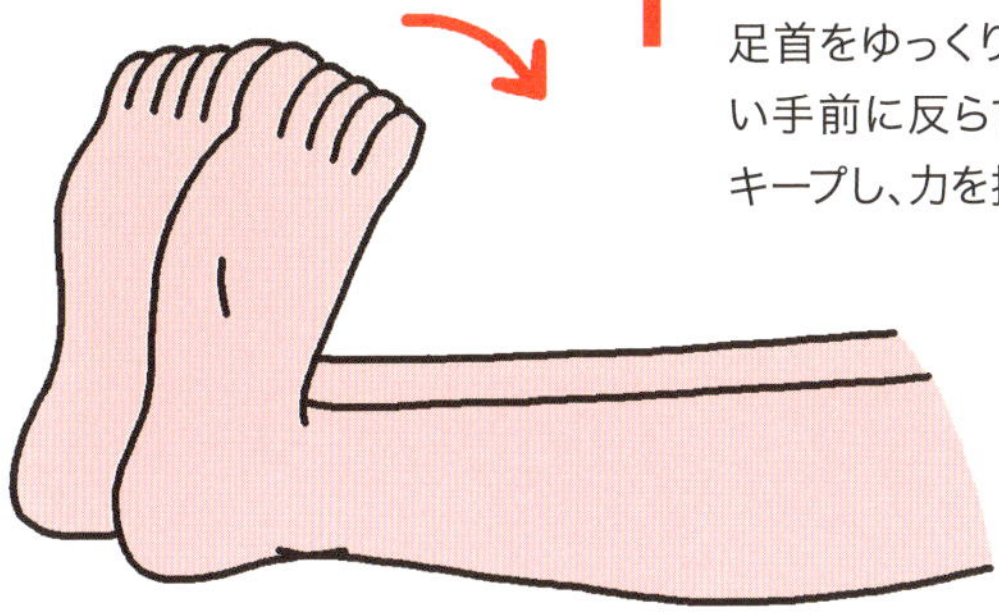

1 床に座り、脚を伸ばす。足首をゆっくり力いっぱい手前に反らす。5秒間キープし、力を抜く。

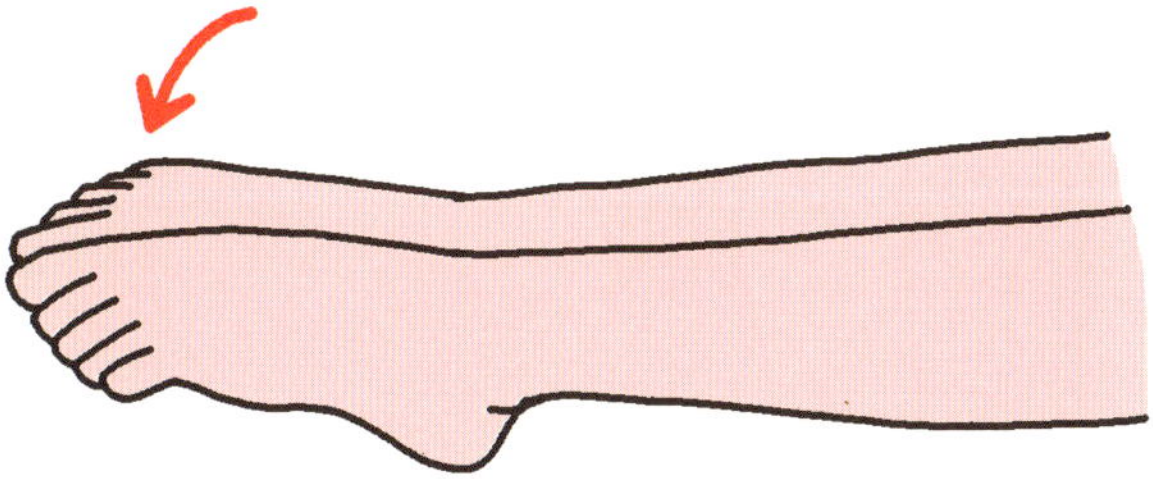

2 足首をゆっくり力いっぱい床に向かって曲げる。これ以上曲がらないところで止め、5秒間キープする。足先もしっかりまるめてストレッチする。

足首の痛みの原因で多いのは、ねんざです。そのほとんどは、足首を内側にひねる「うち返し」によって、外側くるぶしの周囲を傷めます。重傷のときは、腫れて皮下出血がありますが、腫れが見られなくても、痛みが非常に強いことがしばしばあります。

ねんざの直後は、足首を固定して安静にしておきますが、痛みが軽くなってきたら、ストレッチで足首の柔軟性を回復させます。足首の動きが悪いままだと、痛みが再発したり、ねんざをくり返すようになります。痛みをとると同時に、予防のストレッチも行います。

足首のストレッチ（続き）

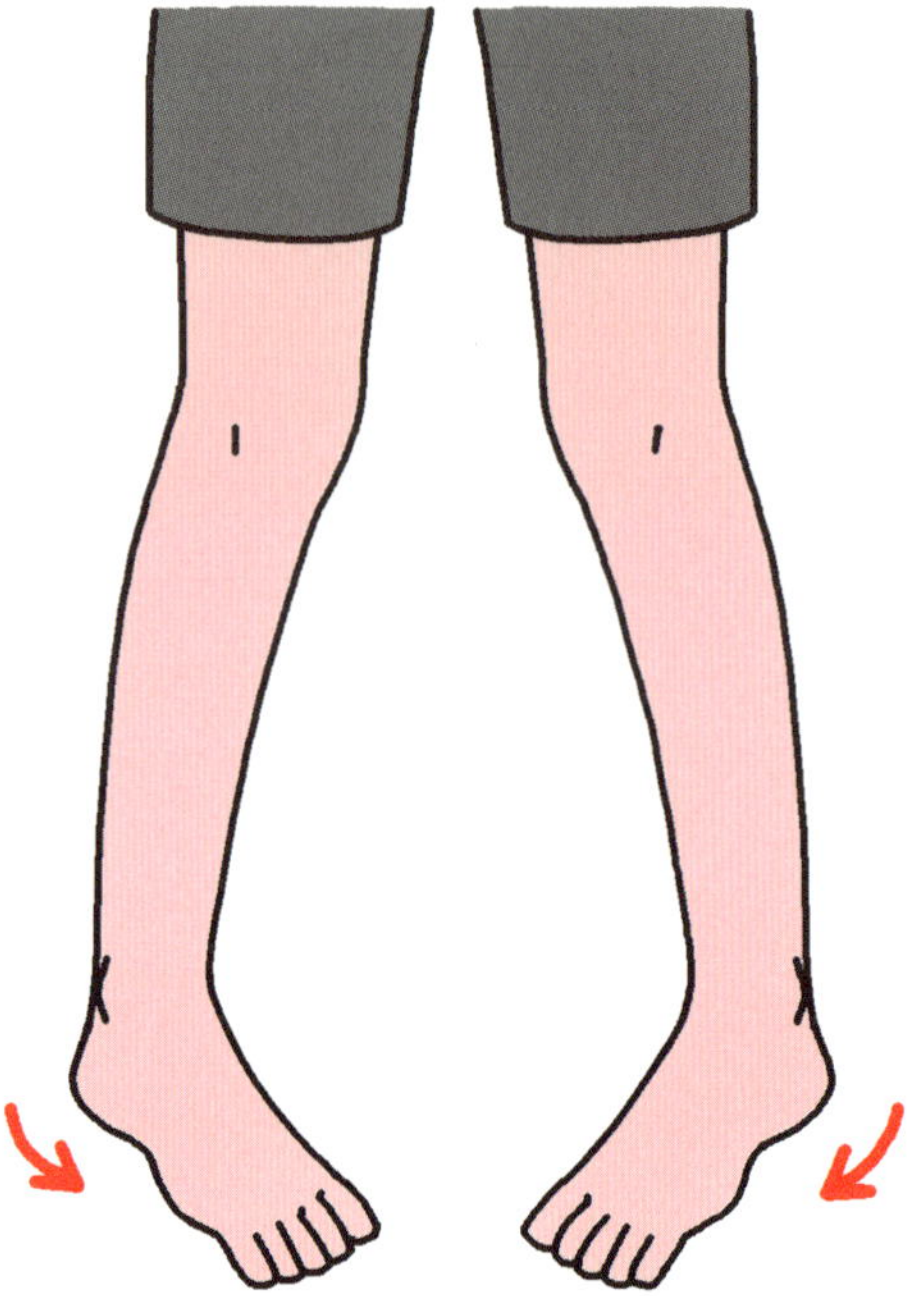

3 立ち上がってひざを伸ばし、脚をやや開く。次に両足先を内側に向ける。5秒間キープし元に戻す。横になって行ってもよい。

4 立ったまま、脚の外側に力を入れ、足先を外側に向け、ゆっくり力いっぱい反らす。5秒間キープし、力を抜く。

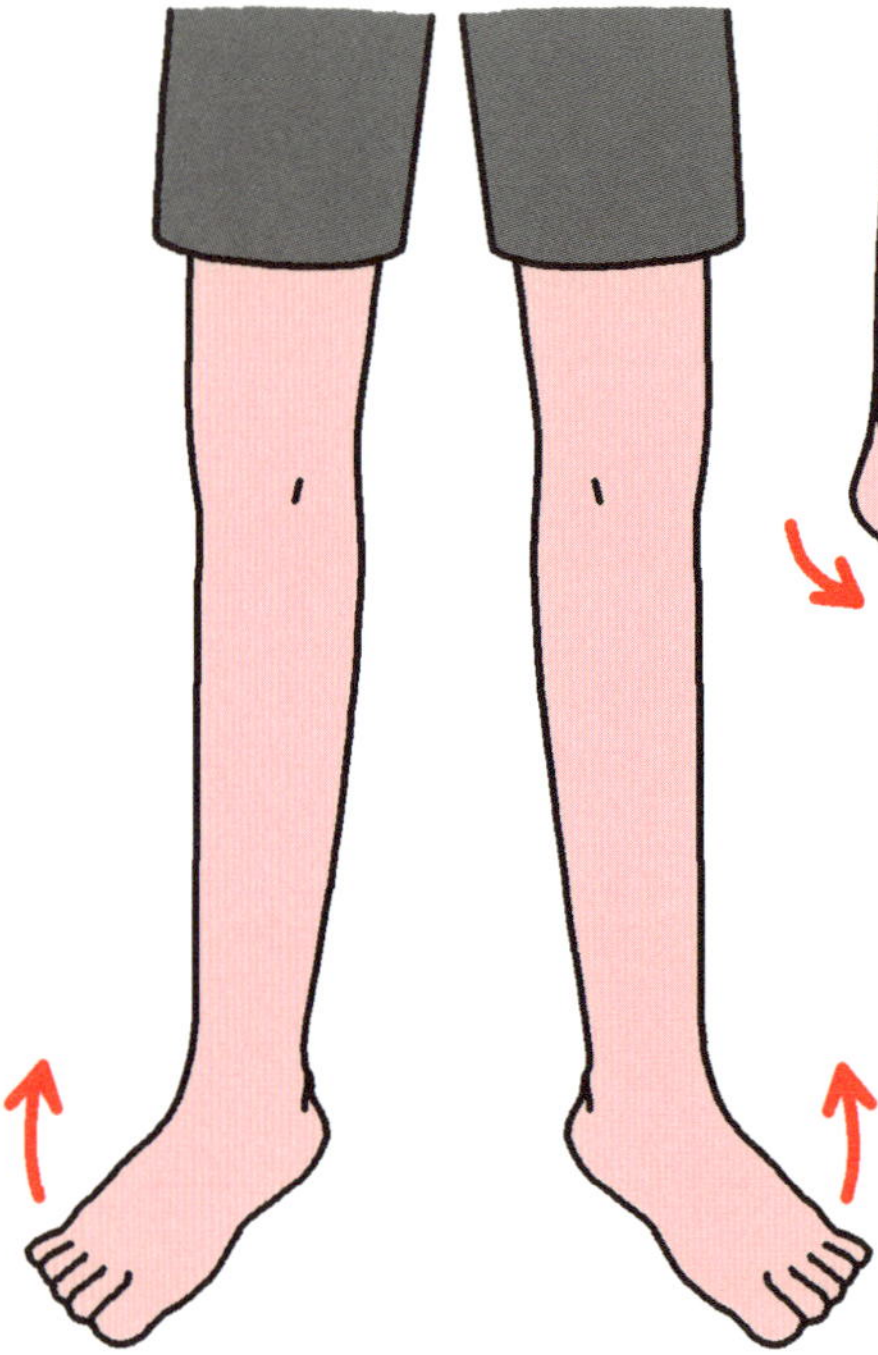

CHECK!

●1～4×10回を1セットとし、1日1～3回、毎回1～3セットずつ行う。

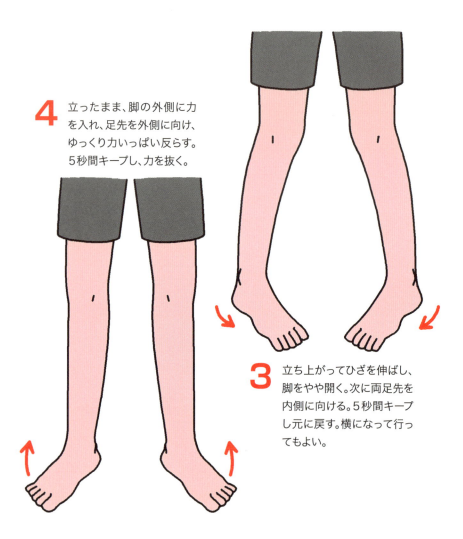

［手を使った足首のストレッチもいっしょに］

P117～118の1～4を、手で足指を持ってゆっくり力いっぱい行うストレッチに変えて加える。

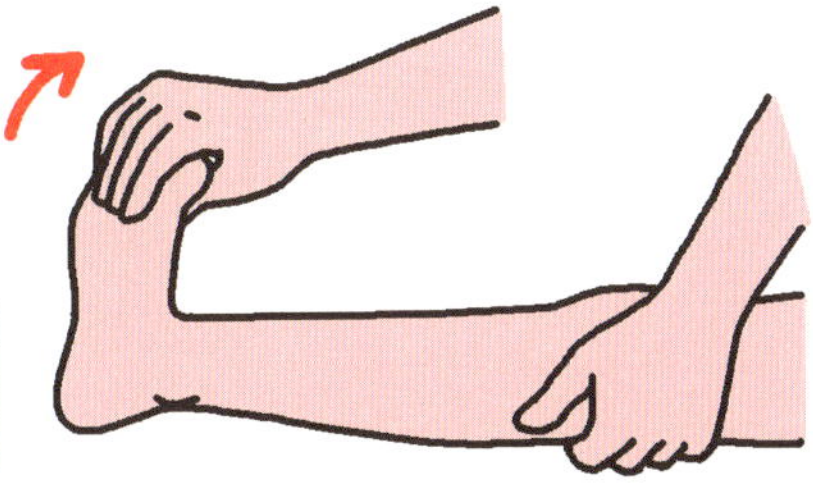

1 床に座り、脚を伸ばす。足先を持ち、足首をゆっくり力いっぱい手前に反らす。5秒間キープし、力を抜く。両足とも行う。

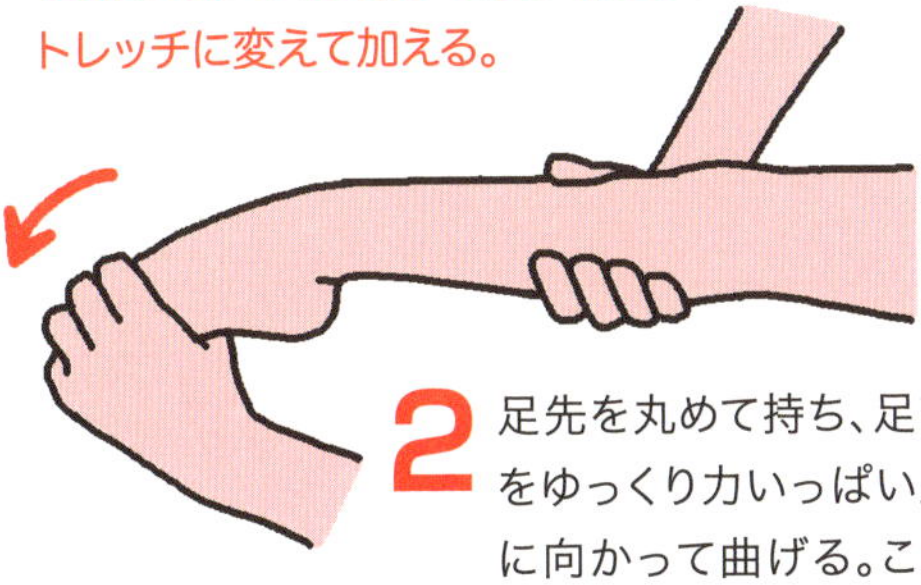

2 足先を丸めて持ち、足首をゆっくり力いっぱい床に向かって曲げる。これ以上曲がらないところで止め、5秒間キープする。両足とも行う。

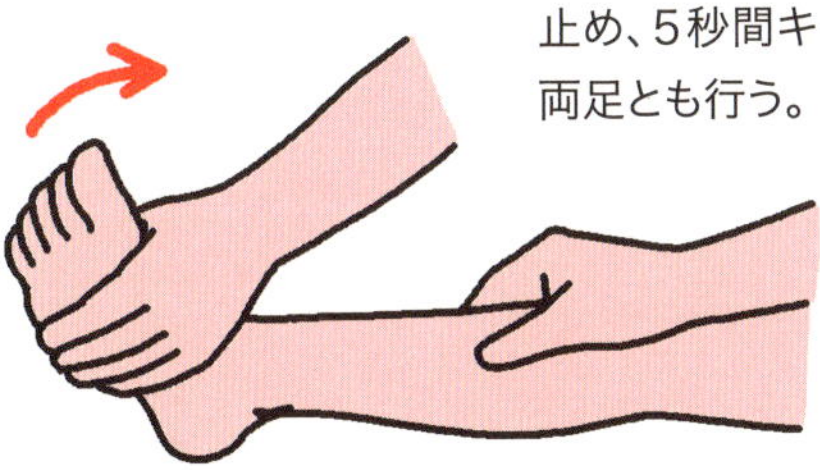

3 座ったままひざを伸ばし、足の甲を持って足首を内側に曲げる。5秒間キープし、力を抜く。両足とも行う。

4 座ったまま、脚の外側に力を入れ、足先を外側に向け、ゆっくり力いっぱい反らす。5秒間キープし、力を抜く。

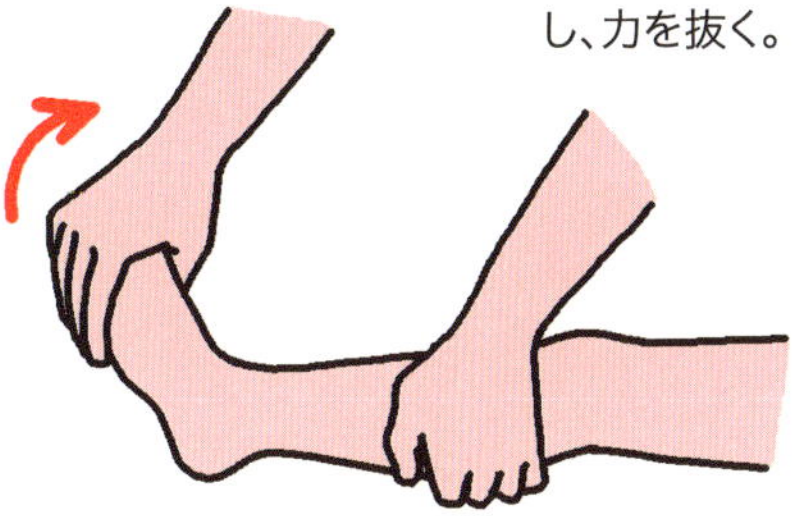

CHECK!

- 1～4×10回を1セットとし、1日1～3回、毎回1～3セットずつ行う。

先生、教えて!

ストレッチをすると「ポキポキ」音がするんです…

ひざを曲げ伸ばししたり、足首を回したときに「ポキポキ」「ゴリゴリ」と関節が鳴る人がいます。関節に何か異常があるのでは？と思う人も多いでしょう。しかし、痛みを伴わなければ心配はいりません。音がするからといって、関節に異常があるわけではないのです。

心配する必要があるのは、こうしたポキポキ音の有無ではなく、何だか関節の動きが悪いとか、引っかかるような感じがする場合です。こんなときは、早めに整形外科で検査を受けることが大切です。

足指の痛みをやわらげるストレッチ

足の親指の痛みをやわらげるストレッチ

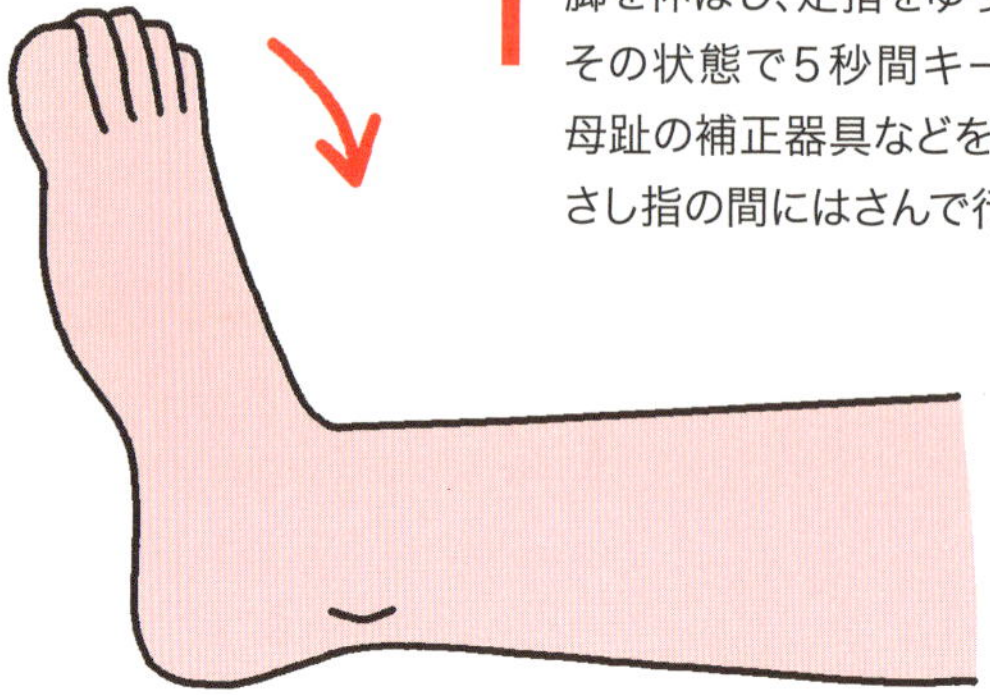

1 脚を伸ばし、足指をゆっくりと反らす。その状態で５秒間キープする。外反母趾の補正器具などを足の親指と人さし指の間にはさんで行ってもよい。

2 親指を、ゆっくり力いっぱい下に曲げる。

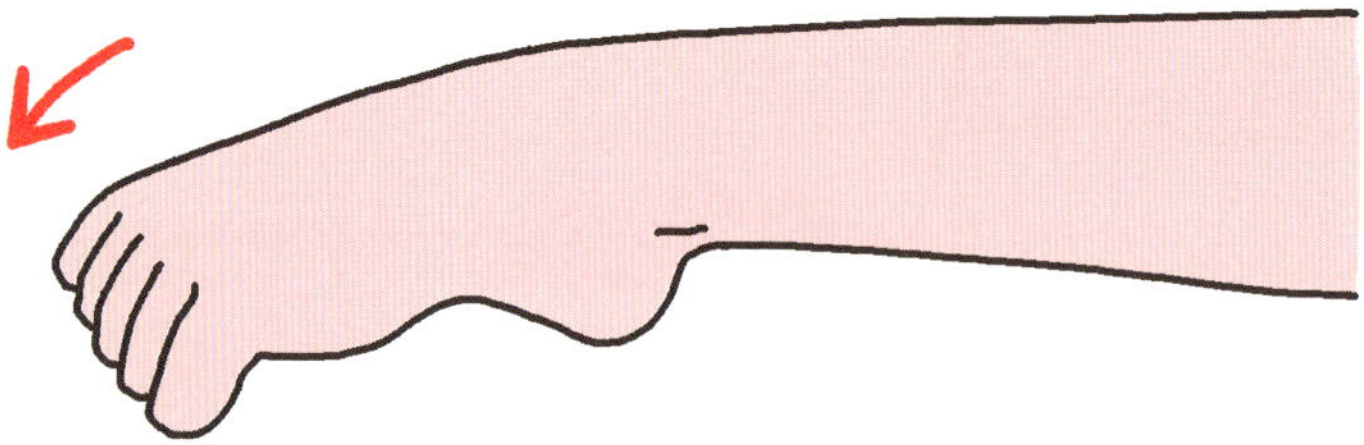

足の親指のつけ根付近は、体のなかでも最も体重がかかる部分です。特に関節に大きな負担がかかりやすく、異常が生じると、痛みが出ることがしばしばです。

女性では外反母趾《がいはんぼし》により、足指に強い痛みを抱えている人が多く見られます。これは、ハイヒールや足幅に合わない靴を履き続けたことで、足の親指のつけ根の骨が内側に変形することが原因です。外反母趾になると、強い痛みと骨の変形のため、脚の筋肉も機能しなくなります。改善するには、**親指を動かしたり、力を入れてストレッチを行います。**

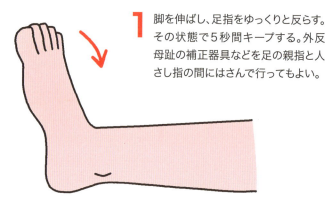

3 かかとを上げて、つま先立ちになる。

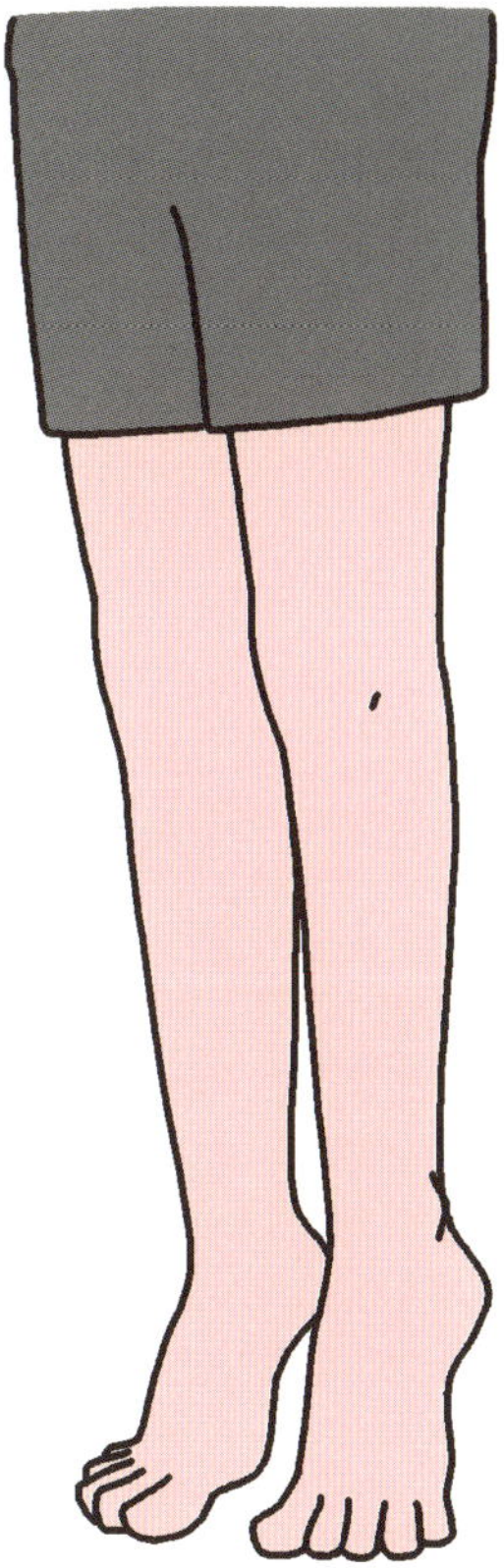

4 親指を曲げ、ほかの指を力いっぱい反らし、5秒間キープする。このストレッチは、やりはじめはできないかもしれないが、行っていくうちに慣れる。

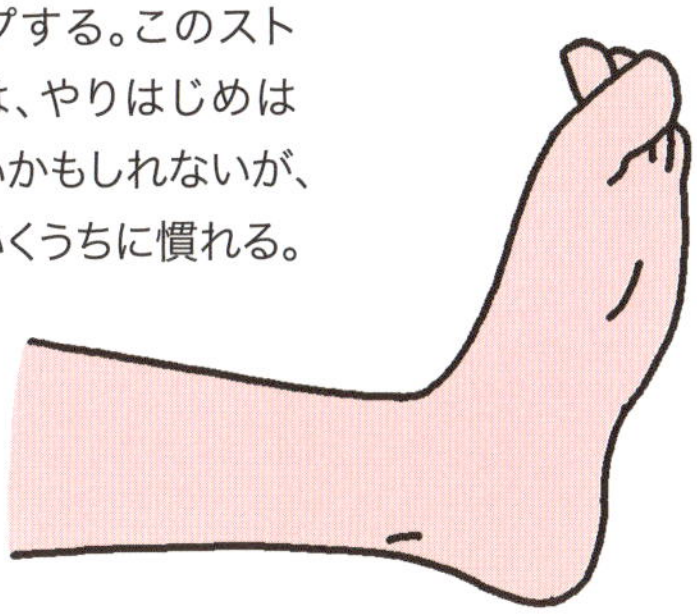

5 タオルを床にしく。その上に足を置き、親指を中心とした足指でたぐるようにタオルを引き寄せる。

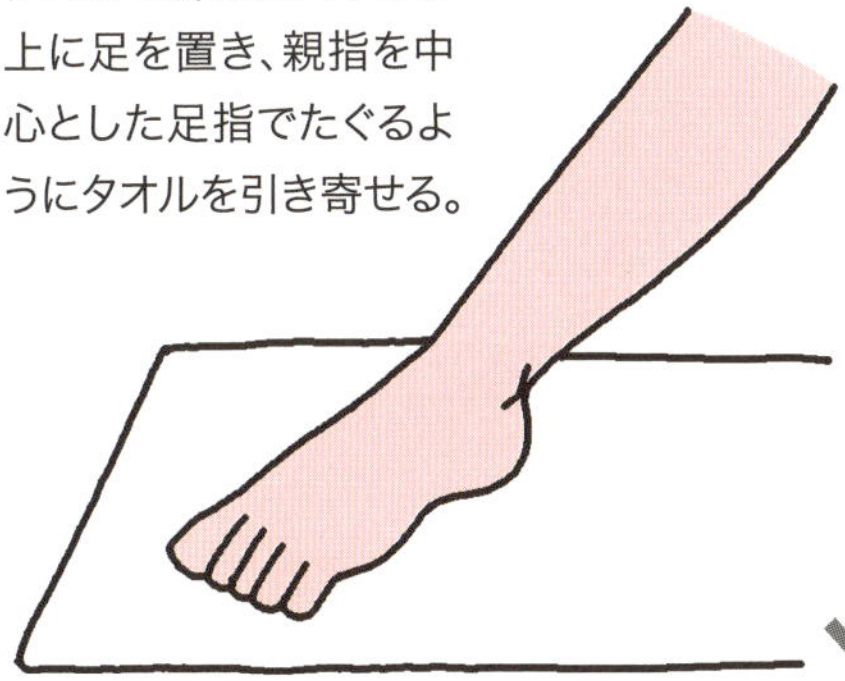

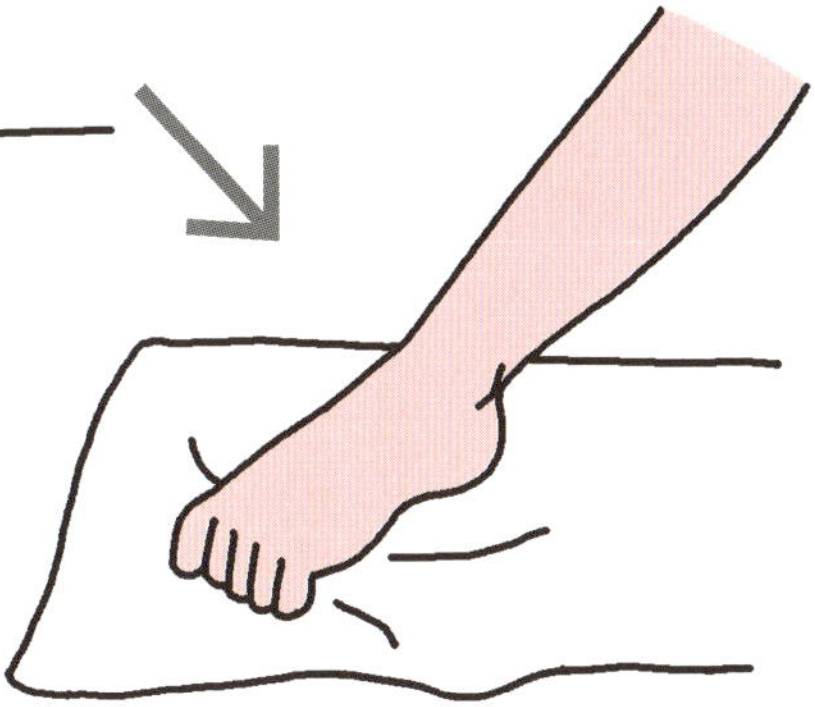

CHECK!

- 1～5までを10回1セットとして、1日に1～3セット行う。

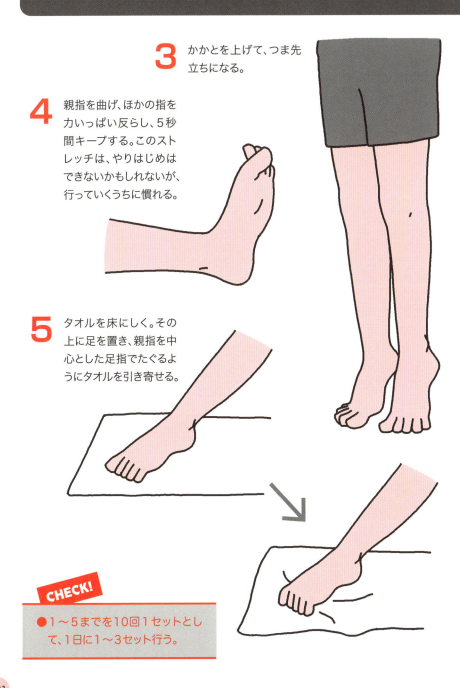

そのほかのおすすめストレッチ

ひざや股関節、足指などが痛いと、ついつい痛むところを動かさないようにしがちです。たしかに、関節が腫れて熱をもっているようなときには、安静が必要。けれど、いつまでも動かさないでいると、回復が遅れることになります。

痛みを改善・予防するには、負荷がかからない範囲でストレッチを行って、**関節の柔軟性を維持したり、関節周囲の筋力が低下しないようにする**ことです。

このページのストレッチは負荷をかけすぎずに関節を動かせるので、これまで紹介したストレッチに加えて毎日続けましょう。

両脚つま先立ち

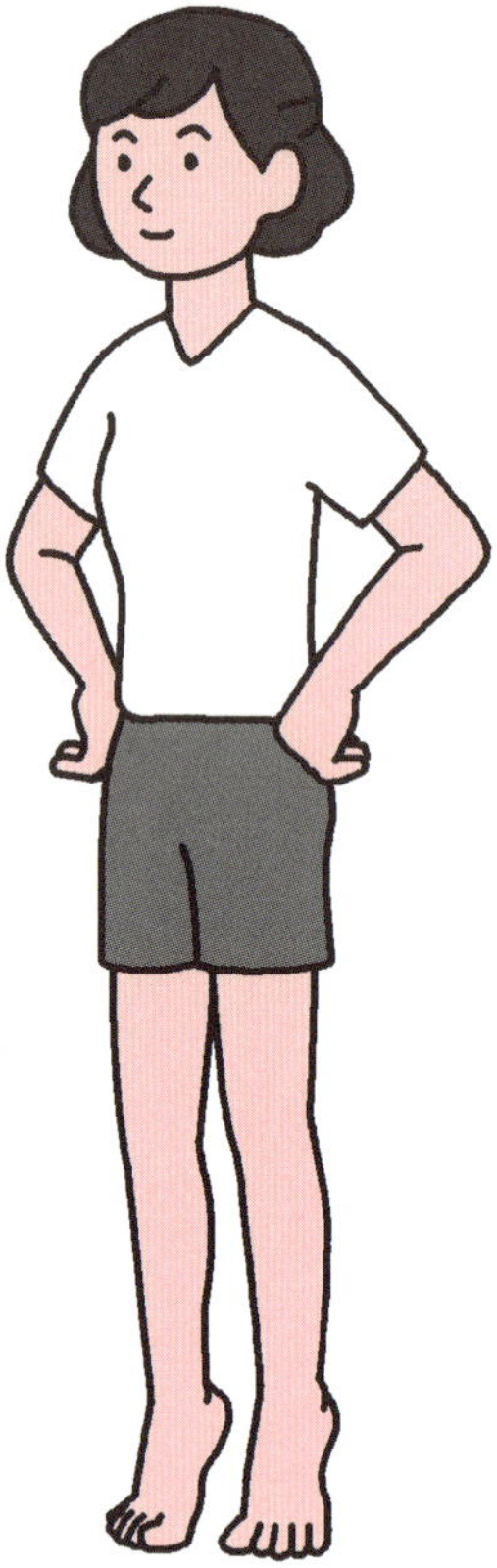

両脚を肩幅ぐらいに開いて立ち、かかとを10センチ程度上げたまま10秒間キープする。よろけるときは、手を広げてバランスをとったり、テーブルやいすの背につかまってもよいが、できるだけ手を離してできるように練習する。

ハーフスクワット

1 両脚を肩幅ぐらいに開いて立つ。両手は腰に当てる。だらんと下げてもよい。

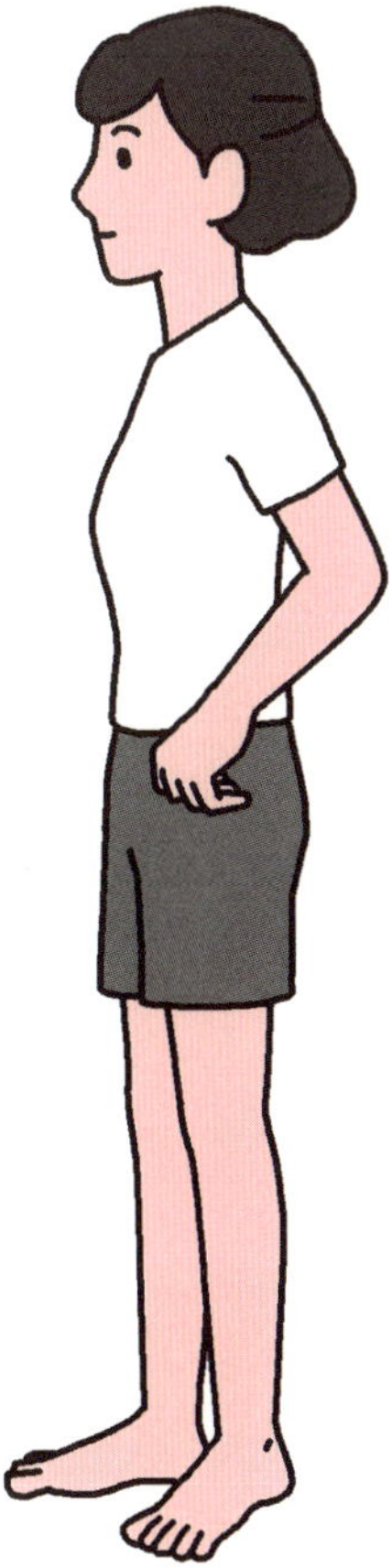

2 ひざのお皿の中心が脚の中指に向くように、ももが床と平行になるくらいまでゆっくりと腰を落とす。ひざが痛い人は曲げられるところまででよい。この姿勢を10秒間キープし、10回行って1セット。1度に1～5セット行う。

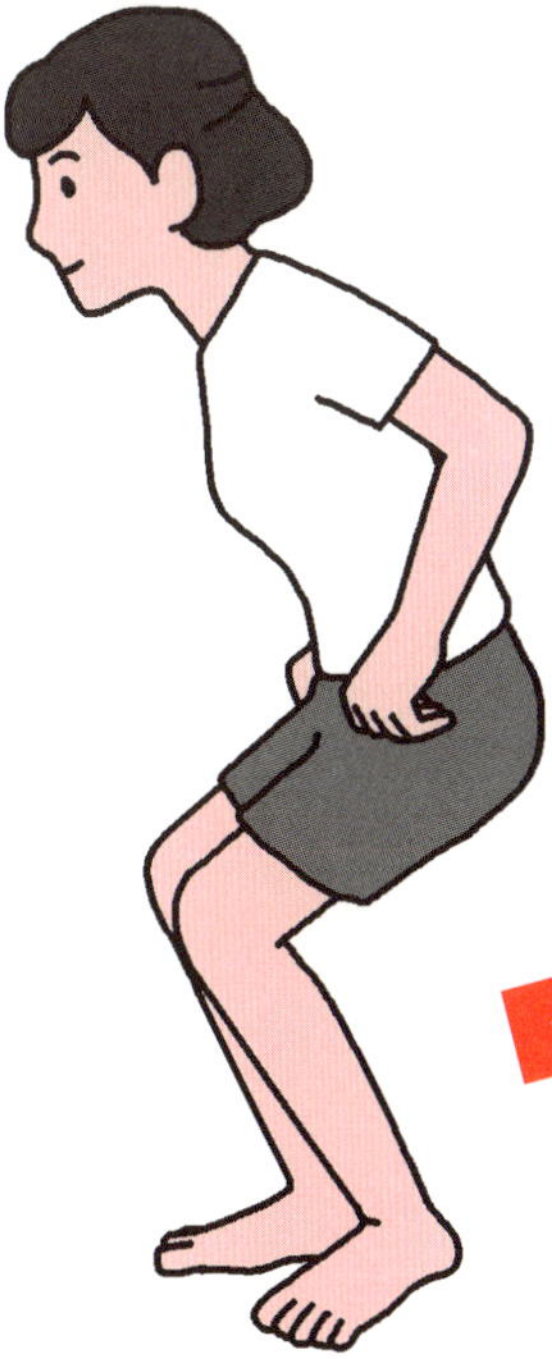

ポイント

体重をかけながら曲げ伸ばしをする運動はゆっくり慎重にすすめること。

先生、教えて!

やってはいけないストレッチはありますか?

関節に強い負荷をかけないでストレッチを行うには、スピードと、関節を曲げる深さに注意しましょう。

速いスピードで行うストレッチは、ゆっくり行うときよりも関節に強い負荷がかかることになります。同様に、関節を深く曲げれば曲げるほど、やはり負荷は強くなります。したがって、関節痛があるときは、ゆっくりと、そして曲げる角度も浅くすることが肝心です。たとえば、スクワットではひざを深く曲げず、ハーフスクワット(上図)にとどめます。

ストレッチをより効果的にする

ストレッチにはマッサージクリームを使う

ストレッチを行うとき、マッサージクリームを使うとより効果が高まります。整形外科では、皮膚の循環を促したり、抗炎症作用のあるマッサージ用のクリームが処方されるので、ストレッチの際に使用するとよいでしょう。

このクリームは皮膚のすべりがよくなるだけでなく、薬の成分が皮膚から吸収されて血行を促し、筋肉をほぐす作用があります。ストレッチ後は、炎症を鎮めるインドメタシン系のクリームを塗ると、刺激した筋肉のクールダウンに有効です。

ストレッチが有効な痛みかどうか見極める

関節の痛みは大きく２つに分けられます。関節内の炎症による痛みと、関節周囲の筋肉や靭帯《じんたい》などが硬くなったことによる痛みです。２種類の痛みが、同時に存在していることもよくあります。痛みの種類を見きわめる理由は、それによって処置が異なるからです。これを間違えると、痛みがなかなか治りません。

一般に、腫れて熱をもっていたり、水がたまっているときは、鎮痛剤などで炎症を鎮める治療が必要ですが、長くても1週間程度で治まります。その処置のあとも痛みが続くときは、筋肉や靭帯などが硬くなったことによる痛みが考えられるので、ストレッチが有効です。しかし、この場合は関節の炎症がすっかりおさまるまでに月単位の日数がかかるので、ストレッチは慎重に始めます。

ストレッチを習慣化し、生涯続ける

ストレッチは関節の痛みに非常に有効です。しかし、痛みがとれたからといって、関節が元の健康な状態に戻るわけではありません。

一度でも腫れたり、痛みが出た関節は、ストレッチを止めてしまうと再発する可能性が非常に高いことがわかっています。痛みを再発させないためには、一生涯、ストレッチを続けることが必要なのです。たとえ痛くなくてもです。

無理なく続けるためには、毎日のルーティーンに組み込むとよいでしょう。朝は起きたときに布団の中で、夜はお風呂上がりや入浴中に行うなど、**自分がやりやすい時間帯に組み込んでしまうのです。**朝晩だとバタバタして忘れてしまう人は、家事や仕事を始める前と終わったあとに行ったり、休憩の時間でもかまいません。**1日やり忘れても、やめないことが大切です。**痛みがない快適な生活が続けば、むしろやらないと気が済まなくなるものです。ぜひ、習慣化させて続けてください。

お風呂の中のストレッチは「正座」がポイント

ひざが痛い人にぜひすすめたいのが、お風呂でお湯に浸かった状態で正座をすることです。

お湯で体が温まってくると、固まった筋肉や腱《けん》がほぐれて関節が深く曲げられるようになります。お湯の浮力のおかげで体重がかかりにくく、ひざの負担も軽くてすみます。血行もよくなるので、痛み物質の排出も促されます。

ぬるめのお湯にしばらく浸かって体がほぐれてきたら、1～2分間正座をしてみましょう。正座ができない人は、できる角度までゆっくり曲げて10秒キープします。

先生、教えて！

ストレッチをしても痛みがとれません

ストレッチには痛みをとる効果がありますが、その出方には個人差もあります。何か月も痛みがあった人は、治まるまでには同じくらいの時間がかかるものだということを知っておきましょう。

もし、それ以上たっても痛みがとれないときには、ストレッチの方法が間違っていたり、痛みの見極めが間違っているのかもしれません。

さらに、関節を痛めたそもそもの原因が取り除かれていない可能性もあります。痛みがどうしてもとれないときは、改めて整形外科で相談してみてください。

ウォーキングや水中ウォーキングもおすすめ

ひざに痛みがなければウォーキングがベスト

ひざを傷めたからといって、運動がいけないわけではありません。むしろ、痛みがとれてきたら無理をしない範囲で運動を続けることがすすめられます。

また、高血圧や糖尿病、肥満などの改善のために運動をした方がよい人も多く見られます。

しかし、これらの解消のために始めた運動で、余計にひざを傷める人が多いのも事実です。

ひざを守るためには、痛みや腫れがひどいとき、水がたまっているときなどは運動をしてはいけません。症状が治まったあとも、痛みがとれるまではストレッチだけを行い、痛みがとれてきたら、ウォーキングなどの軽めの運動から始めます。

肥満の度合いが強く、ひざに大きな負担がかかる人は、減量することが大切です。そのうえで、医師にウォーキングをしても大丈夫か確認してから行ってください。

正しくカッコよく歩く

ウォーキングを始める前には、必ず準備運動を行い、筋肉や腱《けん》を伸ばして、ほぐしておきます。

歩き始めはゆっくりと、徐々にスピードを上げます。歩き始めに

先生、教えて！

筋力トレーニングはしてもいいですか？

ひざの痛みを軽減するには、太ももの筋力トレーニングがすすめられることも多いのですが、これは間違いだといえます。ひざが痛いまま筋力トレーニングをしても、痛い部分をかばって正しい動作ができないので、適切に筋力を鍛えることができないからです。おもりなどの負荷をかけると、かえってひざを傷めることもあります。

少しひざが痛くなっても、歩いているうちに痛みが消えるなら、心配はいりません。

歩くときの姿勢も重要です。脚を引きずらず、つま先で蹴り出して、必ずかかとから着地します。

背筋を伸ばし、腕は軽く曲げて振ります。視線を少し先にすると、頭がまっすぐに保たれるので、姿勢がよくなります。

中高年の場合は、心拍数が上がりすぎると危険なので、少し汗ばむ程度のスピードを保って、息切れしてきたら休憩をとります。もし、歩いている途中で関節が痛くなったら、無理をしないで休み、早めに切り上げるようにします。

ウォーキングをしたあとは、必ずクールダウンのためのストレッチをしましょう。基本のストレッチや局所ストレッチを歩く前後に行う習慣をつけると、効果的です。

もし、ウォーキング後に関節が腫れたり、水がたまったときは、すぐに冷やし、鎮痛剤を用いて治療をしてください。症状が治まるまで、ウォーキングは中止します。

ひざが痛くなければ自転車移動もよい

ひざのお皿に痛みがなければ、自転車に乗ったり、スポーツジムなどで自転車こぎ(エアロバイク)の運動をするのもよいでしょう。

自転車は、歩くことに比べて体重による負担が少ないので、ウォーキングを開始する前段階の運動としてもおすすめです。

また、自転車は**股関節が痛い人にとっても、負担が軽く、よい運動になります。**

ただし、必ずひざのお皿の状態を調べて(P46〜)から行います。痛みがある人は、自転車こぎはあまりおすすめしません。

痛みをかばうと、ほかの部分にしわよせがくる

人の体には、痛みがある場所や、弱い場所をかばうという、無意識の防御反応が備わっています。しかし、かばって動かさないために筋肉や腱がこわばって、かえって痛みが強くなることがあります。

さらに、痛む場所をかばうことで、別の場所を傷める危険もあるのです。よくあるのは、左ひざが痛いと、それをかばって右ひざまで痛くなるという例です。しわよせがほかの場所に及ぶ前に、適切な治療をすみやかに行うことがとても大切です。

水中ウォーキングの方法

休みを入れながら20～30分行う。

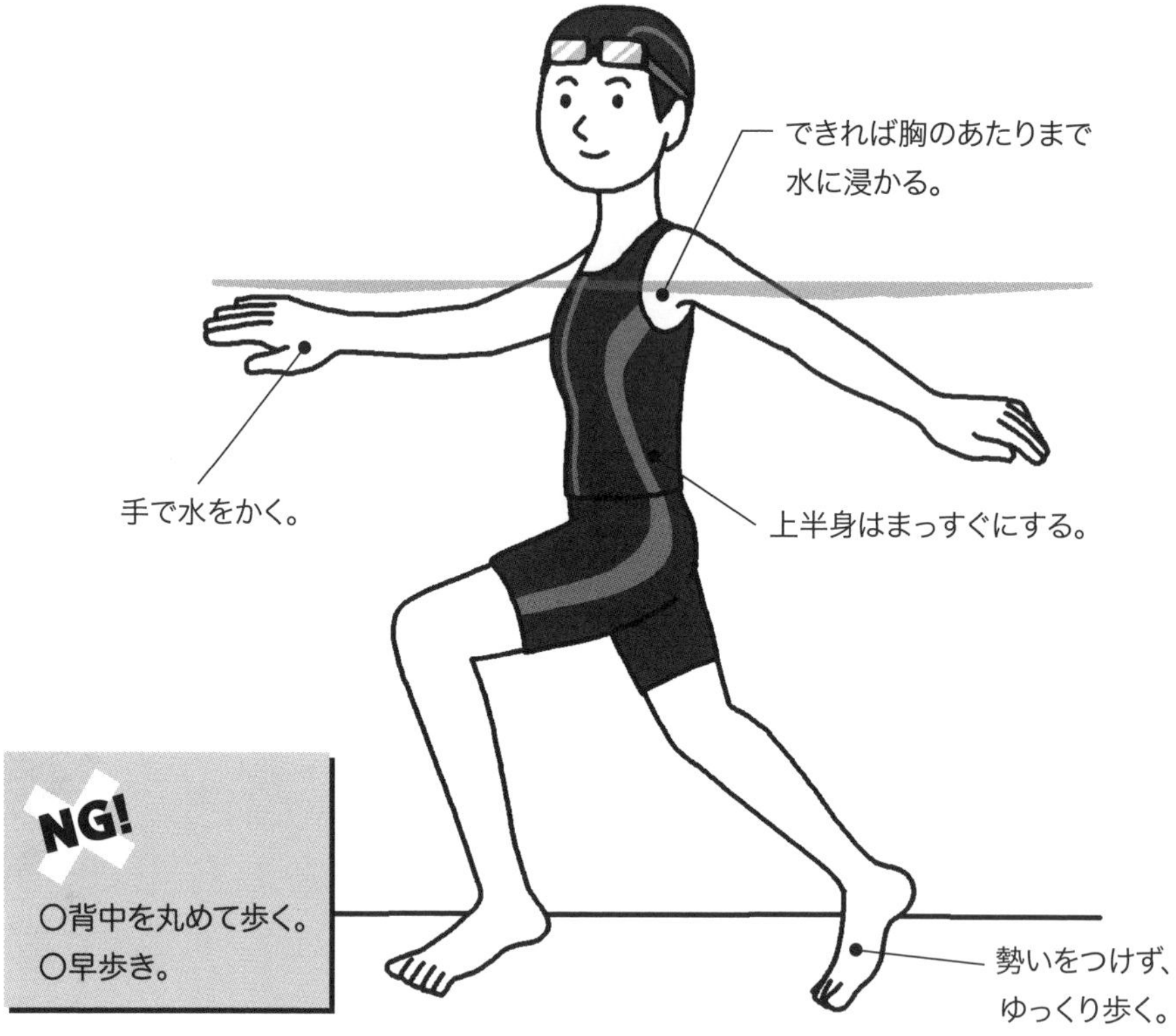

できれば胸のあたりまで
水に浸かる。
手で水をかく。
上半身はまっすぐにする。
NG!
○背中を丸めて歩く。
○早歩き。
勢いをつけず、
ゆっくり歩く。

自転車でひざを悪化させないようにするには、サドルの高さに注意します。高すぎたり、低すぎるとひざに負担をかけます。サドルにまたがった状態で、両脚のつま先が地面にしっかりつくぐらいの高さに調節してください。

痛みがない人は、**1日に20～30分程度、自転車に乗ったり、エアロバイクをこぎます。**道路を走る場合は、ひざに負担がかかりすぎないように坂道は避け、なるべく平坦な道を選びましょう。

水中ウォーキングはひざに負担がかかりにくい

ひざ関節に変形や軟骨すり減りなどの異常がある場合は、たとえ痛みが治まっていても運動には慎重になってください。

ウォーキングは歩くだけだから大丈夫だと思うかもしれませんが、ひざ関節に3倍の体重がかかるので、すべての人に向いているとは言いきれません。

こんなときは、水中ウォーキングを試してみるとよいでしょう。へそよりも水深の深いプールで歩けば、浮力が働いてひざへの負担が軽くなります。胸までの深さがあれば、ひざにはほとんど負担がかからないので安心です。また、**水の抵抗により短時間でも筋力を鍛える効果があります。**

そして、あくまでゆっくりと自分のペースで歩くことが肝心です。水の中は当然ながら歩きにくいので、ついつい勢いや反動をつけたくなりますが、それではひざに負担がかかります。

また、いくらひざへの負担が少ないからといって、腫れていたり、炎症を起こしているときや、痛みが強いときに行うのは厳禁です。

さらに、準備運動や歩いたあとのクールダウンのために、基本のストレッチや局所ストレッチを行って、ケアをすることが大切です。

犬の散歩はできれば避ける

運動不足解消のために、犬の散歩を日課にしている人も多いことでしょう。歩くことは悪くないとはいえ、ひざが痛い人は犬の散歩を避けたほうが無難です。なぜなら、犬が急に走り出したり止まったりするたびに脚を踏ん張ったり、急な前後左右への動きが要求され、ひざの負担となるからです。

しつけがしてあるから大丈夫と思うかもしれませんが、動物は思わぬ行動をすることがあるので、積極的にはおすすめしません。

先生、教えて！

脚の長さは左右違うって本当ですか?

よく耳にする話に、左右で手の長さや脚の長さが違うというものがあります。そのせいでひざや股関節が痛くなったり、肩こりや腰痛になるのだというのです。

しかし、そんなことはありません。実際に長さを測ってみると、左右で違うということはまずありません。差があるとするなら、それは筋肉や腱などの組織が硬くなっているためで、骨の長さが左右で違うことはないのです（最大でも1センチの違い）。

運動をするときのポイント

準備運動は必ず行う

関節を傷めている人は特に、運動前には必ず準備運動を、運動後には整理運動をすることが大切です。**準備運動や整理運動をすることで、ひざや股関節にかかる負担を軽減**します。準備運動では、特に傷めている関節はていねいにストレッチなどで筋肉や腱《けん》をしっかりと伸ばしておきます。硬くなった状態でいきなり運動を始めると、負荷がかかったときに耐え切れず、傷める危険があります。

運動後は、疲労によって硬くなっているので、やはりストレッチでほぐして、血行を促します。疲労物質の排出が促されるので、疲れが残りにくくなります。

とにかく無理はしない

ひざなどの関節が痛い人が運動を行う目的は、あくまで痛みをとったり、痛みを予防するためのものです。運動をしたことによって、関節の状態を悪化させては、逆効果で意味がありません。無理をしないことを心がけましょう。

もし、運動を始めてひざや股関節の痛みがひどくなったり、炎症が悪化したときは、必ず受診して、医師に適切な運動の方法を相談することが大切です。

先生、教えて！

以前より体が硬くなってきた気がします

ひざなどの関節は、老化による影響を受けやすい部分です。自分では若いつもりでも、30歳をすぎると関節の柔軟性は徐々に失われてきます。筋肉や腱も年齢とともに硬くなっていきます。一度傷めた箇所は元には戻りません。極端に動かさないのもいけませんが、鍛え直そうなどと思って急に無理をするのは厳禁です。“適度な運動”は、人によってそれぞれ違います。

第 4 章

ひざと股関節を守るための日常生活の注意

ひざや股関節を大切にするためには、歩き方や住環境など日々の生活で気をつけたほうがいいことがいろいろあります。また、靴の選び方、杖の選び方や持ち方なども知っておくとよいでしょう。

ひざや股関節を守るコツ

ひざを守る基本は、温めること

ひざが痛い人は、ふだんからひざを守る工夫が必要です。とくに効果的なのが、温めること。ひざが痛いと、周囲の筋肉や腱《けん》がこわばって硬くなり、それが痛みを助長します。また、痛む部分をかばってへんな力が入り、筋肉疲労が起こりやすくなります。

温めると血行が促進されるので、関節の動きがよくなり、筋肉や腱もほぐれてきます。**温める方法としては、入浴がいちばん。**自分が心地よいと感じるお湯の温度で、よく温まるようにしましょう。

冷やしてよいのは、ひざが腫れているときだけ

関節炎が起こって急に腫れたり、熱をもっているときは、ひざを冷やします。**氷のうなどに水を入れ、15分冷やして10分休み、また15分冷やします。**こうした急性の炎症は、1週間程度で治まるので、それを過ぎたらやめます。

なかには、慢性的な痛みなのに冷やす人がいますが、これは間違い。痛くても、腫れたり、熱をもっていないときは、入浴やホットパックで温めるのが正解です。

肥満を解消して、ひざや股関節の負担を軽くする

下半身の関節に痛みが出たら、取り組みたいのが体重のコントロールです。ひざや股関節には体重がかかるため、肥満だとそれだけ負担が大きくなります。**太りすぎの場合は、適正体重に近づける努力**をしましょう。

減量の際は、無理な運動で関節に負担をかけることなく、食事主体で体重を減らします。ただし、むやみな食事制限は、筋肉量が減ってしまうのでNG。栄養バランスを考えた献立を工夫しましょう。

ひざを守る4つのポイント

ポイント1 基本的にはひざを温める

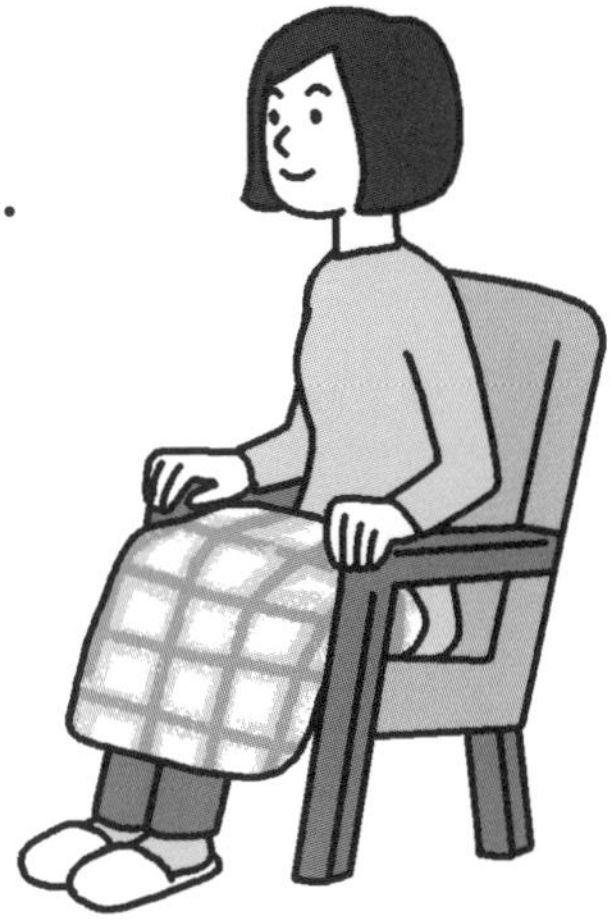

●ひざ掛けやレッグウォーマーなどを使う

レッグウォーマー、市販のホットパック、ひざ掛けなどを使って温める。夏場の冷房対策にも有効。

●お風呂にゆっくりつかる

無理に熱いお風呂に入るのではなく、心地よいと感じる温度のお風呂に入り、体の芯まで温める。

ポイント2 肥満を解消する

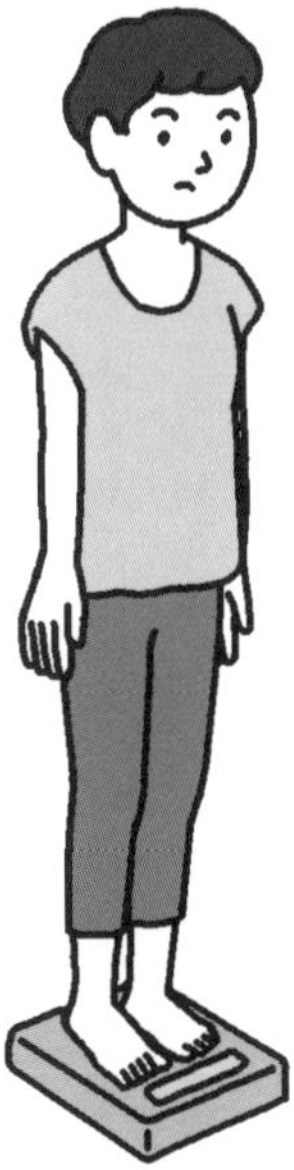

●毎日体重計に乗る

適正体重まで、体重を落とす。そのためには、毎日体重計に乗ること。

適正体重の出し方

■BMI（ボディマスインデックス）から適正体重をわりだす。

BMI ＝ **体重**(kg) ÷（**身長**(m) × **身長**(m)）

■BMIの値が**22**のときが、男女とも最も病気になりにくいとされている。

（身長 × 身長）×22＝ 適正体重

●食事に気をつける

できるだけバランスのとれた食事にする。

ポイント3 杖を使う

長い時間歩かなくてはならないときは、杖を使って歩く。

ポイント4 炎症があるときは冷やす

急に関節炎になったときなどは、冷やすことが大事。1週間程度続ける。

減量を心がけて、ひざへの負担を軽減する

ひざには体重の2~7倍もの負担がかかっている

ひざは体重を支えつつ、立ったり、歩いたりする際はスムーズに動かなくてはなりません。

そのため、つねに大きな負荷がかかっています。

静かに立っているときには左右のひざで体重を半分ずつ支えていますが、歩くときにはその2~3倍、階段の上り下りではなんと6~7倍もの負荷が、片方のひざにかかっているのです。

つまり、**体重が重いほど、ひざの負担も大きくなります。**

肥満が進むと、O脚もひどくなる

太っている人のひざでは、内側に余計に負担がかかり、関節軟骨がすり減ります。その結果、O脚が強まるのです。O脚の度合いが進むと、もっと、ひざの内側に負担がかかるという悪循環に陥ってしまいます。

この悪循環を断ち切るために最も効果的な方法は、少しでも体重を軽くすることです。なぜなら、**体重が1kg減ると、歩くときにひざにかかる負荷は2~3kgも軽くなる**からです。

摂取エネルギーを減らし、腹八分目に

一般的には食事制限を中心とした減量がすすめられます。

食事制限で第一にすべきことは、摂取エネルギーの見直しです。消費エネルギーより摂取エネルギーが多いと、余ったぶんが脂肪として皮下や内臓に蓄えられてしまうので、まずは摂る量を減らすことが肝心です。ただし、無茶な食事制限をすると栄養バランスが乱れてしまうので、注意が必要です。

ふだんの食事内容で、全体的に腹八分目の量で抑えると、極端に不

歩くと、ひざにはこんなに負担がかかっている!

二本足で歩くと、
ひざの内側に体重がかかる

＋

体重が増える

＝

ひざの内側の軟骨が減る

⬇

O脚が進む

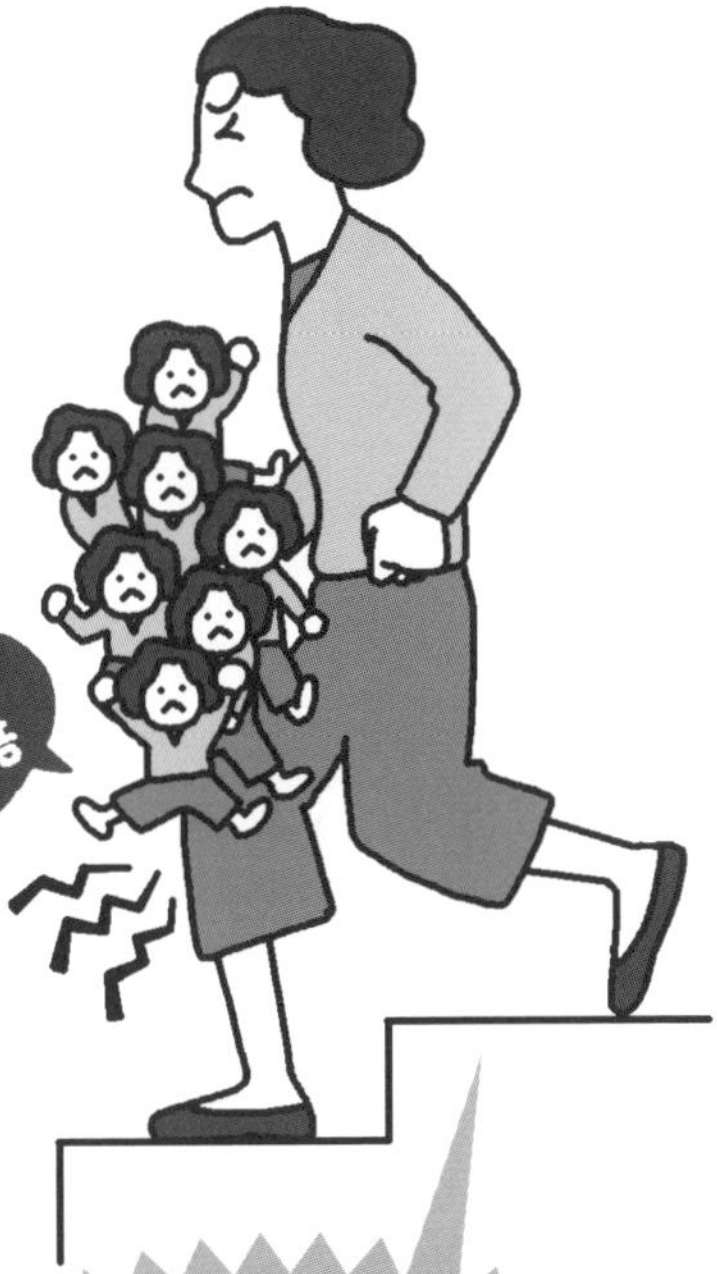

階段の上り下りは、
ひざに体重の6～7倍
もの負担が!!

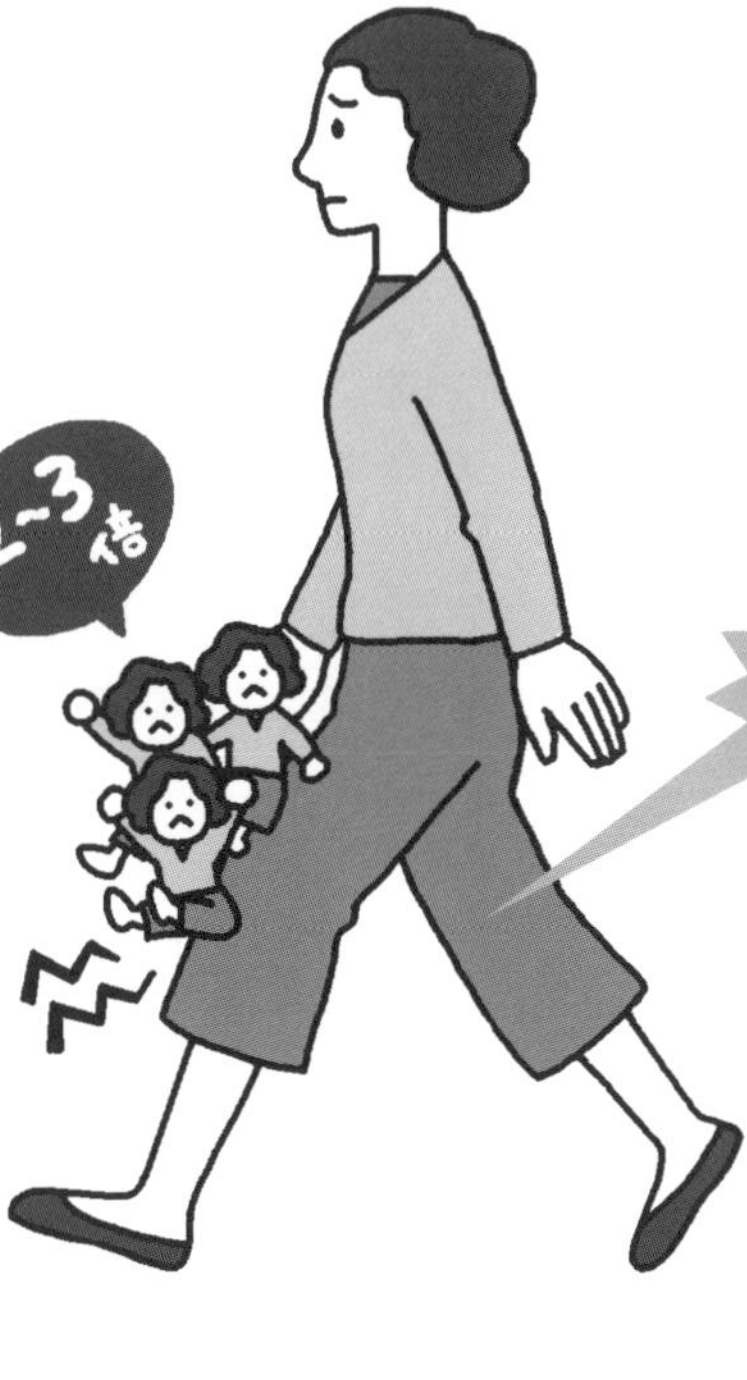

歩くと、ひざに
体重の2～3倍の
負担が!!

体重が3kg増えただけでも、歩くとひざに6～9kgの負担、階段の上り下りでは18～21kgの負担増に!!

足する栄養素がなくなります。

脂質や糖質を少し抑えて たんぱく質を多めに

食事の内容を見直すならば、まずはエネルギーの高い脂質や糖質を抑えます。揚げ物や脂身の多い肉は、脂質の摂りすぎになりやすいので控えます。ごはんなどの炭水化物（糖質）も控えめにすると、効率よく食事制限ができます。

気をつけたいのは、たんぱく質不足にならないようにすることです。たんぱく質が不足して、ひざ関節を支えている筋肉まで減ってしまっては本末転倒だからです。とはいえ、脂肪の多い肉類でたんぱく質を補給するのは避けます。**低脂肪・高たんぱくの豆腐などの大豆製品、魚類や鶏肉などを中心にするとよい**でしょう。

早食い、まとめ食い、ながら食いはダメ

早食いのくせがあると、満腹感を感じる前に次々に食べ物を口に運んでしまうので、ついつい食べすぎになります。ゆっくりとよく噛んで食べることを心がけましょう。ながら食いも食べた量がわからなくなり、過食の原因になります。

また、食事を抜いて、まとめ食いをするのもよくありません。空腹のあまり食べすぎになりやすいものです。**食事は1日3回、規則正しい時間に摂りましょう。**

もちろん、運動も併せて行うこと

食事制限を中心に減量を行う一方で、関節が痛いからと動かないでいると、筋力が低下してしまいます。

ひざが痛い人は激しい運動をするわけにはいかないとはいえ、痛みを起こさない程度には、積極的に体を動かすことも忘れてはいけません。**傷めている関節に負担をかけないストレッチや、軽めの筋力トレーニングを行いましょう。1回の運動は20～30分、汗ばむ程度が目安です。**すると身体の活性が上がり、代謝がよくなるので、やせやすくなるという相乗効果も期待できます。

運動をしたいときは医師に相談し、どんな種類の運動を、どれぐらい行ってもよいか、事前に確認しておくと安心です。

体重を増やさない10のポイント

1 栄養バランスが、偏らないようにする

2 食事は3食きちんと食べる

3 食前にスープなど汁ものを飲む

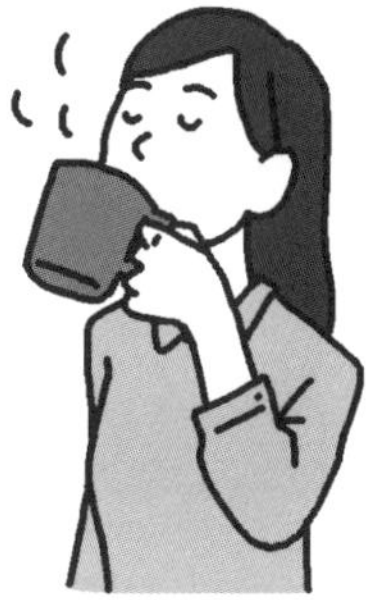

4 ゆっくりよく噛んで食べる

5 エネルギーの低い野菜やきのこ類、海藻類をたっぷり食べる

6 肉の脂身や揚げ物などは控える

7 お酒は控える

8 (おかしなど)間食はカロリーを意識して

9 腹八分目にする

10 まとめ食い、ながら食い、早食いはしない

これ以上、体重を増やさない!

関節が痛いとつい運動不足になり、太ってしまうことがあります。すると、関節への負担が大きくなります。また、中高年になると代謝が落ちてくるので、若い頃と同じように食べたり飲んだりしていると太りやすくなります。今以上に体重が増えないように食事をコントロールすること、意識的に汗ばむ程度に体を使うことが大切です。

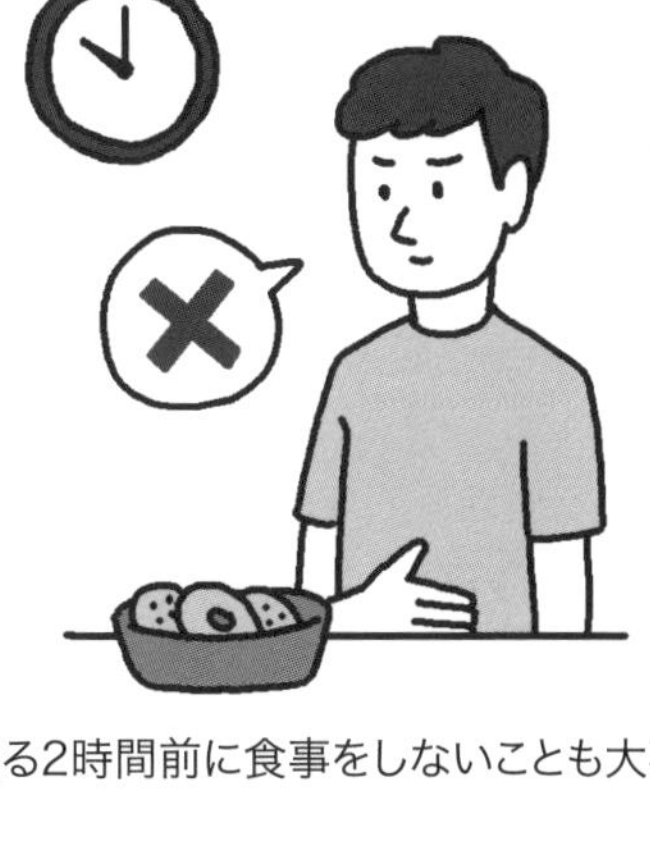

寝る2時間前に食事をしないことも大事。

歩き方、座り方、立ち上がり方に注意する

急に立ち上がるとひざに負担がかかる

急な動作は、ひざ関節に大きな負担をかけます。突然立ち上がったり、歩いている途中で急に立ち止まったりすると、その瞬間、ひざには大きな衝撃が加わります。

急な動作が強い痛みを引き起こし、踏ん張り切れずに転倒する危険も。**きちんと体勢を整えてから、次の動作に移りましょう。**

床に座るときはゆっくりと

床に座るときは、ひざを深く曲

正しい座り方、立ち上がり方

［正しい座り方］

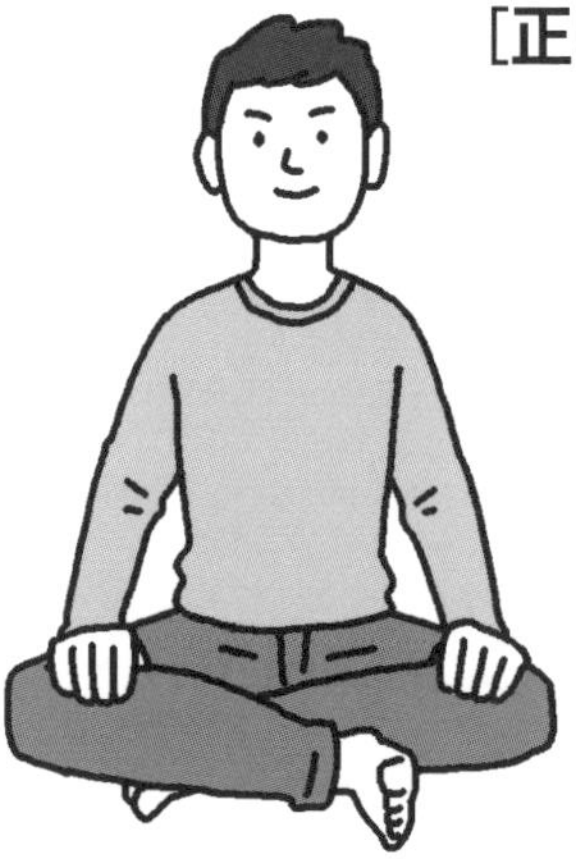

床に座るときは、ゆっくり。あぐらか正座で

急に座ると、やはりひざに大きな負担がかかる。ゆっくり腰を下ろす。

できれば、いすに座る

いすに座った方が、ひざへの負担が少ない。

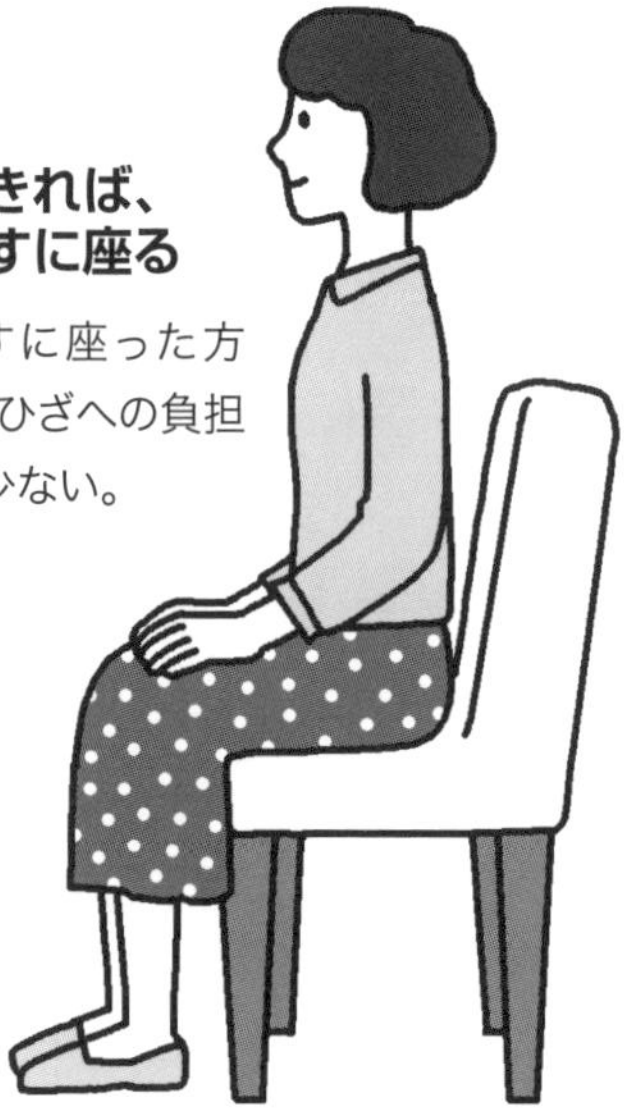

［正しい立ち上がり方］

ゆっくり立ち上がる

急に立ち上がると、ひざに負担がかかるため、できるだけゆっくり立ち上がる。

げるので、やはり大きな負担がかかります。ゆっくりとした動作で座りましょう。**正座やあぐらはストレッチ代わりになるのでおすすめ。**ただし、痛みが強いときは、無理せず、いすに座りましょう。

広めの歩幅でゆっくり歩く

ひざが痛い人は、痛む側の脚がしっかりと持ち上がらず、地面に引っかかることがあります。そのため、つまずいたり、転びやすくなってとても危険です。

歩くときは、ゆっくりと確実に脚を持ち上げ、歩を進めるようにしましょう。

また、歩幅が極端に狭いと、かえって不安定になります。歩くときは、ある程度歩幅があった方が、

ひざにやさしい歩き方

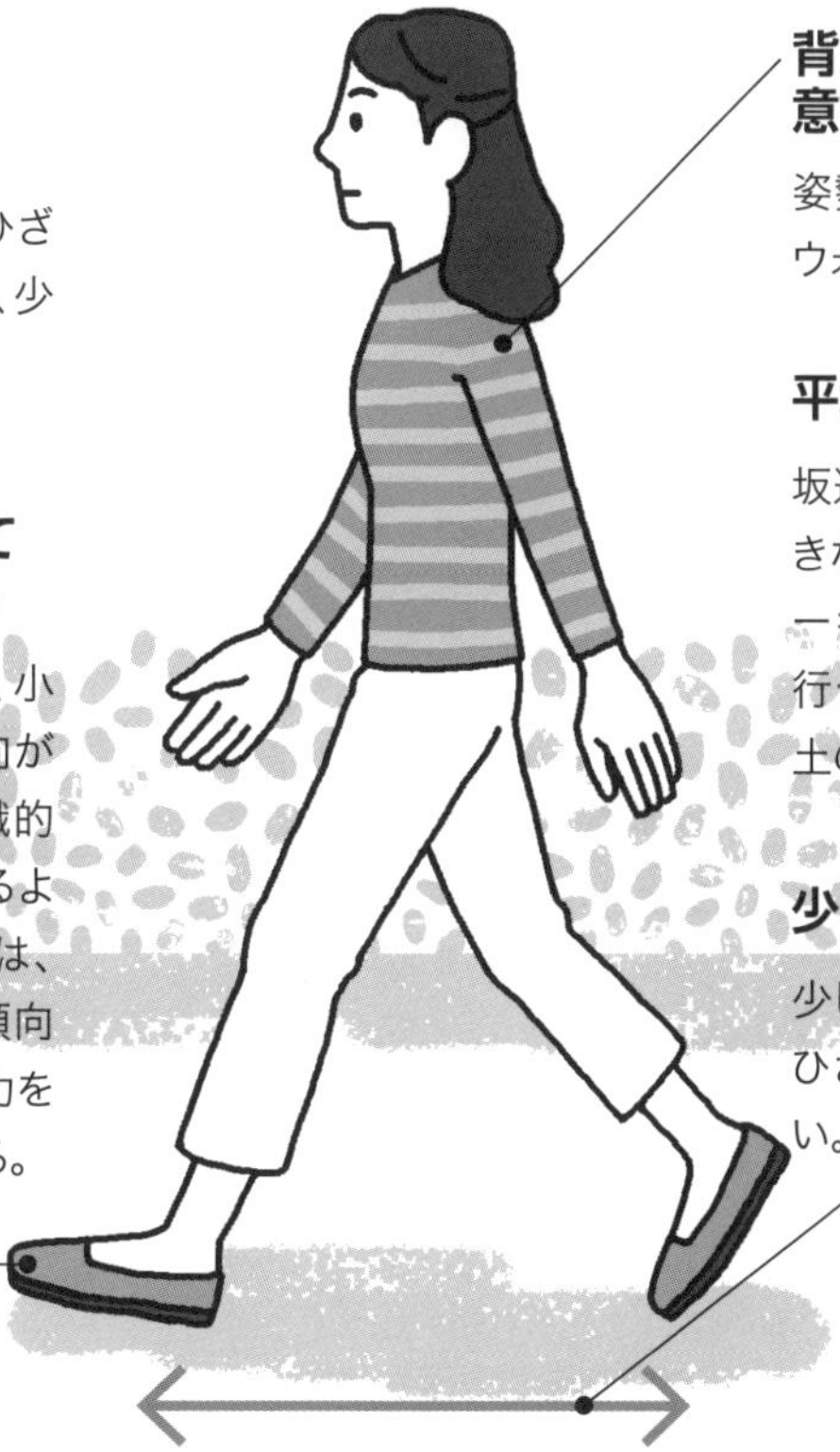

ゆっくりめに歩く

あまり速く歩くと、ひざに負担がかかるので、少しゆっくりめに歩く。

親指に力を入れて歩くよう意識する

特にO脚の場合は、小指側に力が入る傾向がある。そのため、意識的に親指に力を入れるようにする。X脚の人は、親指側に力が入る傾向があるため、小指に力を入れて歩くようにする。

背筋を伸ばすように意識する

姿勢を正して歩くことが、ウォーキングの基本。

平坦な道を歩く

坂道や階段は、ひざに大きな負担をかける。ウォーキングは平坦な道で行う。できれば硬くない土の路面を歩く。

少し広めの歩幅で

少し広めの歩幅の方が、ひざに負担がかからない。腕も軽く振る。

安定感が増します。これは、両脚をそろえて立つより、肩幅ぐらいに開いて立つ方が安定するのと同じ理屈です。

歩き方について補足すると、大股でひざを突っ張って歩くと、関節に負担をかけるのでよくありません。逆に、小さな歩幅でせかせか歩くのも、ひざがきちんと伸びず、よくありません。**足にあったクッション性のよい靴を履いてウォーキングをする**ようにします。

階段は1段1段両足をそろえて上り下りする

階段を上り下りするときは、その段の高さのぶんだけ体の重心を上げ下げする必要があり、ひざ関節には体重の6〜7倍もの負荷がかかります。そこで、痛い側の関節に、なるべく負担をかけないようにする配慮が必要です。

階段を上るときは、痛みがない側の脚から踏み出し、下りるときは、痛い方の脚から踏み出します。1段ごとに両足をそろえて、再び同じ側の脚から踏み出すという動作をくり返します（左図）。**上り下りの際は必ず手すりにつかまり**、転んだりしないように注意しましょう。

がに股歩きはひざの負担を重くする

ひざが痛いと、しっかりと脚を伸ばすことができないため、どうしてもがに股《また》（O脚）になる傾向があります。また、もともとO脚の人は足の小指側に力が入り、さらに股関節も開くので、O脚がもっとひどくなります。がに股歩きは、ひざの内側に偏って体重がかかるので、関節のすり減りをいっそう促します。

足底板《そくていばん》（P154）などを利用して、がに股を改善する工夫をして歩きましょう。

先生、教えて！

正座はしても大丈夫ですか？

ひざが痛い人は、正座を避けた方がよいと一般的にいわれています。正座はひざを深く曲げるので、ひざ関節を傷めていると痛むことが多いからです。しゃがみこむことはひざによくありませんが、正座は違います。痛いからといって動かさないでいると、ますますひざ関節がこわばって、動きが悪くなります。長時間の正座はよくありませんが、短時間の正座は、よいストレッチになります。

ひざにやさしい階段の上り方、下り方

[階段の上り方]

まず痛くない方の脚で1段上り、次に痛い方の脚をあげ、両脚をそろえる。

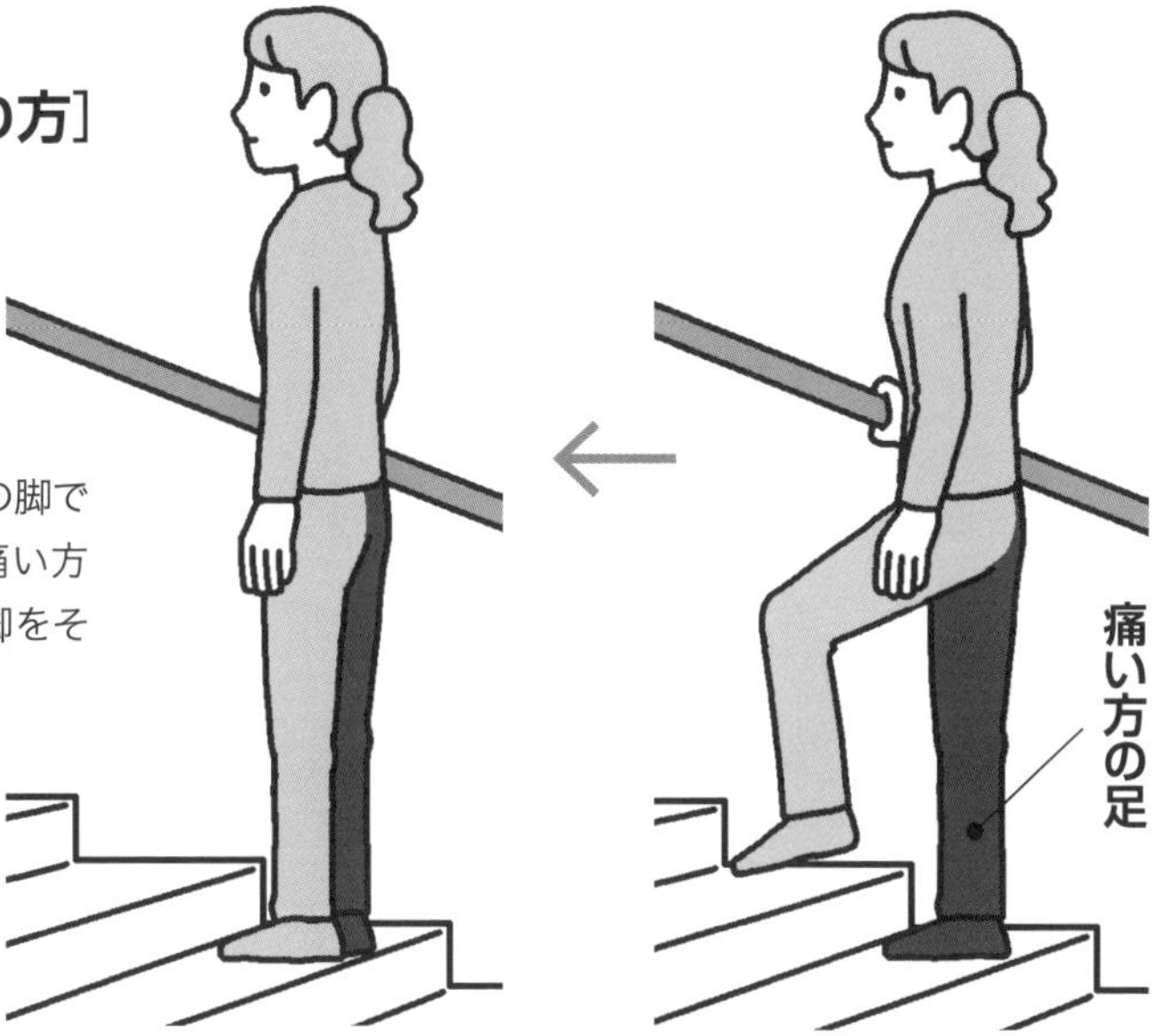

[階段の下り方]

降りるときは、痛い方の脚から1段下がる。次に痛くない方の脚を一段下ろして、両脚をそろえる。

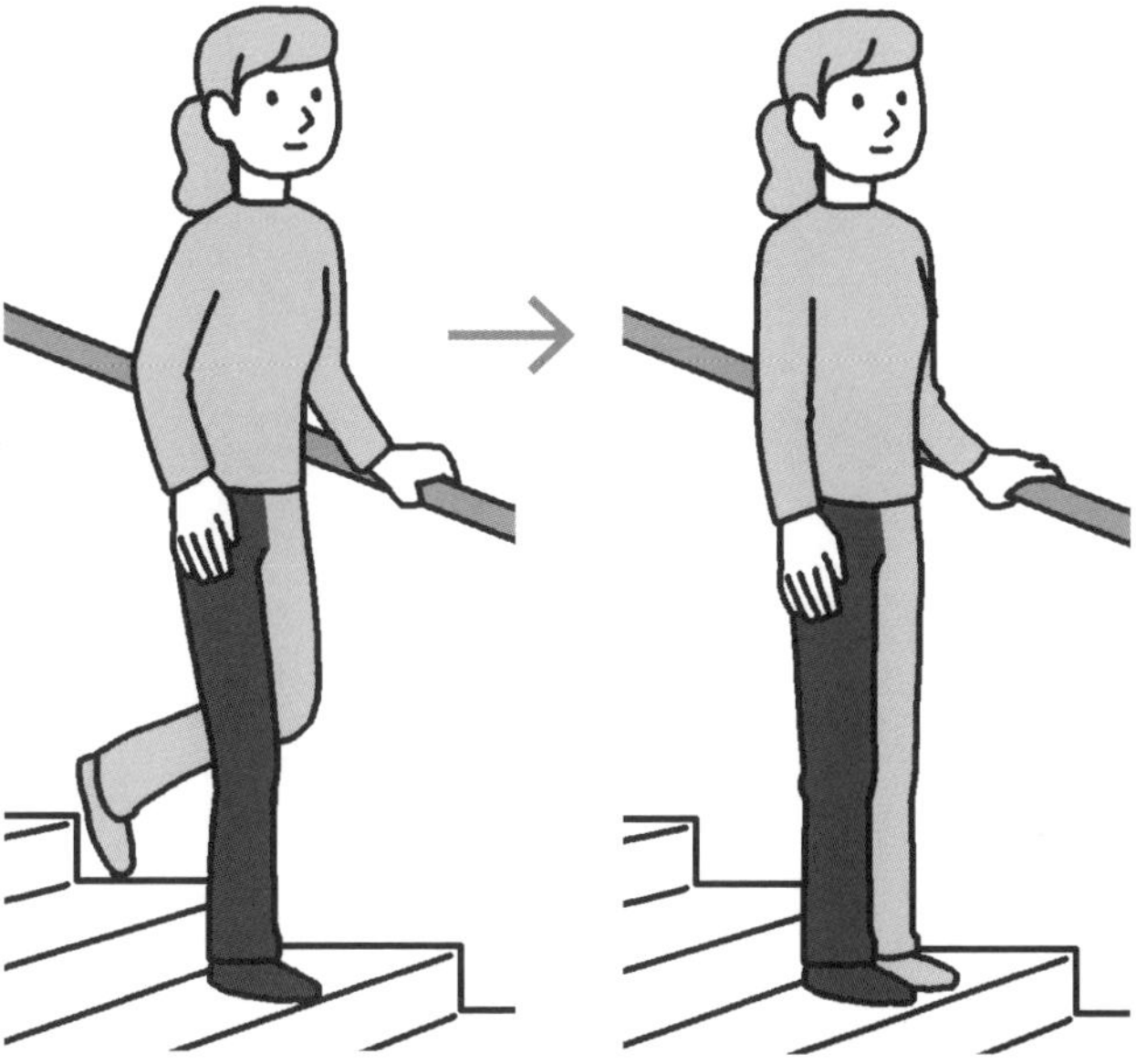

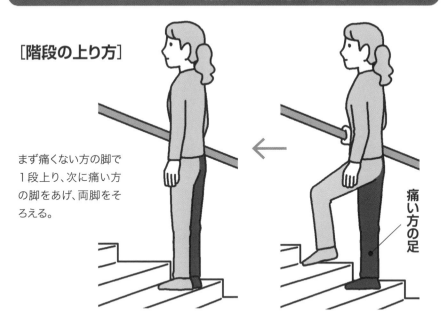

ひざのために住環境を見直す

室内は洋式のほうがひざの負担が軽い

日本家屋に多い和式の畳での生活は、ひざを深く曲げたり、ひざをつく動作が多くなるので、ひざを傷めている人には非常に負担が大きいものです。できるだけ洋式の生活にした方が、ひざの負担を軽減することができます。

たとえば、座卓はテーブルといすに、布団はベッドに替えたほうがよいでしょう。いすやベッドの方が、立ち座りの動作の際にひざを深く曲げなくて済むので、日常生活がずっと楽になります。

ただし、ソファのようにクッションがやわらかく、深く体が沈むものは立ち座りのときにひざに負担がかかります。できるだけ**ひざを伸ばした状態で座れる高さがあり、座面が硬めのいすの方が安定します。**

階段には手すりをつけ、段差はフラットに

そのほかにも、ひざの負担を軽くする、住環境改善の工夫はいくつもあります。代表的なものは、段差の解消です。

階段や玄関など、大きな段差がある場所には手すりをつけて、体を支えられるようにすることでひざへの負担を減らしましょう。

また、ひざに痛みがあると、痛む側の脚が動かしにくいので、動作のひとつひとつがどうしても危なっかしいものになります。足が引っかかったり、つまずいて転ぶ危険もあります。実際に、転倒事故は家庭内で多く発生しています。

こうした事故を防ぐ意味でも、階段や玄関には手すりをつけておくと安心です。

また、部屋の出入口やトイレ、浴室などの段差を、リフォームや専用のスロープなどを使って解消しておくことも大切です。

ひざに負担をかけない玄関&階段の工夫

階段では手すりを使う

階段の上り下りがつらいときは、手すりを使う。

階段の段差は低い方がよい

ひざへの負担を減らすためには、段差は低い方がよい。

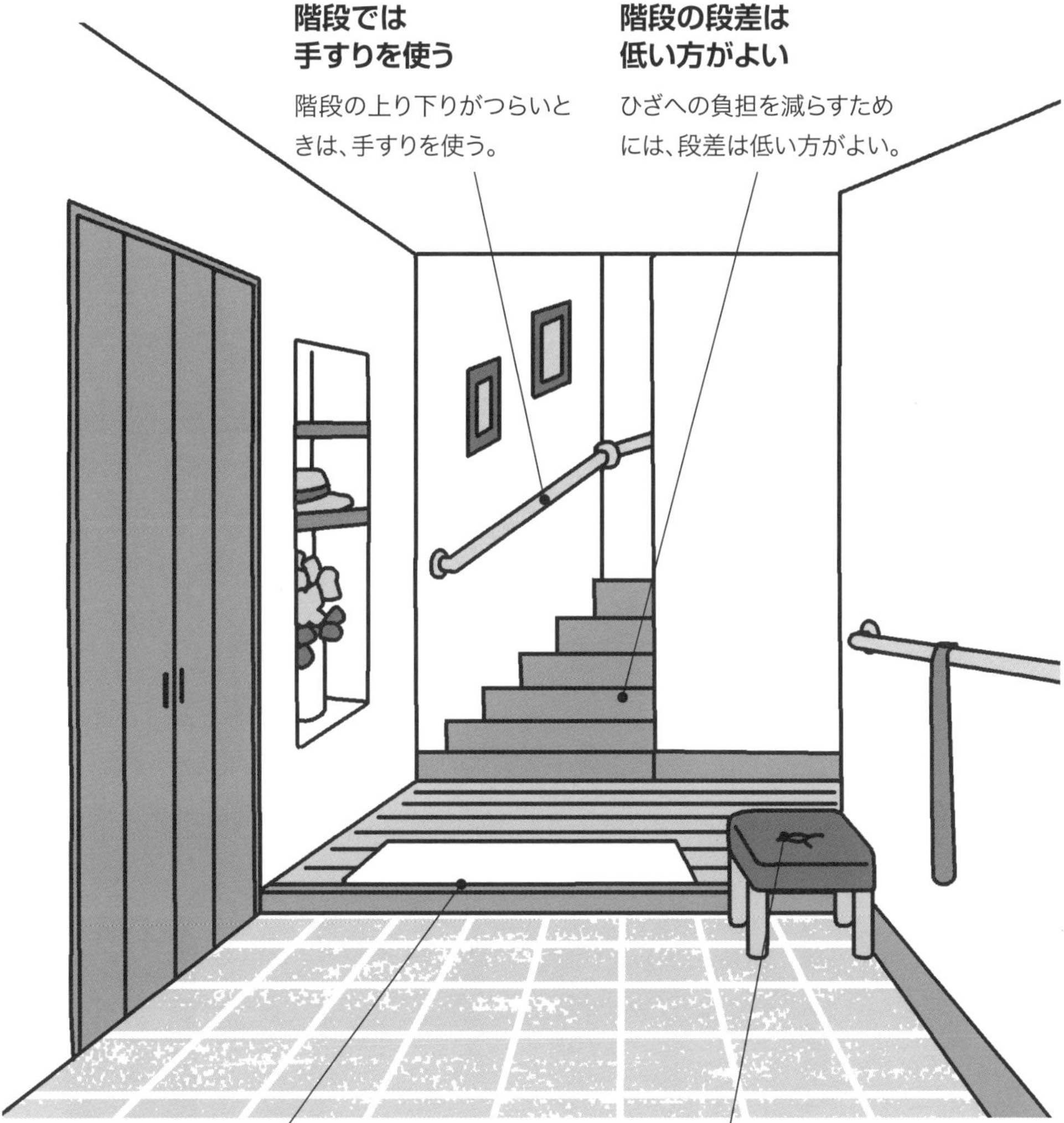

たたきの段差はできるだけ小さく

靴を脱ぐため、履くためには高くてもいいのだが、室内に入るとき、出るときにひざの負担が大きくなる。

たたきが高い場合などは、いすを置いて対応する

必要に応じて、玄関にいすを置き、そこで靴を履いたり脱いだりする。

ひざに負担をかけないリビングの工夫

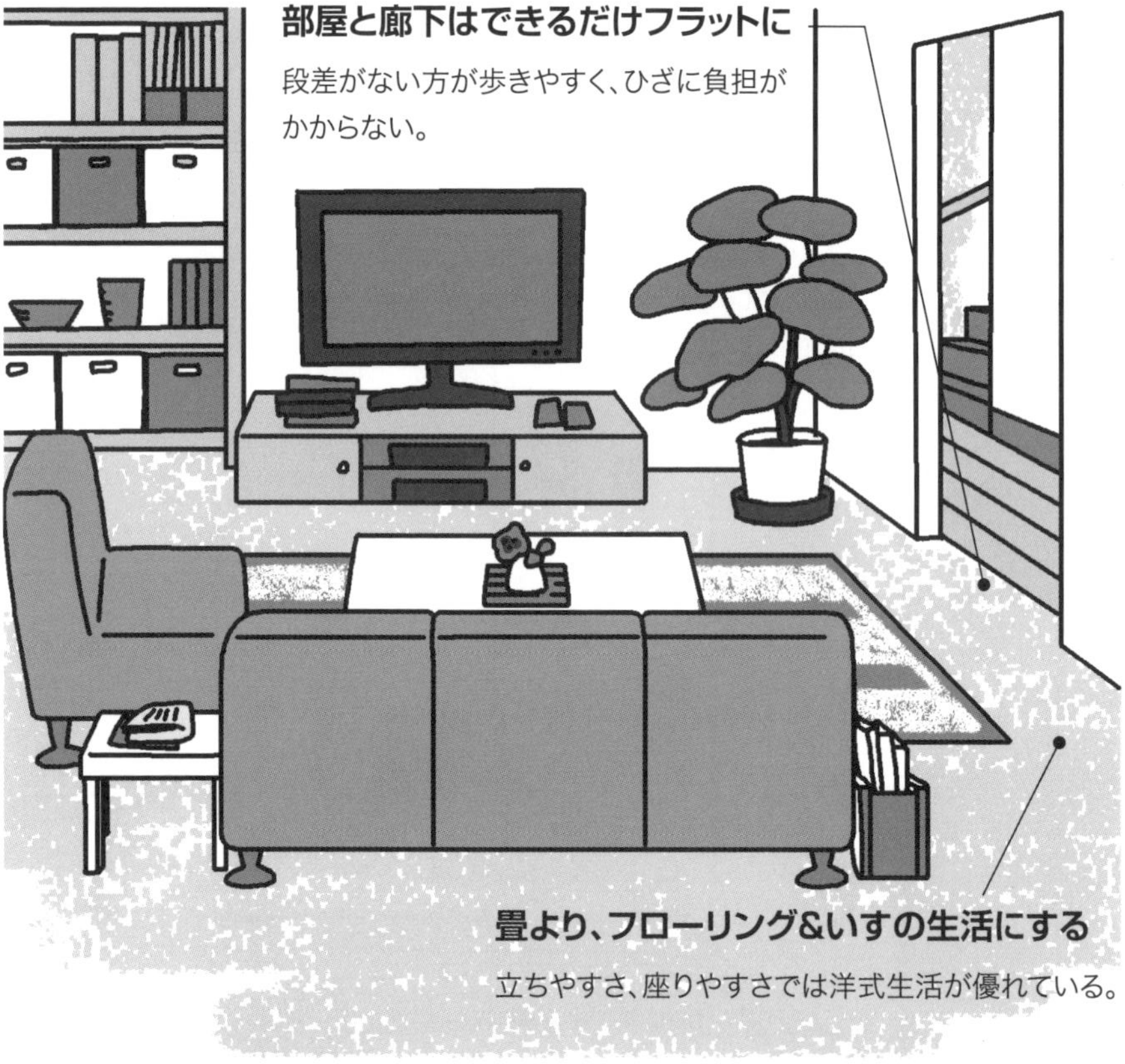

部屋と廊下はできるだけフラットに
段差がない方が歩きやすく、ひざに負担がかからない。
畳より、フローリング&いすの生活にする
立ちやすさ、座りやすさでは洋式生活が優れている。

ひざや脚全体を冷やさないようにする

慢性的なひざの痛みは、ひざを温めるとやわらぎます。逆に冷えると、筋肉がこわばったり、関節の動きが悪くなることで痛みは強まります。つまり、冷えはひざ痛の大敵です。

ふだんの生活でもサポーターやレッグウォーマーなどを利用し、冷えからひざを守りましょう。包帯をひざにゆるく巻いておくだけでも、冷え防止になります。

室内では靴下を履いたり、タイツなどで脚全体を冷やさないようにします。なお、スリッパはかかとが固定されていないので歩きにくく、転倒の原因になるので、**ルームシューズの方がよい**でしょう。

ひざに負担をかけない寝室の工夫

いすを置いておく

疲れたときなど、気軽に座れるよう、いすを置いておく。

布団ではなく、ベッドにする

就寝時や起床時、ベッドの端をいすのように使うとスムーズ。

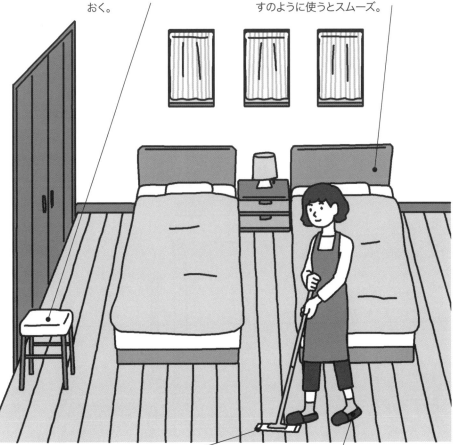

拭き掃除は、立ってモップ掛けに

拭き掃除は、低い姿勢でするため、ひざに余計な負担をかける。できるだけ立って行う。

靴下を履いて、ひざに負担をかけない

脚を冷やさないよう、夏でも靴下を履く。また、スリッパは、かかとがなく不安定なため、ひざに余計な負担をかけることがあるので、避ける。

ひざに負担をかけない脱衣所&浴室の工夫

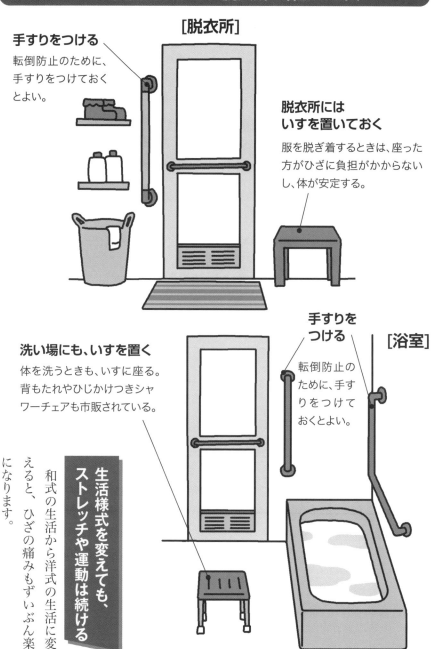

[脱衣所]

手すりをつける

転倒防止のために、手すりをつけておくとよい。

脱衣所にはいすを置いておく

服を脱ぎ着するときは、座った方がひざに負担がかからないし、体が安定する。

洗い場にも、いすを置く

体を洗うときも、いすに座る。背もたれやひじかけつきシャワーチェアも市販されている。

手すりをつける

転倒防止のために、手すりをつけておくとよい。

[浴室]

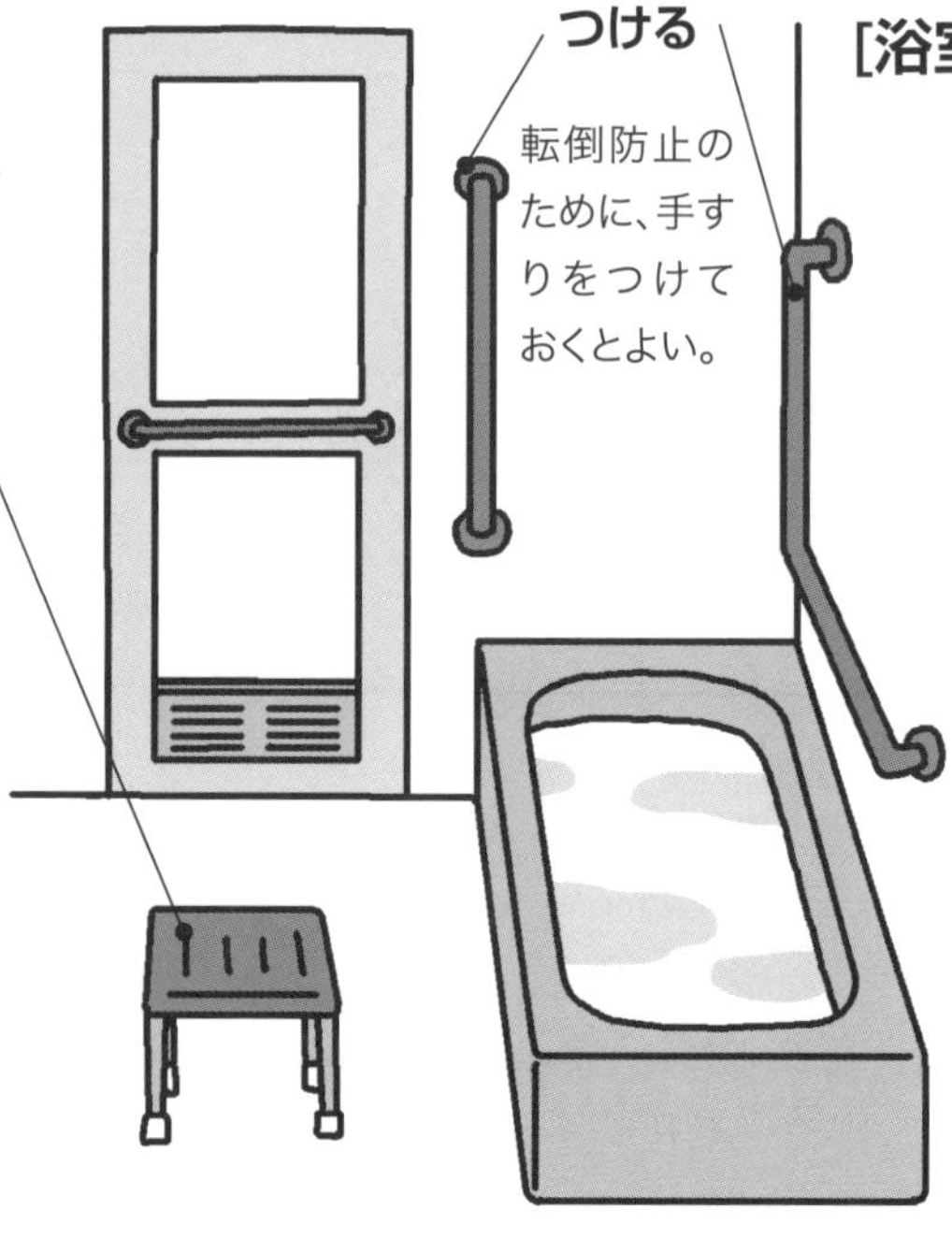

生活様式を変えても、ストレッチや運動は続ける

和式の生活から洋式の生活に変えると、ひざの痛みもずいぶん楽になります。

ひざに負担をかけないお手洗いの工夫

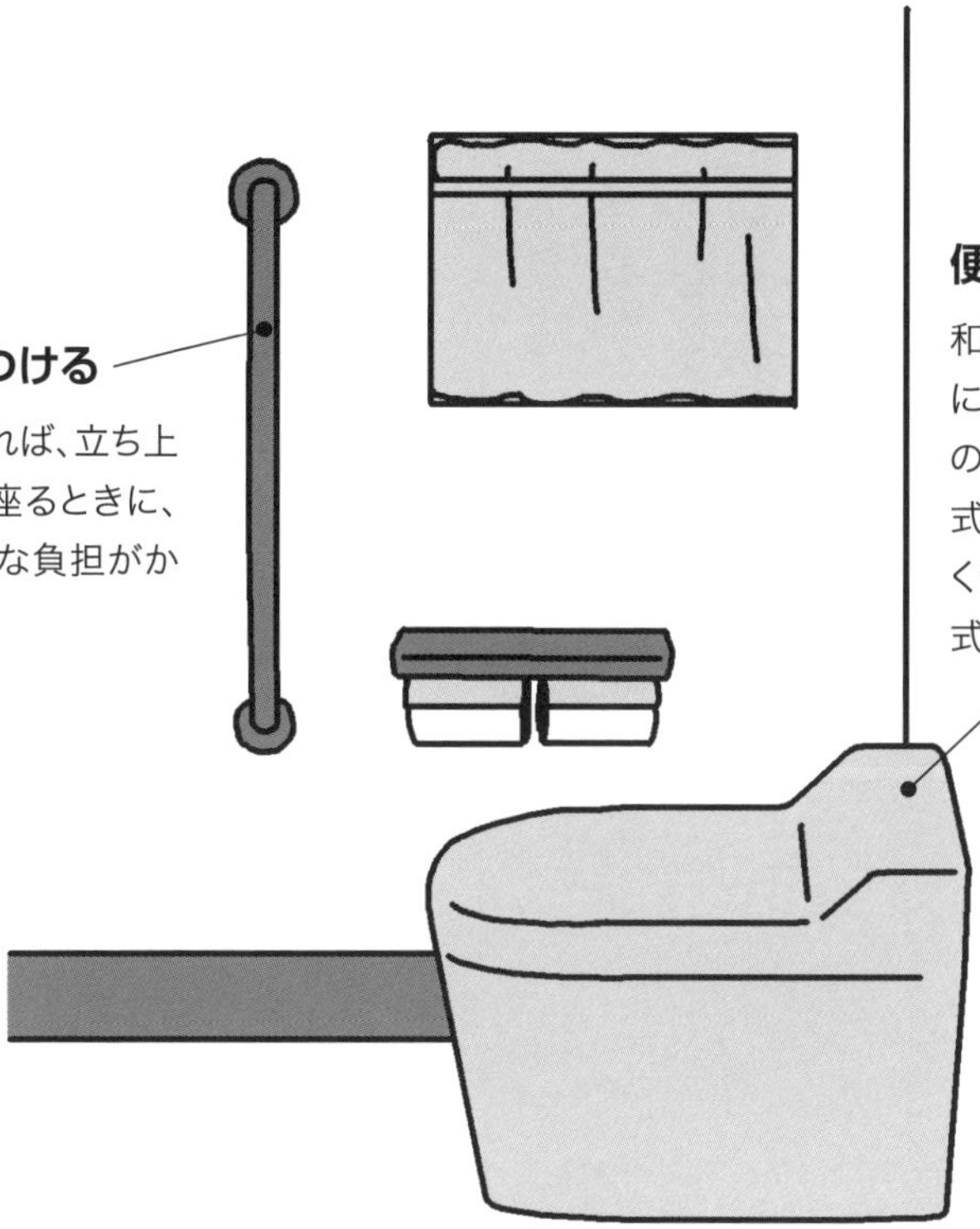

手すりをつける

手すりがあれば、立ち上がるときや座るときに、ひざに余計な負担がかからない。

便器は洋式に

和式便器は、ひざに負担をかけるので、洋式に。和式便器の上に置くタイプの簡易洋式便器もある。

しかし、関節自体がよくなったわけではないので、関節のケアは継続していくことが大切です。痛みがあってもなくてもストレッチを行い、ウォーキングなどで筋力の低下を防ぎます。こうした習慣は、続けていきましょう。

手術を受けたあとは、より負担がかからない生活にする

ひざや股関節などの手術を受け、痛みや不自由さから解放されると、無理をしてしまいがちです。

しかし、関節に負担がかかると、せっかく手術でよくなったのに、ふたたび傷めることになりかねません。積極的な気持ちで生活することは大切ですが、痛かったときのことを忘れずに、関節を大切にすることを心がけましょう。

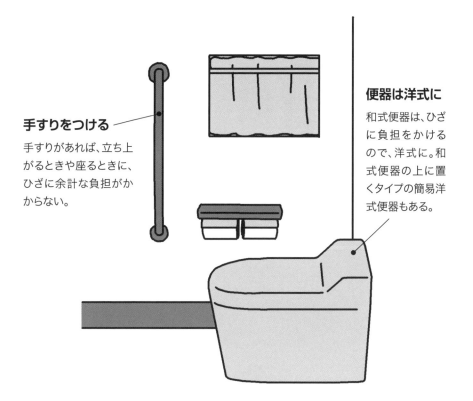

ひざや股関節を守る靴の選び方

自分の足に合った靴を選ぶ

足には個人差があり、長さや形のほか、偏平足《へんぺいそく》や甲高、幅広など、十人十色です。

そのため、自分にぴったりの、条件通りの靴を探すのは、なかなかたいへんです。しかし、**合わない靴を履き続けている**とタコができたり、痛みが出たり、腱《けん》や筋肉を傷めたりします。また、外反母趾《がいはんぼし》になるなど、**足の関節に大きな負担をかける**こともあります。

そのため、ひざなどの関節を傷めている人にとっては特に、靴選

自分に合った靴の選び方

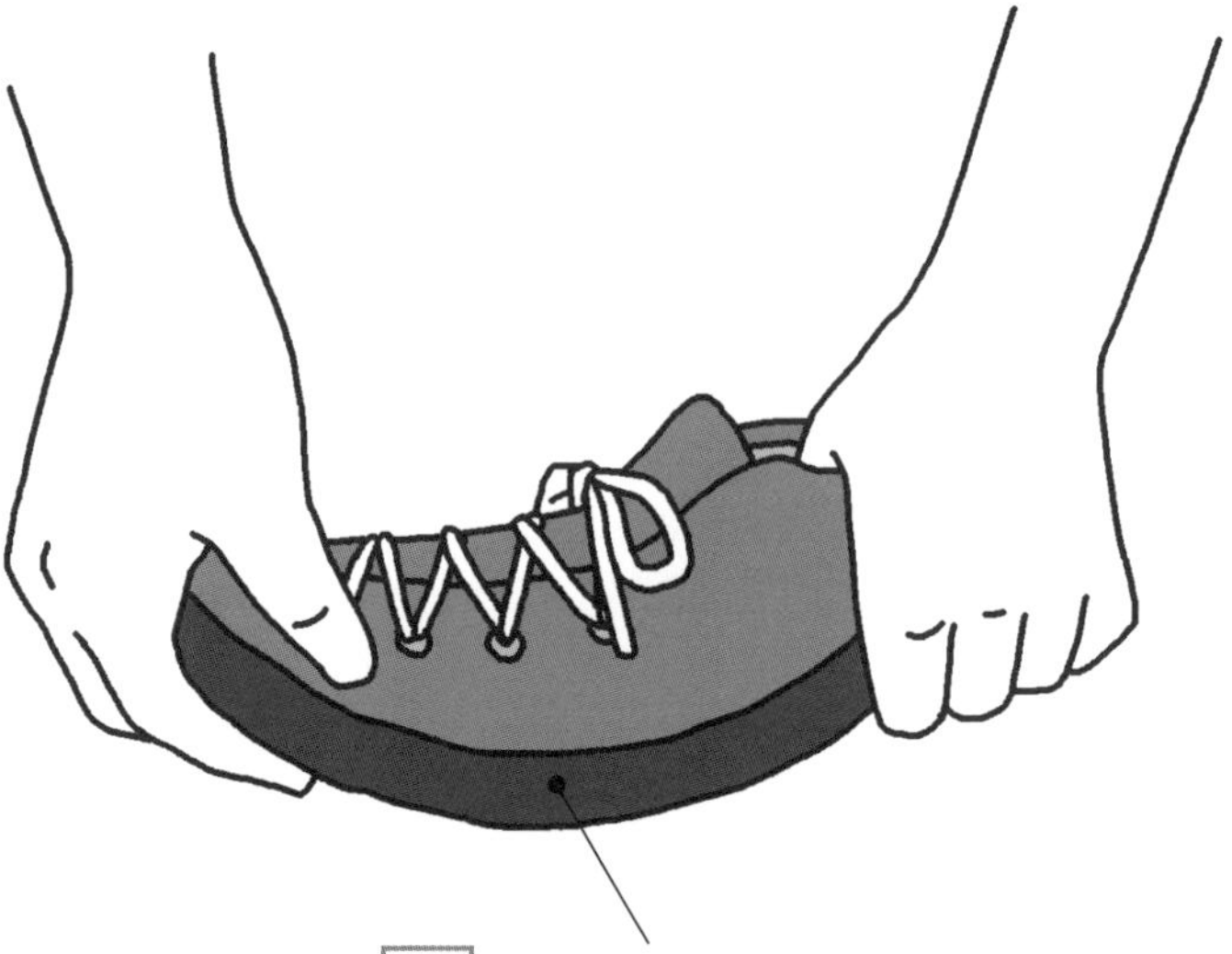

✓ 靴のやわらかさ

靴底を手で反らせてみる。指のつけ根あたりから土踏まずにかけて反る靴ならOK。

乳幼児期に股関節脱臼をしていたら、成人後、一度エックス線検査を

生まれた時や乳幼児期に股関節脱臼があった人は、その後なにごともなく生活していても、注意が必要です。

なぜなら、加齢に伴って股関節が悪化するという高いリスクを抱えているからです。成人後早めに一度、エックス線検査を受けておきましょう。

びは重要です。

足に加わる衝撃を吸収する機能が十分にあるか、足を保護する構造になっているかなど、チェックポイントがあります（下図）。自分に合った靴を選んで、履いてください。

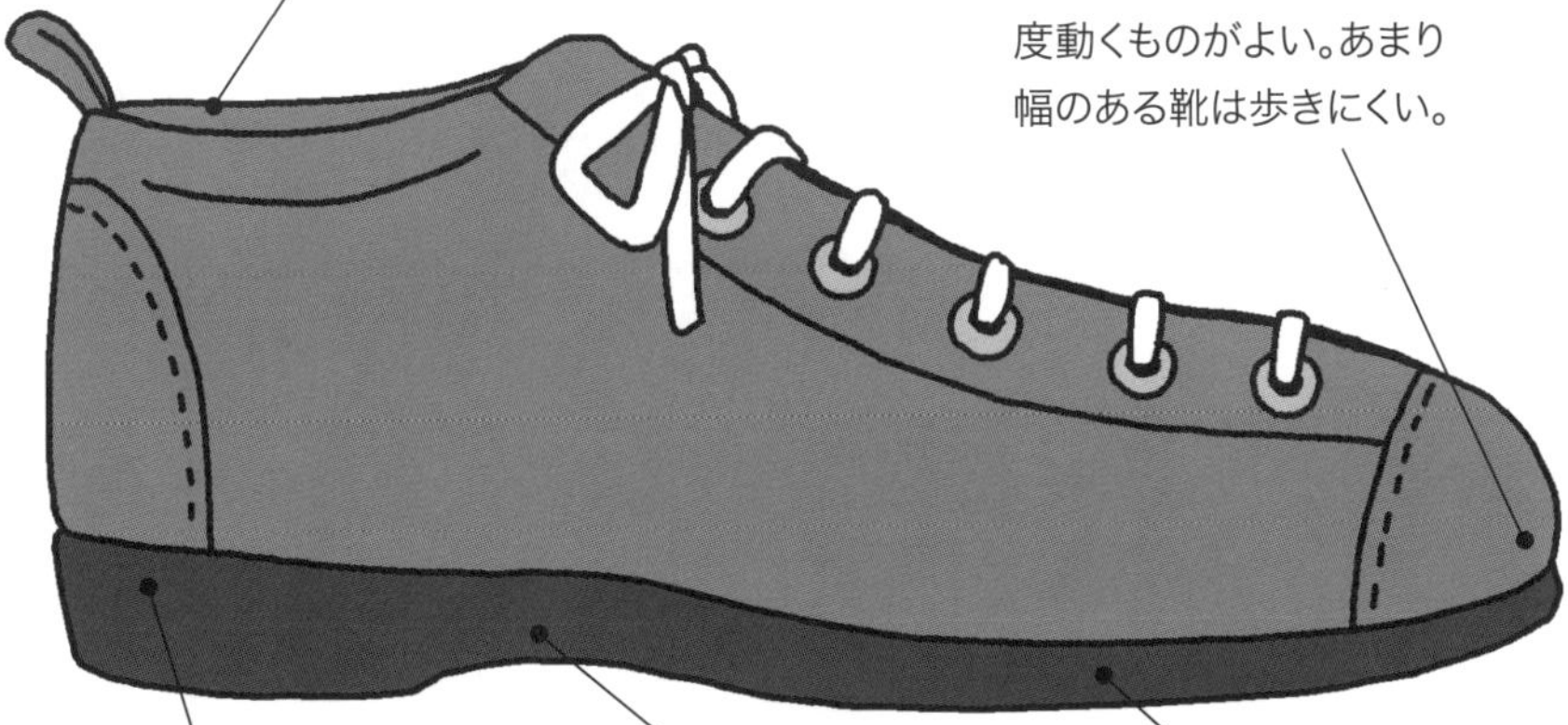

靴の周囲

足を圧迫する部分が少ない、全体的にフィットするものを選ぶ。

足の指部分

足の指が靴の中である程度動くものがよい。あまり幅のある靴は歩きにくい。

かかと部分

かかと全体をよくホールドして、ショックの吸収性に富んでいるものがおすすめ。

土踏まず部分

中敷きに、土踏まずにフィットする高めのサポーターがついているものを。

靴底

ショックの吸収性に優れていて、かつ重くないものを。硬い靴底はNG。全体がただやわらかいだけでもダメ。

無理をせず余裕をもって外出する

重いものは、極力持たない

ひざ関節には、その人の体重のほとんどがかかります。そして、重い荷物を持っていると、そのぶんだけ重みが追加されることになります。痛む側の関節周囲は、筋力も低下しているので、重さが余計にこたえます。

したがって、ひざが痛い人は外出時にあまり重いものを持たないことです。荷物はできるだけ軽くして、階段などで手すりをつかんだりするときのために、片手をあけておきましょう。

荷物が多いときは、カートのついたバッグを使うと便利です。

待ち合わせは時間に余裕をもって

ひざや股関節などに痛みを抱えていると、走ったり、階段を急ぎ足で上り下りするというのは無理です。ふつうの人よりも移動に時間がかかるのは仕方のないことです。

したがって、外出先での待ち合わせや乗り物の時間には、余裕をもって出かけることが肝心です。

間に合わないからといって無理に走ったりすると、関節に負担がかかって急に痛みが強くなったり、炎症を起こす原因になります。転倒して、骨折などの大けがなどをする危険もあります。

途中で休みながらでも間に合うくらいの余裕をもって行動しましょう。

電車に乗るときは、混雑時を避ける

都市部では通勤時間帯の電車は非常に混雑し、空いている席を探すのは困難です。

ですから、無理をして混雑した電車に乗るのは避けたいものです。健康な人でも満員電車では無理な体勢になって背中や腰を痛めたり、人に押されて転びそうになったりするのですから、関節痛を抱えている人にはとても危険が多いといえます。

時差通勤をしたり、少しでも空いている車両を選ぶなど、混雑を回避する工夫をしましょう。

ひざは1年中温める

ひざ痛に冷えはよくありません。外出時にもサポーターをして、対策をしておきましょう。

冬の寒い時期だけではありません。夏でも乗り物や建物内は、冷房が効きすぎることがあるので、サポーターをしておけば安心です。

サポーターをつけると、ひざの感覚が鋭敏になるので、関節を意識して、安定した歩行ができる効果もあるといわれます。

エスカレーターやエレベーターを利用する

階段の上り下りは関節に負担をかけるので、基本的にエスカレーターやエレベーターを利用します。

エスカレーターに乗るときは、上り下りとも必ず手すりにつかまって、痛くない側の脚から踏み出します。降りるときも同様です。

注意したいのは、施設によってエスカレーターのスピードが同じではないことです。乗る前にしっかり確認しましょう。同行者がいるときは、手をつないで支えてもらったほうがよいでしょう。

やむをえず階段を利用するときは、必ず手すりにつかまりながら、ゆっくりと1段ずつ上り下りします（P141）。

段差では手すりを使ってひざの負担を軽くする

段差がある場所で、周囲に手すりがあるときは、必ず手すりにつかまります。そして、階段の上り下りと同じ要領で踏み出します。

手すりがないときは、壁があれば、壁に手をつきます。同行者がいるときは、手を貸してもらいましょう。

最近では、スロープが設置されているところも増えています。段差はなるべく避けて、スロープのある場所を選んで歩きましょう。

天気が悪いときは外出を控える

雨や雪の日は、気温や気圧の関

外出時に気をつけたいこと

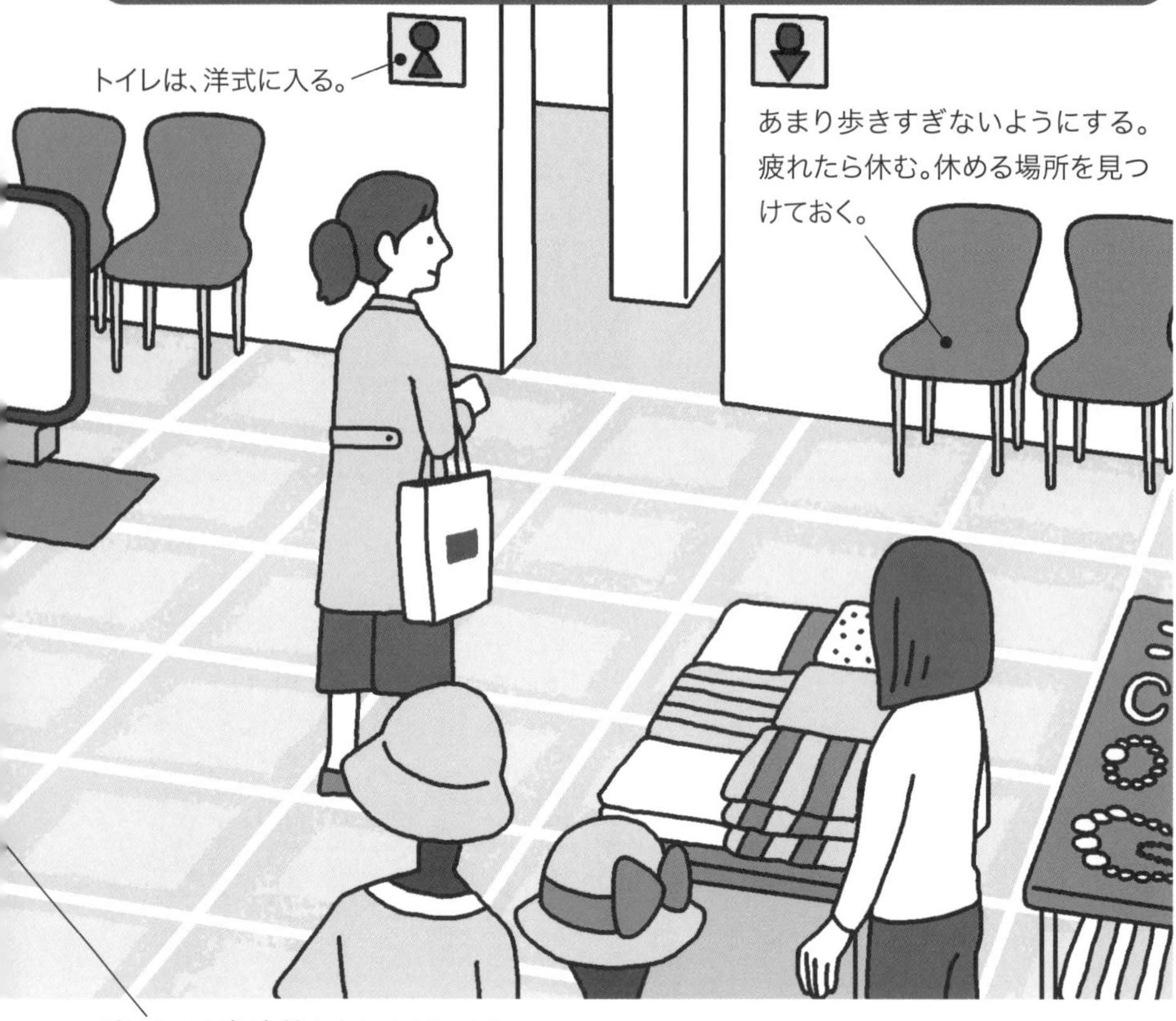
トイレは、洋式に入る。
あまり歩きすぎないようにする。疲れたら休む。休める場所を見つけておく。
重いものは極力持たないようにする。

係で関節痛が強くなることが多いので、急ぎの用事がなければ、外出は控えます。**もし、出かける際は、冷え対策を万全に**します。強風が吹く日も同様。風にあおられて足元がふらつくことがあります。吹きさらしの場所だけでなく、ビル風にも十分注意しましょう。

転ぶのが心配なら杖を利用する

変形性関節症により、足元が不安定で転ぶ心配がある人は、ふだんから杖を使った方が安全に歩くことができます。同時に、関節への負担も軽減することができます。

また、外出した際、周囲に足元が不安であることを知らせるサインにもなるので、人ごみでうしろから押されたりする心配も減り

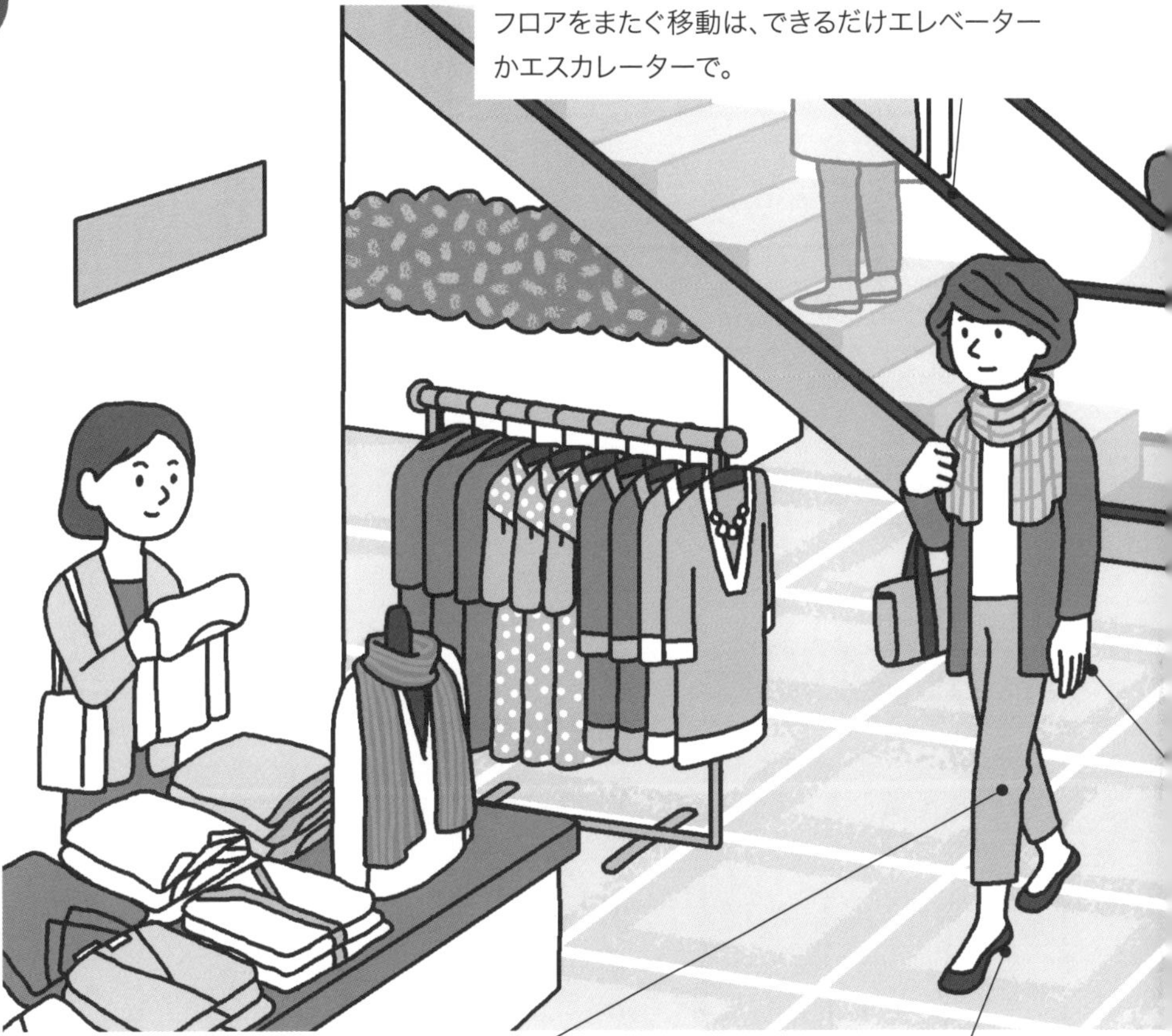

フロアをまたぐ移動は、できるだけエレベーターかエスカレーターで。

ひざは、冷えないようにサポーターなどを利用する。

靴は、ヒールの低い、歩きやすいものを。転ぶ心配がある場合は、杖を使う。

ます。人目を気にして杖を使うことに抵抗感を持つ人もいますが、堂々と使いましょう（杖の選び方はＰ156）。

外出中に痛みが出たら座って休む

外出すると時間が経つのを忘れて歩き回ったり、いっしょに出かけた友人につきあって無理をしてしまうことがあるようです。そのため、外出先で急に痛くなることが少なくありません。

もし、痛くなったときは、30分～1時間ほど座って関節を休ませてください。ストレッチをして、筋肉の疲労をとるのもよいでしょう。また旅行の時には、痛み止めの内服薬や湿布薬を持っていきます。

ひざや股関節の負担を軽くする装具を利用

装具を利用するときは医師に相談する

ふだんの生活で、ひざ関節にかかる負担を軽減するのに役立つ装具があります。装具を使っても関節の変形を治す効果はありませんが、痛みを軽減させたり、動作を楽にすることができます。

装具を使ってみたいときは医師に相談して、自分の関節の状態に合ったものをすすめてもらいます。

足底板を使ってO脚を矯正する

足底板《そくていばん》は、足の裏に補助具をあてて、歩く動きのなかでO脚を矯正する装具です。

変形性ひざ関節症の患者さんは内側の関節軟骨がすり減って、O脚になっている人が多く見られます（P74）。**そのままにしておくと、ひざ関節の内側に体重が偏ってかかり続け、痛いだけでなく、ますます関節の変形が進んでしまいます。**

そこで、足底板を用いることによってO脚を矯正するのです。足底板には楔形《くさびがた》の傾斜がついており、脚の小指側が少し高くなっています。それによって、ひざの内側に偏りがちな体重を分散し

足底板の効果

足底板で小指側を底上げする。O脚が矯正され、ひざの痛みがやわらぐ。

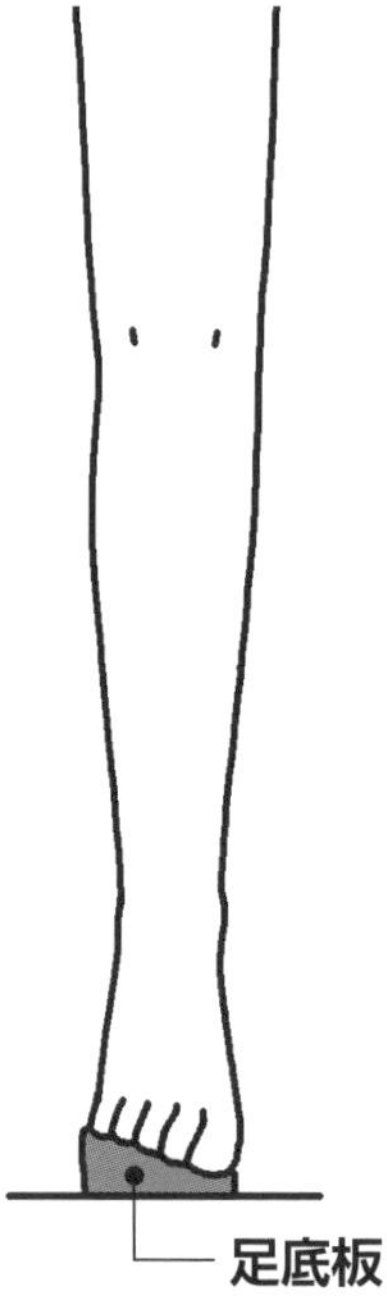

て、関節の負担を軽くします。

足底板は、靴の中敷タイプのものが多く普及しています。ふだん履く靴に挿入するだけで利用できるので、便利です。ただし、足首が固定されていないと、うまく矯正できないことがあります。

この点を改良したのが、サポーターつき足底板です。ベルト状のサポーターで足首を固定するしくみで、よりしっかりと矯正され、中敷タイプよりも痛みも軽くなります。ただ、サポーターがついている分、履く靴はいつもより5ミリほど大きいサイズでないと入りません。

なお、足底板を使っても効果がないときは、医師に相談してください。

先生、教えて！

ひざ痛に効くとうたっている市販の健康器具は使ってもいいですか？

家庭用の健康器具には、ひざ痛にもよいとされるものが多種類販売されています。温熱作用のある器具、筋肉を電気刺激する低周波治療器、マッサージ器などです。これらは関節を温めたり、周囲の筋肉のこりをほぐす働きがあります。血行促進や痛みの軽減にも効果的なので、使うことは特に問題ありません。使用上の注意を守り、やけどなどしないように使いましょう。

サポーターなどを使ってひざを温める

冷えは、ひざの痛みを誘発したり、痛みが悪化する原因になります。そこで、冷え対策として利用したいのがサポーターです。

サポーターには保温効果があるほか、金属製の支柱付きやバンド付きのものでは関節を支える働きもあるので、ひざの安定感が増します。そのため、関節の変形が強く、ひざに力が入らない人にもすすめられます。

市販品も含めて、たくさんの種類があるので、どんなタイプがよいか、医師に相談して選ぶとよいでしょう。

注意点としては、ゆるすぎてはもちろんダメですが、あまり強くひざを締めつけるのもよくありません。きつすぎると血行が悪くなったり、ひざの曲げ伸ばしがしにくくなるからです。

また、長く装着していると、かゆくなったりするので、試着をして、必ずサイズを確認しましょう。

杖を積極的に活用しよう

用心のために杖を使うことも考える

杖を使うことに関しては、「そんな年ではない」とか、「痛くても杖だけはいやだ」と、拒否感を抱く人も少なくないようです。

しかし、「転ばぬ先の杖」という言葉もあります。ひざや股関節を傷めている人は、関節の悪化防止や転倒予防のために、杖を使った方が安心して歩くことができます。また、杖を活用することで、運動のために積極的に歩いたり、外出する機会が増えたりと、メリットも多いはずです。

最近はファッショナブルな杖も増えているので、足元が不安な人はぜひとも利用しましょう。

持ちやすく、自分の身長に合った杖を選ぶ

使いやすい杖の条件は、握りの部分が持ちやすい形で、まっすぐ前方を向いていることです。

杖の長さは、大腿骨《だいたいこつ》（太ももの骨）のつけ根の横（大転子《だいてんし》）までの高さで選ぶのが基本ですが、身長の半分＋3センチ前後で調整する方法もあります。また、杖の先

杖の長さを決める

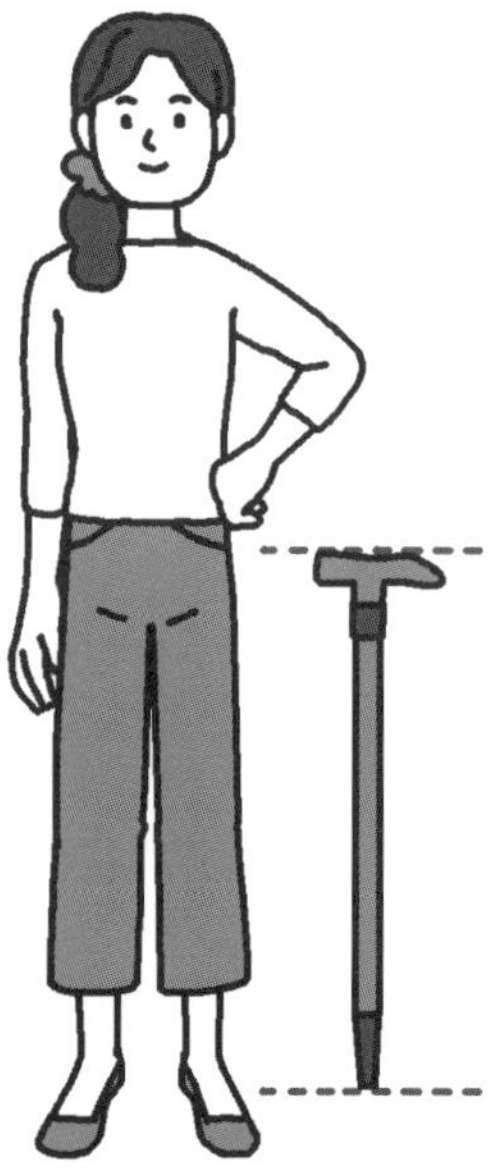

地面から大転子（大腿骨のつけ根部分）までの長さのものを選ぶ。できればふだん用の靴を履いて測る。

杖を使って歩く方法

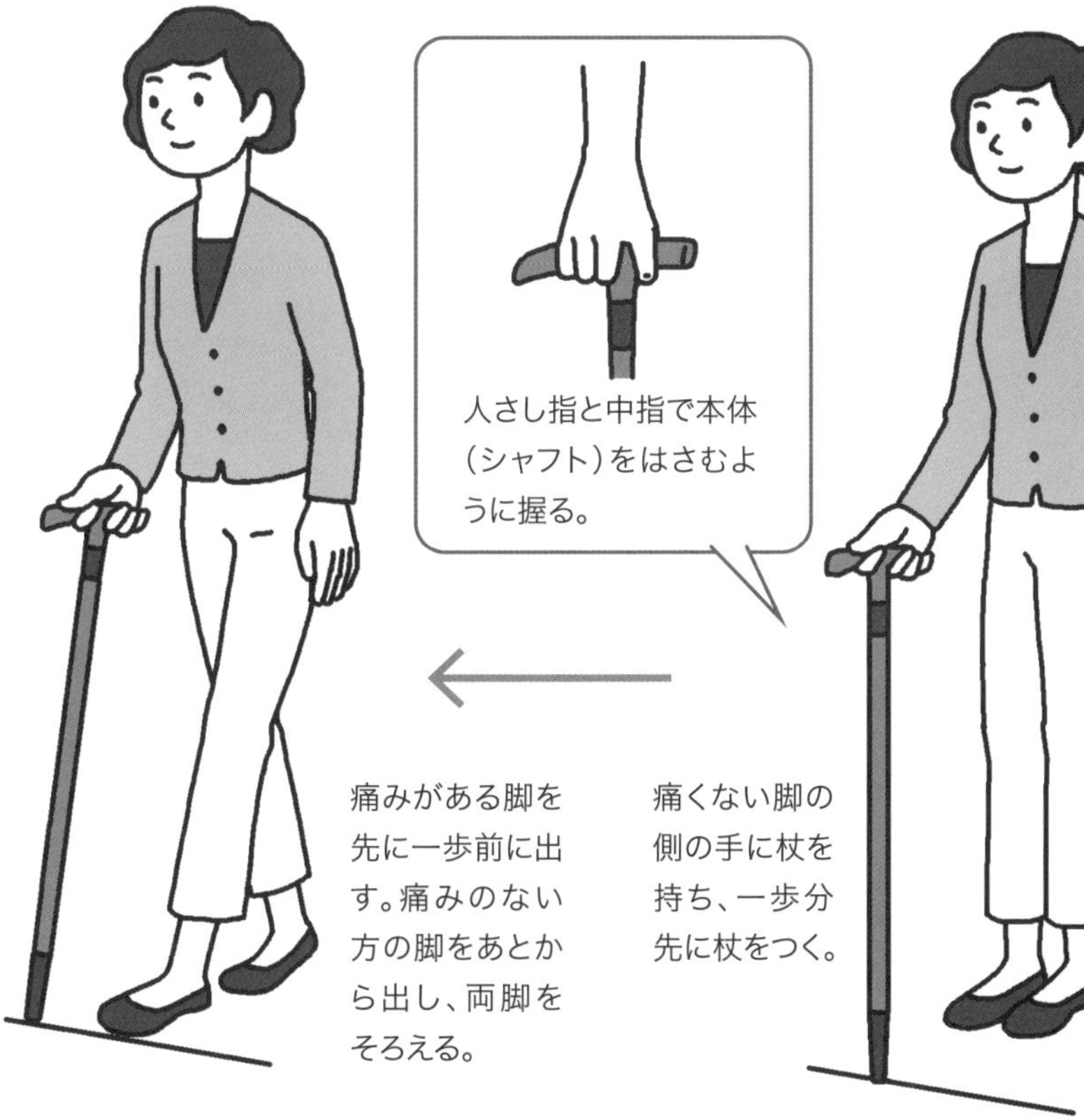
人さし指と中指で本体（シャフト）をはさむように握る。
痛くない脚の側の手に杖を持ち、一歩分先に杖をつく。
痛みがある脚を先に一歩前に出す。痛みのない方の脚をあとから出し、両脚をそろえる。

を斜め前方についたとき、ひじの内側が30〜40度曲がっている状態が、最も力が入りやすいといわれます。長さの決め方にはこうした目安があるので、**実際に杖をついてみて、自分が歩きやすい長さに調節する**とよいでしょう。

杖の長さが合わないと歩きにくく、転倒の原因にもなります。選び方で迷ったら、医師に相談しましょう。

杖を持っているときの階段の利用方法

通常の歩行時には、杖は痛む側と反対の手で持ちます。しかし、階段の上り下りの際は違います。

階段で杖を使うと、かえって不安定になり危険です。そのため、**階段を利用するときは、手すりを**

杖を持ち、手すりを使って階段を利用する

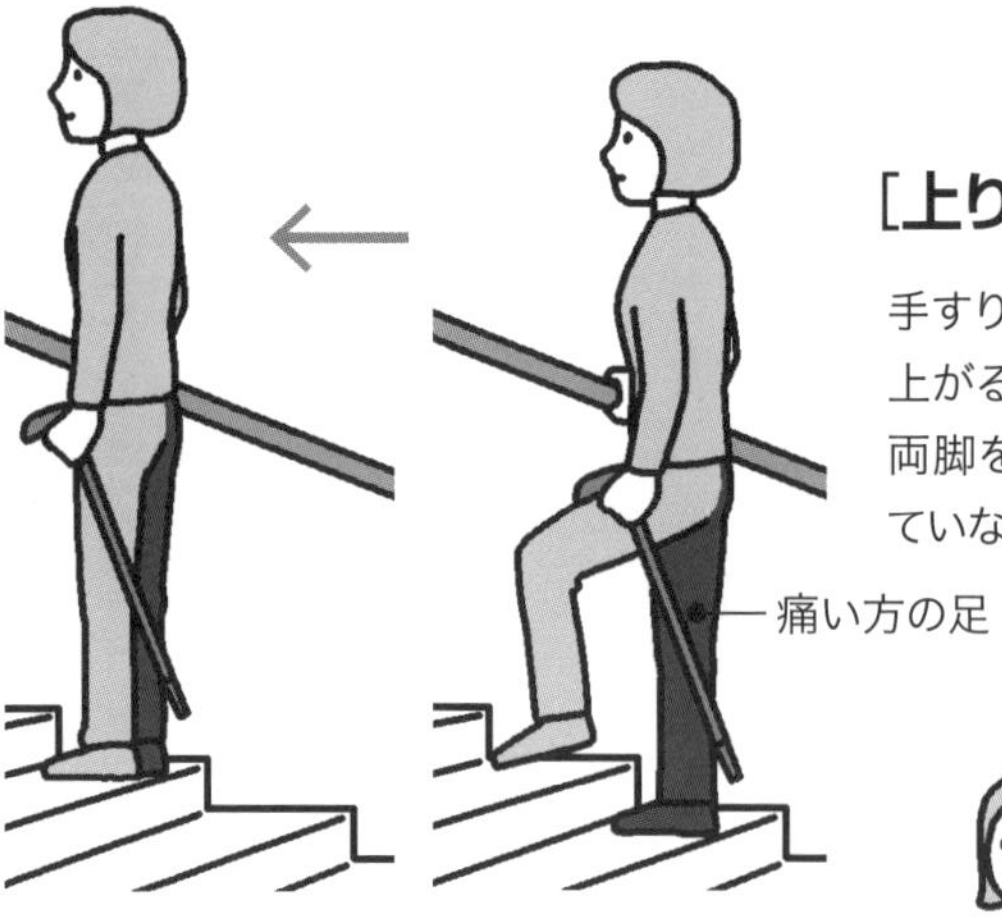

[上り]

手すりを握って、痛くない方の脚から上がる。そして痛い方の脚を上げて、両脚をそろえる。杖は、手すりを使っていない方の手で持つ。

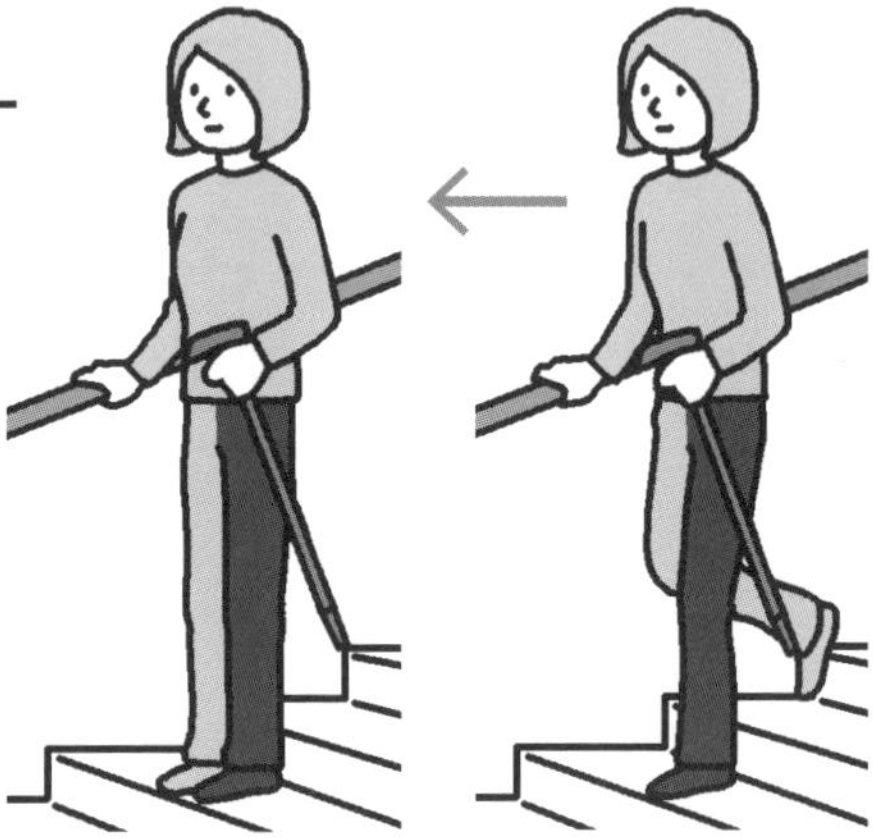

[下り]

手すりを握って、痛い方の脚から一段下がる。次に痛くない方の脚をそろえる。杖は、手すりを持っていない方の手で持つ。

しっかりと握った方が安全に移動できます。**杖は、手すりを握っていない方の手で持って**移動しましょう（上図）。

先生、教えて！

歩行器（シルバーカー）は使ってもいいですか？

歩行器（シルバーカー）は、歩くときに体を支えるだけでなく、荷物を入れて運んだり、座ることもできるので、ひざや股関節が痛い人は愛用していることも多いでしょう。しかし、頼りすぎるのはよくありません。なぜならシルバーカーはとても楽なので、歩行に必要な筋力の低下を招くからです。また、手押し車として使うと、前かがみ姿勢が悪化するため、背すじを伸ばす歩行には不向きです。

運動をかねた散歩などは、杖を持って歩くようにします。

先生、教えて!

ひざや股関節の痛みQ&A

Q 整体やマッサージもひざ痛に効果がありますか?

A まずは、整形外科へ。その後は必要に応じて。

いきなり整体やマッサージに行くのはすすめられません。まずは整形外科でエックス線検査などを受けて、ひざや下肢の状態を正しく診断してもらうことが肝心です。

そのうえで、筋肉のこりをほぐすために整体やマッサージを受けるのはかまいませんが、関節を強い力で押したり、ひねるのは厳禁です。

Q 1日のうち、時間帯によって痛みは違いますか?

A 昼間はあまり痛みを感じません。

関節は、長い時間動かさないでいると痛くなります。そのため、朝起きた直後など、体を動かし始めるときに少し痛みを感じます。昼間は痛みが軽く感じられることもありますが、疲労が蓄積してくると痛くなります。この場合は、仕事や家事の合間などに、ストレッチやマッサージをするとよいでしょう。痛みがくり返すようなら、整形外科を受診しましょう。

Q 季節によって痛みの違いはありますか?

A 湿度が高い梅雨時や気温が低い冬は痛みが強まります。

関節痛は、湿度や気温の変化によって痛みが変動します。梅雨時の多湿、冬の寒冷は痛みを増強します。特に冬は寒さで体を動かすのがおっくうになって、関節や筋肉がこわばり、痛みが増すことがあります。真夏でも、クーラーの影響で痛みを悪化させる人が多くいます。また、台風や低気圧の通過時も気圧の変化が大きく、急に痛くなることがあります。

Q 痛い場所をついかばってしまうのはいけないことですか?

A 体の自然な反応。かばい続けると別の場所に影響も。

痛い部分を無意識にかばうのは、体の自然な防御反応です。しかし、かばい続けて使わないでいると、関節機能や筋力の低下を招くので、よいこととはいえません。また、他の場所にしわよせがきて、同じような症状が出ることにもなります。適切な治療で痛みを軽減し、体の左右を均等に使うことが、別の場所を傷めないことにもつながります。

Q 痛みを我慢するのはよいこと? それともダメ?

A 痛がりも、我慢強いのも考えものです。

治療をするうえでは、どちらの患者さんにも困ることがあります。痛がりの人はストレッチをいやがることが多く、我慢強い人は痛みに鈍い傾向があるからです。

特に我慢強い人は、本人の訴えよりも予想以上に関節が悪化していたり、ストレッチや運動をやりすぎる傾向があります。そのため、医師はまず患者さんがどちらのタイプかを見極めます。

●監修

宗田 大（むねた・たけし）

独立行政法人国立病院機構　災害医療センター 院長

1953年、東京都生まれ。1979年、東京医科歯科大学医学部卒業。同大学整形外科学教室講師、2000年に同大学医学部整形外科、大学院運動器外科学教授を経て、2017年より現職。専門はスポーツ整形外科、膝関節学を中心とした関節外科学。

ひざのどこが痛いかを正しく理解し、正しいストレッチをしてもらい、少しでもひざの痛い人を減らしたい、という信念のもと、日々、患者さんにストレッチを指導している。

主な著書・監修書に『痛みとりストレッチ』（青春出版社）、『ひざ痛を治す』（NHK出版）など多数。

参考文献

『膝痛　知る診る治す』宗田　大著（メジカルビュー社）
『5秒キープ！　痛みとりストレッチ』宗田　大著（青春出版社）
『標準整形外科学』医学書院

スタッフ

カバーデザイン／杉原瑞枝
カバーイラスト／matsu（マツモト ナオコ）
本文デザイン& DTP／高橋芳枝（高橋デザイン事務所）
本文イラスト／いたばしともこ
校正／渡邉郁夫
編集協力／オフィス201（小形みちよ）
編集担当／黒坂 潔

最新医学図解
詳しくわかるひざ・股関節の痛みの治療と安心生活

監　修　宗田　大
編集人　池田直子
発行人　倉次辰男
発行所　株式会社 主婦と生活社
〒104-8357
東京都中央区京橋3-5-7
☎03-3563-5129（編集部）
☎03-3563-5121（販売部）
☎03-3563-5125（生産部）
http://www.shufu.co.jp
印刷所　太陽印刷工業株式会社
製本所　小泉製本株式会社

ISBN 978-4-391-15023-0

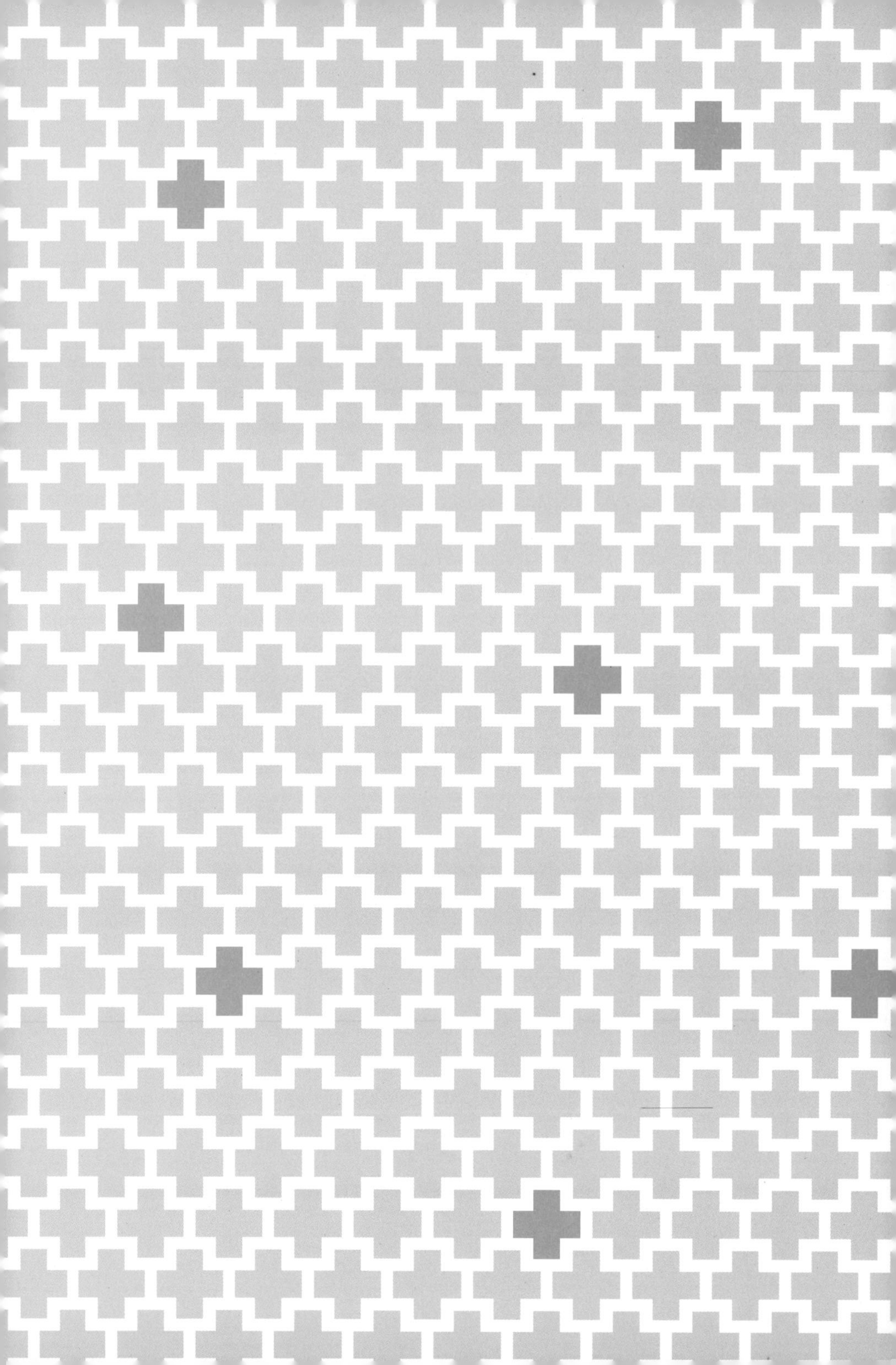